名老中医杨淑婷临床经验集萃

杨淑婷　郭建平　马德年　主编

吉林科学技术出版社

图书在版编目（CIP）数据

名老中医杨淑婷临床经验集萃 / 杨淑婷, 郭建平,
马德年主编. -- 长春：吉林科学技术出版社, 2018.4（2024.10重印）
ISBN 978-7-5578-3984-0

Ⅰ. ①名… Ⅱ. ①杨… ②郭… ③马… Ⅲ. ①中医临
床—经验—中国—现代 Ⅳ. ①R249.7

中国版本图书馆CIP数据核字(2018)第079631号

名老中医杨淑婷临床经验集萃

出 版 人	李 梁
责任编辑	孟 波 孙 默
装帧设计	李 梅
开 本	787mm×1092mm 1/16
字 数	355千字
印 张	18.25
印 数	1 册
版 次	2019年5月第1版
印 次	2024年10月第3次印刷

出 版	吉林出版集团
	吉林科学技术出版社
发 行	吉林科学技术出版社
地 址	长春市人民大街4646号
邮 编	130021
发行部电话/传真	0431-85635177 85651759 85651628
	85677817 85600611 85670016
储运部电话	0431-84612872
编辑部电话	0431-85635186
网 址	www.jlstp.net
印 刷	三河市天润建兴印务有限公司

书 号	ISBN 978-7-5578-3984-0
定 价	98.00元

前　言

　　名老中医代表着中医学术和临床发展的最高水平，其学术思想和临床经验是中医药学术特点、理论特质的集中体现，研究名老中医学术思想、临床经验对中医药学的发展和创新具有重要的学术价值和现实意义。总结名老中医学术思想和经验，是弘扬中医特色，提高临床疗效，促进中医发展的主要工作和必由之路。为了能让广大中医工作者以及中医爱好者更好的学习中医理论与临床实践，特编写了《名老中医杨淑婷临床经验集萃》这本书，希望本书的出版能给喜欢中医、从事中医以及想要了解中医的朋友们带来些许帮助。

　　本书内容丰富，范围广泛，主要涵盖了名老中医杨淑婷多年的临床经验和诊疗心得。既有中医理论之阐述，亦有诊治思路之探索，理论联系实际，凸显临证经验。

　　本书在编撰过程中，编者付出了巨大的努力，对稿件进行了多次认真的修改，但由于编写经验不足，书中恐存在遗漏或不足之处。同时，由于篇幅所限，一些内容难免存在描述不够清晰的问题，敬请广大读者批评指正，不胜感激！

目　　录

第一章　中医临证指要

一、熟读王叔和，还要临证多

医界有云："熟读王叔和，不如临证多。"原意可能是指学医人不要只是死钻故纸堆，而要多多临证实践，理论结合实际。这一说法无疑是正确的。但是今天，新生代的中医人理解错了。他们认为，除了读好几本教材，可以不读书。事实上，太多的中医学子甚至连几本基本的教材都没有读好。不读好书，拿什么去辨证施治？书到用时方恨少，你不读书、书读得少或不熟读书，临床诊疗时，脑子一片空白，那会是什么结果。因此，中国中医研究院资深研究员路志正教授就曾强调指出：要想成为一名好中医，必须"熟读王叔和，还要临证多"。二者不可偏废。

（一）临证须读书，活水源头来

"读万卷书，行万里路，与天下名士游"，是古人对治学之道的高度总结。读书与实践，是人们获取知识的两大法门。历代医家在繁忙的诊务之余，笔耕不辍，为我们留下了大量的医学名著。这些文献既是历代医家智慧的结晶，亦是历代中医药学术经验的积淀和理论的升华。书籍是知识的载体，源远流长的中医药学术、根基深厚的中医药理论体系，蕴藏于历代医药典籍之中。博览群书，精研覃思，从中汲取前人的宝贵经验和学术精华，是造就自身良好学术素质和提高临床技能的必由之路。

"十阅春秋，然后有得"。举凡有成就的名医，尽管他们的成长道路各有千秋，或家传，或师承，或自学，都离不开读书。自唐代以来，"学医必须读书"，就已成为医家之共识。宋代史崧叙《灵枢经》曰："夫为医者，在读医书耳，读而不能为医者有矣，未有不读而能为医者也。不读医书，又非世业，杀人尤毒于梃刃，是故古人有言曰：为人子而不读医书，犹为不孝也。"清代名医徐灵胎在《慎斋刍言》中说道："一切道术，必有本源。未有目不睹汉唐以前之书，徒记时尚之药数种，而可为医者。"并开列出了"学医必读之书"的名单，如《灵枢经》、《素问》、《伤寒论》、《金匮要略》、《神农本草》、《外台秘要》、《千金方》等等。

　　古代医家对读书与临证的关系,有许多精辟的阐述。《医宗金鉴·凡例》云:"医者,书不熟则理不明,理不明则识不精。临证游移,漫无定见,药证不合,难以奏效。"《王孟英医案》云:"苟非读书多而融会贯通于心,奚能辨证清,而神明化裁出其手,天机活泼,生面别开,不愧名数一家,道行千里矣。""识见之超,总由读书而得。"

　　临证不可不读书。赵晴初在《存斋医话稿》指出:"读书而不临证,不可以为医;临证而不读书,亦不可以为医。"许勤勋《勉斋医话》进一步论述了读书与临证的关系,说:"评论国医之优劣者,向分两途:一谓学识渊博者优,一谓经验丰富者优。前者以为览书愈多,则识见愈广,见识既广,则认证明确,对症发药,病无不可治矣,故优。后者以为诊病愈众则经验愈多,经验既多则辨证不误,药必中鹄,病亦无不可治矣,故优。予独以为学识、经验相辅而行,不可偏废者也。有学识而无经验,则为纸上谈兵,无补实际,虽优亦劣;有经验而无学识,则为知其然而不知其所以然,刻舟求剑,必难化裁,虽优亦劣。故予谓学验并富,始得为国医之秀者也。"

　　不仅古代医家如此,现代名医亦然。如已故名老中医岳美中先生"日理临床夜读书",任应秋先生"十三经都已背诵如流"……总之,凡有造诣的古今医家,莫不以读书为第一要紧之事。只有多读书,多读中医古书,才能加深对中医的认识,领会其内涵,理论水平与实践能力才能有所提高。

　　岳美中先生在谈到读书的妙用时,深有体会地说过:"对《金匮要略》、《伤寒论》,如果能做到不假思索,张口即来,到临床应用时,就成了有源头的活水。不但能触机即发,左右逢源,还会熟能生巧,别有会心。否则,读时明白了,一遇到障碍又记不起,临证时就难于得心应手。"历史已经证明,认真继承中医经典名著与临床诊疗经验,是每位医家成功的门径。不读书,就谈不上扎实的继承;无继承,学术的发展就将成为无源之水、无本之木,更无从奢谈创新和进步。

　　然而,当今的临床医生,潜心读书的人不多,尤其是潜心读中医古书者更少。或因诊务工作繁忙而无暇读书,或因古文水平所限而无力读书,或因轻视古籍价值而无心读古书……因读书太少,面对博大精深的中医药学则难以登堂窥奥,临证则辨证不精、用方不活,仅能知常而难达变,要想提高学术水平和临床疗效是很难的。而要想成为高层次中医人才,就必须钻研中医经典理论,精读《内经》、《伤寒论》、《金匮要略》等经典名著,结合自身的专业,泛读相关的古代医籍,博极医源,精勤不倦,培育深厚的中国传统文化基础,才有可能。

(二)择书有讲究,读书有技巧

　　中医古籍,汗牛充栋,往往使初学者无所适从。因此.初学者必须掌握选书与读书的诀窍。

1.熟背启蒙书　中医几千年走过来,其优势在于疗效确切,疗效就是硬道理,就是发展中医的金指标。中医的临床工作分为识病、辨病、立法、处方、用药五大环节,最终必须落实在方药上。如果没有精确的处方,绝对不会有好的疗效。故中医历来视汤头、脉诀、药性赋为启蒙"三件宝"。"汤头"即"方歌"。中医素以清代汪昂的《汤头歌诀》为蓝本,并以《医方集解》辅行。要求"汤头"必须熟背至信手拈来的地步,临床方可应用自如。"脉诀"是指脉学方面的歌诀。现以李时珍《濒湖脉学》流传最广,然李中梓《诊家正眼》似乎更切实用,故云脉必"二李"。当然有精力多读几部更好。诸如:《四诊抉微》、《脉诀汇辨》、《脉理求真》等。《药性赋》是民间流传多年且影响极大的入门读物,浅显易懂,朗朗上口,确实对初学用药可具初步轮廓。尽管有些内容已不合时代的要求,但仍为广大中医所喜爱。

中医界前贤们认为,无论是跟师、自学、科班出身,当先从背诵"四小经典"——《药性赋》、《汤头歌诀》、《濒湖脉学》、《医学三字经》开始。

还有,对针灸学有兴趣者,"针灸歌赋"是不可忽略的启蒙书。众所周知,针灸是国粹,是中医走向世界的"利器"。要想学好针灸,熟诵歌赋是必备的基本功。诸如:十四经循行、主病、穴位分寸歌、标幽赋、金针赋、通会指要赋、流注指微赋、胜玉歌、玉龙歌以及十二经子母补泻、流注八法等方面的歌诀均应熟背如流。俗话说:"曲不离口,拳不离手"。临证时,只有触机即发,才能得心应手。

2.精读入门书　中医著作甚多,有难有易,有浅显,有高深。对于初学者来说,应先选通俗易懂、深入浅出的入门之作。如清代陈修园撰述著书深入浅出,以流利通俗的文字表达高深隐奥的医理,使初学者容易理解。《陈修园医书七十二种》中的《医学三字经》、《医学从众录》、《医学实在易》、《长沙方歌括》、《伤寒论浅注》、《金匮要略浅注》、《女科要旨》和《时方妙用》等医书,皆为初学者较好的医书。其他,如明代李士材的《内经知要》,近代秦伯未的《内经知要浅解》等都是熟悉和理解中医理论的通俗医书。

初学者还应精读一些小作。小作一般为10万字以内的医学著作,往往写作精细,颇多创新,言简意赅,朴实无华,有的还是作者晚年著作,多为精华之结晶,值得仔细精读。如明代张景岳的《质疑录》、王肯堂的《灵兰要览》都是其晚年所作,颇能启迪后学。再如清代王清任的《医林改错》仅3万余字,公元1830年首次刊印行世,至1950年再版近40次,其影响之深远,古代任何医籍无法与之媲美。故读医书当先选浅显,后选高深。

3.学好医古文　加强古文和医史的学习,掌握中医入门金钥匙。古人云:"工欲善其事,必先利其器"。中华民族经过漫长的历史,给后人留下了辉煌灿烂的中医文化,等待后人去努力发掘。而这些文献均是用古文写成。若不在古文上下功夫,势必很难理解。如文字的构成、词汇的衍变、语法的差异及古代文学常识、古天文学知识等均需有一定的了解,否则学习医古文非常困难。

文言文学得好,犹如与古人相与对坐应答,能进行跨时代的交流,实乃人生一大快事,而且学好古文是打开中医药宝库大门的钥匙。学习医古文,可先读《古文观止》,或一般的《医古文》读本,并购买一本《难字表》,对个别字必须弄懂、弄通。古代医学书籍,是两千余年遗留下来的不同时期的古典文献,生字、僻字与异体字随处可见,对于这些不容易理解的字、词,切忌不求甚解,不了了之,也不可采取望文生义的简便方法对号入座。无论字音、字义、词义,都得请教老师,或勤查字典、词典,养成一丝不苟、认真研究阅读的习惯,日久自可贯通无阻,似慢反快。

有一点必须引起重视:学医古文莫忘涉猎医学史。任何事情,任何学问都有一个发展过程。所以不管学什么都必须了解本门的发展史。搞政治要学政史,搞文学要学文学史。当然中医也不例外,也应学好医学史。只有学好医学史,才能了解各朝各代的名医、名著及其学术观点,也就是说要了解这些名医名著是在何种历史背景和客观条件下形成的。同时也应了解前世名医的奇闻逸事。譬如:朱丹溪三十岁学医,三十五岁就能临证而成大家。叶天士十四岁学医,先后师从十七人等。这对一个中医的学习和成长均有一定的启发。然而今人视学史为多余,似乎与临证无关,实属大谬。

学古文具备了读古书的能力,学医史明确了读古书的取舍,在选书读书过程中,自然不会误入歧途。同时还要博览历代医家的医论、医著、医案,对历代医家的成果有一个框架性的了解,为学术理论的构架打下良好的基础。

4.熟读古医典　待稍入门,而且又掌握了一些医古文知识后,就应有选择地读几本高深的医学典籍。如:《内经》、《难经》、《伤寒论》、《金匮要略》、《温病条辨》、《温热经纬》、《神农本草经》、《医学心悟》等,要学会读原著和白话文,通过读原著和无注文章,能拓宽思路,培养独立思考的能力,可避免人云亦云或以讹传讹的现象。

《内经》、《难经》是中医基础的奠基。阴阳五行、脏象经络、诊法治则、五运六气均需从《内经》、《难经》二经中探求。已故名医岳美中在《当读古医书》中指出:不懂《内经》,即不懂阐述的生理、病理,就不懂中医的基本理论。然《内经》中《灵枢》、《素问》各八十一篇,《难经》八十一难,共二百四十余篇,要想快速通读,谈何容易?故初学者可选用明代李中梓的《内经知要》或近代前贤秦伯未的《内经知要浅解》为读本,部分章句还要力求熟背。

《伤寒论》是六经辨证的典范。《金匮要略》辨脏腑经络,是辨治杂病的基础。

《温病条辨》系统论述三焦辨证，与《伤寒论》相对而言，使"万病诊法实不出此一纵一横之外"（《温病条辨·凡例》）。《温热经纬》以《内经》、张仲景为经，以叶、薛、陈、余诸家为纬。其中"叶香岩外感温热篇"主要论述卫气营血辨证系统，也应熟背。《神农本草经》是方药学之祖，自然也是必读之书。清代陈修园《神农本草经读》可视为初学者较好的读本。《医学心悟》一般视为入门的启蒙书，它是系统论述"八纲八法"之作，且书中载有很多疗效高、实用性广的方剂，如启膈散、开噤散、半夏白术天麻汤之类，皆临床习用之方。这些医籍的精读，可使中医理论的框架构架起来。这种"构架功"对医者的日后临证大有裨益。

博览群书固然好，但不可蜻蜓点水漫无边际式地泛读，应有所选择。岳美中生前对初学者就曾开出了一些颇有实用价值的书，如：巢氏《诸病源候论》是病理专著，辨证细微，甚为可贵，应当置于案头，时时取观。各家学说中以《景岳全书》、《张氏医通》、《丹溪心法》、《脾胃论》、《刘河间六书》为好。金元四大家，各有所长，只是张子和太偏，不善学者，反而有害。

岳美中还说，温病学方面，叶、薛、吴、王四家，以王孟英著作为最好，用于临床多效验。……药物学方面：先学《药性歌括四百味》、《药性赋》，之后可看《本草备要》等。类书方面，《医宗金鉴》甚好，各科齐备，辨证详而方药精。其他，如《六科准绳》、《张氏医通》、《东垣十书》也是好类书，宜一并披阅。学杂病以《医宗金鉴》为好，看妇科以《济阴纲目》、《傅青主妇科》为优，特别傅青主的书最好。这些都是经验之谈，值得借鉴。

研究经典，博览群书，随师临证，积累经验，是老一辈名医成就大业的切身体会。中医比西医难学，必须钻进去，再钻出来，才能体会到中医理论的真谛。正如著名中医学家任继学所言："读书须知出入法，始当求所以入，终当求所以出。"如对中医经典著作中重要章句都必须烂熟于心、出口成诵。要成为一名好中医，必须"熟读王叔和，还要临证多"。日中诊病遇到疑难杂症，要在夜深人静之时阅读大量医案，学习前人治验，并深入研究探索。久之，必有大悟独识，而后验之实践，使自己的医术铢积寸累，运用得心应手而疗效日增。只有长期注重理论与实践相结合，在学习中善于发皇古义，知常达变，融会新知，有所创新，才能解决疑难杂症，得到病人的信任。

（三）学名医经验，采百家之长

我们从许多名医成长经历和培养后学的经验中，得出了一条重要启示：疗效是中医的生命力！没有疗效，一切无从谈起！而良好疗效的取得，则是来源于扎实的中医基础理论知识和中医临证基本功。而且只有多临证多实践，才能学以致用，并不断地提高临床疗效。

1.良师益友,多方请益 中医学是一门实践性很强的生命科学,既有系统理论,又有丰富的临床经验。而师承教育就是名医成长的一条必由之路。师徒相传对学习中医非常重要,医圣张仲景、金元四大家都有师传的记载;清代叶天士先后拜师达17人之多,兼收并蓄,才能成为大家;现代名医陈可冀院士,也曾先后拜冉雪峰、赵锡武、岳美中等名家为师。西方的学问都可以用学院式的方式来学习,用不着拜师。而学习传统文化最好拜师,跟老师好好学,而且这个老师要有真传。

跟师学习这种传统教育方式就是既临证又学习,可以说是能够真正解决理论与实践脱节的问题。因为中医的许多理论知识、基本辨证技能和辨证思维如舌象、脉象、脉证舍从、四诊八纲等问题,只有通过临床实践,才能慢慢领悟、感受,真正有所认识、体会和真正掌握。特别是通过侍诊临证,亲眼目睹一些疑难重症经老师诊治后而霍然病愈的实例,才能感受到中医确实的疗效,从而提高自信心和专业兴趣,为中医事业而献身。这些单靠书本是不能完全表达清楚的。这就是师承教育的特点和关键所在。

择师很重要,要找"明师",并不一定非得是"名师"。提倡拜师访友,不一定必须是名家前辈。名家前辈当然更好,但名家前辈不是所有学中医的人都有机会遇到。实际上,即使不是名家,不是前辈,也都可以受到启发与教益。因为人总是各有所长,各有所短,就是愚者也会有千虑之一得么。许多问题可以是友人们相互探讨,得到启发后解决的。孔子说过"三人行必有我师焉",就是这个道理。诚然,从学生的角度考虑,最好能找到具备医德好,有一定中医理论基础,临床经验丰富,并善于言谈交流的医生作为自己的老师,三者不可缺一。所谓"名师出高徒"就是这个意思。

然而,求师要达到三全齐美,如愿以偿,也是很难办到的。这就需要靠自己的勤奋来弥补,因此,在自己侍师应诊时,要做到勤抄医案、勤记诊病特点、勤思考、勤分析、勤整理、勤复习。

(1)勤抄医案,揣摩老师诊病特点。为老师抄医案,俗称抄方,即老师口述,学生记录成案。除交付患者的病历、处方外,自己最好留存一份,便于诊余时分析、归纳老师的理、法、方、药的特点和规律,学习老师的诊治经验。在通过较长的抄方之后,要了解老师的学术思想,崇尚哪一家、善治哪种病、惯用哪些处方、喜用哪些药,以便今后进行总结。

在侍诊时,除了学习老师的诊治经验,用药法度外,在诊断方面也不可忽视。了解老师除四诊外的特殊诊断方法,如有的老师善于眼诊,有的老师善于指甲诊断,有的注重耳郭视诊,有的在诊断某一疾病时有自己独特的诊断经验等,都应该认真揣摩并加以掌握。

(2)勤整理,分析思考自成杼机。对白天侍诊过程中记录的医案,要勤整理,并将自己的心得记下来。整理老师医案,一般可分病种分类整理、用方分类整理、用药(药对)分类整理;病种可按西医病分类,如肾病、肝胆病、心脏病、支气管炎等;也可按中医病证分类,如头痛、呕吐、咳喘、消渴、痢疾、感冒等。可将老师常用方所治病证进行用方分类,在方剂下归纳若干病证。用药方面,主要是整理老师用药规律,如治某证习用何方、何药;治专病有何专方、专药;注重药物在治疗某种疾病上出现频率的统计,以分清用药之主次;掌握常用药对的应用规律,如麻黄与桂枝、桑叶与菊花、银花与连翘、桃仁与红花等等。

侍诊和诊余勤思考,主要是将医案中老师的辨证方法、方剂配伍、用药经验进行思考,找出老师惯用的药物、药对,并进行必要的分析。董汉良大夫在《新编中医入门》中曾举了这样一个例子:在教学实习时,有一次,一位痢疾患者里急后重十分明显,带教老师在白头翁汤的基础上加了全瓜蒌、薤白、杏仁等3味药,乍一看让人不得其解,后根据中医理论进行分析,才识其妙用:痢疾里急后重为大肠气机不畅之证,临床多用木香之类,然木香香燥伤阴,而全瓜蒌、薤白、杏仁能调畅气机,又能润肠泻浊,根据肺与大肠相表里的关系,用肺经药以畅达大肠气机,又避燥伤阴液之弊,所以在复诊时,效果十分明显。通过思考分析,这才领略了老师用药之巧妙。因此,对老师的一字一句要勤思考,多分析,才能学到老师的真正经验。

学习老师的学术经验,必须要有自己的心得和体会。如果死搬硬套老师的经验和方药,不能融会贯通,到用的时候,就无所适从,所谓左右逢源,也就无从谈起。要从老师的医术中获得心得体会,关键是学会独立思考,有谓"俯而读,仰而思",意即日记病案,夜理其要,反复揣摩,还要仰起头来仔细思索一番。因为老师的经验不同于通常教科书,即或是老师的经验与书本的理义相通,但其独到深奥之理,却需要我们去反复思考,这样才能领会其精神实质,如浅尝辄止,就只能是一知半解。学习和运用老师的临床经验,若离开具体的对象、时间、地点、条件而生搬硬套,往往事倍功半,因此,取其精华,择善而从,下一番领悟的功夫,非常必要。"君子深造,欲其自得",此之谓也。

"师父领进门,修行在个人",作为一个医生,是学无止境的,只有孜孜不倦,锲而不舍的追求,才能达到"上工治未病"的境界,才算是一个好医生。每一位老中医,通过几十年的实践积累,都各有独到的经验,这些活的经验是很宝贵的,我们不仅要认真地继承,还要发扬光大,相互交流,共同提高,为振兴中医药事业,多作一点有益的贡献。

2.精读医案,易走捷径　学习医案可以帮助我们提高中医理论水平,广开思路,扩大眼界。古今许多医案都是名医临证实录真传,古有"读医不如读案"之说。说明多读名医医案是学好中医的一个有益捷径。读医案可以帮助你找到总结临床经验的方法,启迪思路,所谓"医之有案,如弈者之谱,可按而复也"(清代俞震《古今医案按》)。

中医诊治疾病过程的记录,后发展为中医著作的一种类型。西汉医家淳于意(即仓公)的"诊籍"是现知最早的医案。《史记》转载了其中的 25 位患者的姓名、里籍、职业、病证,以及有关的诊断、处方用药和转归。此后唐代孙思邈的《千金要方》等许多医方书中常夹带记载治疗案例。现一般认为宋代许叔微《伤寒九十论》为现存最早的医案专著。明清以后,医案著作越来越多。

医案有独家医案和诸家医案合编两大类。独家医案著名的有明代汪机《石山医案》,明末清初喻嘉言《寓意草》,清代叶天士《临证指南医案》、吴鞠通《吴鞠通医案》,近现代的《丁甘仁医案》和《蒲辅周医案》等。荟萃诸家医案的代表作则有明代江瓘《名医类案》,清代魏之绣《续名医类案》、柳宝诒《柳选四家医案》、俞震《古今医案按》之类。此外,还有按时代编集之医案,如《宋元明清名医类案》(徐衡之等)、《清代名医医案菁华》(秦伯未)、民国间《全国名医验案类编》(何廉臣)、《现代名中医类案选》(余瀛鳌等)。

怎样学好前人医案?必须注意四点。一是前后对照,层层剖析:对诊治次数较多,而其中病情又有变化,药、方又有更动的医案,应该用"前后对照,层层剖析"的方法进行推敲,从中学习其有益的经验。二是反复阅读,仔细揣摩:对理、法、方、药比较完整并有较详细的论述和分析的医案,应该用"反复阅读,仔细揣摩"的方法,加深理解和领会其中的含义。三是以方测证,审证求因:对内容比较简略的医案,我们可以采用"以方测证,审证求因"的方法,加以探讨、钻研。四是虚心学习,触类旁通:近年来各地出版了许多著名老中医医案,这是祖国医药学伟大宝库中的重要组成部分。值得我们虚心学习。并在钻研、理解的基础上,触类旁通,不断提高我们的临床水平。

读医案、医话也要有选择。在众多医案中,以《王孟英医案》、《全国名医医案类编》为好,医话以《冷庐医话》、《止园医话》为佳。而就某些专科而言,也应有针对性地选择。如在内科方面,可选《古今名医内科医案赏析》;肝胆病诊治方面,可选《关幼波临床经验远》;另外,应多选读有论有案的书,如喻嘉言的《寓意草》、《先哲格言》之类,读后不仅知其然,更能帮助初学者知其所以然。

　　历代名中医的医案,是一代又一代前贤毕生从医经验的积累和总结,其中许多医案,思路独特,疗效卓越,各有特色。学习这些经验对年轻中医的成长和发展是非常重要的。临床上,只有精读名医医案,才可能揣摩到历代名家的临床技巧。

二、中医临证四要素

　　临证治疗是自学中医的重要一环,也是检验自学水平的一个组成部分。不论是师徒式的学习,或中医院校的学生,或单独自学的人,在系统学习中医理论后,都要进行临证学习,这样才能将书本知识运用到实践中去,并在实践中进一步加深对中医理论的理解,不断提高自己的诊疗水平。

　　已故著名中医学家岳美中将医生分为五等:开方医生、用药医生、辨证医生、入细医生、最上等医生,并把四、五等医生称为名医,名医为医林妙手。这就是临床中医家的概念。临证学习,是做一个临床好医生的开端。中医是一门艰深的科学,易学而难精,医生也不是泛泛地认几味药,记得几张方剂就是中医,要成为新一代的中医临床家,必须做到两个方面:一要保持和发扬中医特色。有系统坚实的中医理论和纯熟的临床技能,经验丰富,疗效显著,善于继承和发扬中医特色和优势。二要具有时代精神,掌握必要的现代科学知识(包括西医知识),并能在本学科的临床研究方面解决疑难问题,有所创新和突破。

　　那么,如何在临证中真正实现上述目标呢? 具体说来,应注意以下四点。

(一)理论与实践相结合

　　理论联系实际,从某种意义来说,就是学与用的结合。大家知道,学习《内经》、《伤寒论》,直至药物方剂,虽然可以学到前人的医学知识和实践经验,但却不能代替自己的认识和实践。只有通过临床,把理论和实际结合起来,才能真正的将中医学到手。这种从学到用,从用到学,其实就是一个由理论到实践,又由实践到理论的反复不断提高的过程,只有通过这个飞跃,才能在临证中随机应变,灵活自如。

　　因此,临证治疗时,初学者首先应十分认真地运用四诊八纲,将实际病例与书本知识挂钩,从中探索发病原因是外感还是内伤,病变的部位是在表还是在里,在经络或在脏腑,并以何经何脏为主,何经何脏为次。然后,再结合证候性质,分别寒热虚实,得出一个初步结论,制订相应的治则。如"脾胃虚寒",当"温补脾胃",用"小建中汤"或"理中汤"治疗等等。这样一来,就自然地把六经、八纲、脏腑等辨证方法与治法、方剂、药物连贯起来了。

　　学习理论的目的就在于临床应用,而在临证中常常会遇到新的问题,许多名医的成长过程正是由于他们不断的充实与提高,在发现问题、解决问题的过程中有所创新。彭静山教授说:"治病不忘读书,读书不忘治病,两者结合起来,学以致用。"这是其最深切的感受。著名医家都能做到学以致用,在临床实践中学习,再通过向书本学,向民间学,吸取各种有用的经验,提高临床疗效。郭士魁教授在对冠心病的研究过程中,经过不断的反复临床实践,在查阅文献中,看到一治牙痛验方"哭来笑去散"而受到启发,终于研制出宽胸丸,使中医对心绞痛的疗效有了明显的提高。岳美中教授在总结他的学医过程中介绍,其开始只是学习了《医学衷中参西录》,后在临床中发现有许多问题不能解决,然后转学温病,再到钻研《伤寒论》继而涉猎《千金方》《外台秘要》,正是通过他的实际应用,然后才有了:"仅学《伤寒》易涉于粗疏,只学温病易涉于轻谈"的感受。所以说著名医家的学术构成正是在学以致用中得到了充实。

(二)多问多记多领会

学问者,学必问也,学而不问不成其为学问。即便是懂得不透彻的知识,也要不厌其烦地不耻下问,切忌不求甚解,得过且过。只有多问,才能长知识,增才干。如开一张处方,要问一下这是什么方剂的加减? 为什么要加这几味药而减那几味药? 这张方子的君、臣、佐、使是怎样搭配的? 是遵循什么法则立方的? 运用这个治疗法则的根据是什么? 等等。如果面对应诊病人的用方,这样进行自问,并得出符合实际的解答,那么对这个疾病的认识也就比较清楚了。

特别是用常法治疗失败以后,更应该多问几个"为什么?"如茵陈蒿汤或茵陈栀子柏皮汤治疗急性黄疸型肝炎无效时,就要细查原因,从而会得出湿热内蕴固然是急性传染性肝炎的主要矛盾,但不是唯一矛盾的结论来。何况每个病人有湿重于热或热重于湿的不同情况,而且不少患者还有肝气郁结、脾胃不健、瘀血内阻的差异。因此,治疗虽以清热化湿为主,然应针对个体差异,采取同病异治之法。这样,通过反躬自问,不断摸索,就能对传染性肝炎的一般治疗常法和各种特殊情况下的对症治疗,形成一个比较全面的认识,为指导今后的临床实践积累经验。

临证治疗,必须做好笔记。要把患者的四诊情况、诊断、用药,认真详细地记录下来。特别是一些慢性病、疑难杂症,症状错综复杂,如何在这盘根错节的证情中,运用中医理论探寻疾病本质,从而确立治疗方案等,都要认真记下。

"好记性不如烂笔头",临证病案分析,典型病例讨论,书本精妙处,同道好经验,都要勤摘录,做笔记,学人之长,补己之短,温故知新,随手拈来,时常会给你带来意外之喜。总之,学然后知不足,才能促使你不断地去学习,去探索,反之不去学习,无知者无畏,终将害人害己,离医疗差错和事故就不远了。

　　再者是多领会。医疗经验靠一点一滴的积累,如脉象的滑涩、肤色的隐显、舌苔的厚薄润燥、小儿指纹的颜色深浅等等,都只有通过专心致志地观察、思考,才能领悟。同时,临证时如何知其常,达其变,也是十分重要的。要做到这一点,多领会不能不算是一个"诀窍"。如对失眠证的施治,初学者往往只知道用朱砂安神丸等镇静安神药,或用养血安神之剂,虽都用的安神治失眠之药,有的却收效甚微,甚至全然无效。这时,就需要我们初学者开动脑筋,深究引起失眠的病因病机,探讨更切合病机的治疗方法。因为失眠可因多种原因所致,如痰浊内阻,宜化痰和中,用温胆汤;因肝肾阴亏,肝阳上亢者,宜用甲类潜阳,用珍珠母丸;因心肾不交者,宜交通心肾,用交泰丸;因心热移于小肠致失眠者,又宜清小肠实火,用导赤散。

　　再如,在处理出血性疾病时,单用止血药往往不能获得满意疗效。原因何在呢? 原来,出血的原因很多,治法也不尽相同。如脾气虚脾不统血而出血者,应健脾益气以统血摄血,宜用归脾汤类;当瘀血停滞而引起出血时,应活血止血,用桃红四物汤、血府逐瘀汤之属。前者是治气,因虚而补气益气;后者是治血,因瘀而用行血止血之法。

（三）病历医案要完整

　　临证医案,即我们通常所说的中医病历。它是疾病发生、发展以及临床症状、治疗过程的真实记录,也是总结经验、检验治疗效果的依据之一。这是初学者必须掌握的一门基本功。如果我们平时不去钻研医案,不重视写好医案,在看病的时候,上面写一些症状,下面写几味药,这样简单草率的做法,久而久之,成为习惯,见症用药,甚至光凭化验单用药,把中医固有的辨证施治,理、法、方、药等特点,束之高阁,弃而不用,变成只要药物,不要理论。这样,不仅临床疗效提不高,即使看好了病,也不能从理论上加以总结提高,更谈不上如何继承发扬祖国医学了。

　　中医医案的写法不一,或繁或简,风格各异。好的医案应该融合理、法、方、药于一体,反映辨证论治全过程。医案要求记录患者的病史、症状、脉象、舌象等,探求疾病发生的内在机制,并据此立法、处方、用药。医案虽不求有症必记,但须突出有辨证意义的主症。有些古代医案每例仅寥寥数语,但却能画龙点睛,如实反映治疗过程和思路,如清代叶天士《临证指南医案》。也有些医案系追忆而成,并加评述,其特点是能展示整个治疗过程中的关键部分和治疗心得,如喻嘉言《寓意草》。此类型的医案又兼有医话(医学随笔)的性质。近现代中医医案逐步汲取西医病历的长处,日趋规范化,但仍保持理、法、方、药齐备的特色,发挥着及时总结交流现代中医临证经验的积极作用。

　　在此,仅就中医门诊病案记录一般要求简述之。

中医门诊病案力求简明扼要,其内容包括:

1.一般项目　姓名、性别、年龄、籍贯、单位、职业、地址、诊病日期、门诊号、科别等。

2.初诊病历记录

(1)问诊:主诉。扼要记明患者来诊的主要症状及时间。发病日期,经过特点,可能原因或诱因,治疗经过,效果如何,伴见症状,与疾病有关的过去史、家族史等亦应问明。

(2)望诊:注意神志、发育、形体、面色、舌象等变化,记录临床所见。

(3)闻诊:声音、语言、呼吸、咳嗽、呃逆、口气等,记录与本病有关的临床所见。

(4)切诊:记录脉象与触诊等。

(5)辨证:根据四诊资料,综合分析,按照中医辨证纲领,作出诊断。中医诊断基本上包括病因、病机、病性、病位及主要表现等。

(6)治则:依据辨证,提出治疗方法。

(7)方药:根据治疗方法选择切合病情的方剂及药物。

(8)服用方法:交待服药及注意事项。

(9)医生签名。

3.复诊病历记录　同一疾病的复诊,重点记录上次诊治后的病情变化情况,服药后的反应,新出现的那些表现及可能的原因。提出加减药物的理由,或改变其他方药。不同疾病按初诊病历要求进行。

如何写好医案? 以下几点值得注意:

(1)初诊的医案尽可能写得详细些,发病的时间,简要的病史要记一下。例如名医黄文东的医案:"胸闷、心悸及早搏已二年,近一年来早搏频繁"。这样扼要的提一下,简单明了。

(2)叙述症状要具体,同类症状,尽可能放在一起。例如:"头昏耳鸣,心慌失眠,便秘,口干",不要写成"头昏,便秘,耳鸣,口干,心慌"等。否则症状写得凌乱,层次不清,也会影响辨证时的思路。

(3)在辨证时可以采用两种形式:一种是把症状写好后,作一个概括性的辨证分析,例如黄文东医案把肝气病例归纳为"肝胃不和,痰湿交阻,通降失司";把心悸病例归纳为"胸阳痹阻,气失宣通,络脉瘀塞,血流不畅";另一种是把症状写一段,分析一段,例如肝气病例也可以这样写:"患者肝气郁滞,胃失和降,以致饮食甚少,时有嗳气,胃不和则卧不安,痰湿交阻,故舌苔厚腻,脉象濡滑,治拟调理肝胃而化痰湿,四七汤加味"。

（4）复诊时的医案，可以相对的简要一些。但对症状、辨证分析的变化，均应有所反映。例如初诊时"饮食甚少，时有嗳气，舌苔厚腻"，复诊时"胃纳略振，嗳气大减，苔腻渐化"，这样把服药后的变化情况都反映出来，有利于进一步辨证用药。如果在病机方面有变化，也应该写清楚。例如用了四七汤中的厚朴、半夏等温燥药，如果"苔腻渐化，舌尖红，口干欲饮"，可以说明"痰湿渐化，须防胃阴受伤。再拟调理肝胃，略佐清养胃阴。原方去厚朴、半夏加南沙参四钱、麦冬三钱"等等。

（5）在写医案时，还要体现中西医结合。例如心悸的病例，外院诊断为"冠心病"，并把心电图、胸透等结果都记录在医案中，这样更有利于搞好中西医结合，提高临床疗效和便于总结经验。

（四）总结经验常自省

总结临床经验，是不断提高诊疗质量的重要措施。通过一次整理可收益不少；经过一次总结在认识上还会求得新知。因此，对于初学者来说，能做到这一点是极为重要的。

我国古代的不少医家为我们作出了典范，如张仲景的《伤寒论》，叶天士的《温热论》就是一次大总结。前者，建立起六经辨证的纲领；后者，创立了卫气营血的辨证纲领。这些独树一帜的辨证纲领，迄今仍有效地指导着我们的临床。至于历代名医的医案、医话，虽然文字简朴，但所包含的经验丰富，形式活泼，依然是值得我们学习的。

不过，初学者总结经验的形式，可根据具体情况而定。对病例积累较多的可采用论文式，将病因、症状、治则、疗效等进行全面的分析研究；对某些比较突出的治验病例，可采用病案式，用短小简洁的文字来表达，但对疾病的演变过程及用药加减、治愈情况，都必须写清楚，使人看后能明白诊断和治疗的全部过程及治愈的关键所在。

有一点必须提醒：在总结成功的经验时，千万不要忘记反省自己临证时失败的教训！误诊、误治是任何临床医生都可能发生的事，不仅初上临床的医生如此，经验丰富的医学专家同样也会发生。只不过失误的范围有大小、程度有轻重，失误后有易发现及时改正和不易发现不会改正的差别。从我国历代医籍中不难看出，中医并不讳言误诊误治。比方说在《伤寒杂病论》的六经部分398条原文中就有120余条谈到误治，误治条文约占全文的三分之一。宋代医家许叔微撰写的《伤寒九十论》中记载了89个医案，其中误诊误治的病例就有31个之多。清代医家陆以湉在《冷庐医话》中曾举例说，叶天士将一例蓄饮呕吐当作肝胃不和"用泄肝安胃药年余，几殆"，薛生白则把一例"暑厥"误作"痰厥"治疗，所以他得出"夫叶薛为一代良医,犹不免有失,况其他乎!"的结论。因此,任何希望有成就的中医学者,都应该正视自己的过失,做到及时总结,不文过饰非,勇于自省,敢于自责,找出症结,避免重蹈覆辙。

中医临床医学的发展不仅需要总结正面的经验,同时也要不断地汲取反面教训。从本人和众多医家多年临床实践来看,及时对临床中的失误进行反思并汲取失败中的教训,对提高诊治能力更直接,也更深刻。而对误诊误治的逆向思维能力也是临床中医生综合素质的重要体现。

三、中医辨证论治要领

辨证论治,亦称"辨证施治",是我们历代祖辈于长期的疾病斗争中实践经验的总结。辨证,是通过四诊搜集疾病的症状,并用中医理论加以归纳,分析所患疾病的病因、病性、病位,进而辨明所属之证。论治,即据证用药。

中医远在数千年的古代,就凭借人们的自然本能,根据患病人体的症状反应,探索治病的方法。我们的祖先根据症状的不同总结了用药及针灸等治疗规律,形成了《灵枢》、《素问》、《汤液经方》等医学著作,其中《伤寒杂病论》根据症状反应总结的辨证论治理论体系,经受了几千年临床考验。经方学家胡希恕先生将症状定义为:"人若有了病,就常有自觉和他觉的一些异于健康时的现象反映出来,对于这样异于健康时的现象,即称之为症状,例如头痛、腹痛、眩晕……"即症状包括了患者自身感到的异常及医者所察觉到的异常。中医历来重视症状研究,如《灵枢·外揣》:"司外揣内,司内揣外",其含义是体内一切变化,通过内外相袭的整体性规律,必然有相应的征象显露于人体内外。《丹溪心法·能合脉色可以万全》记载:"有诸内者,必形诸外",说明治病要重视观察患病后反映出的症状,因此,症状反应与中医理论形成、理论特点密不可分。诚如岳美中所说:"准当前之象征(症状),投药石以祛疾,直逼实验科学的堂奥。"症状在中医理论中有着深刻的科学内涵。在古代,中医对急性传染病虽不知是细菌还是病毒,但根据症状反应进行辨证论治皆能取得满意的疗效,如感冒、流感、肺炎、乙脑、麻疹等等。

辨证是论治的依据,"证"辨得准确与否,在疾病诊疗过程中尤为重要。无论是八纲辨证、脏腑辨证,还是六经辨证,都重视临床上患者整体的、综合的、直观的症状反应,而不应过分着眼于对病机的思辨和对西医微观检查的依赖,中医学的发展必须按照自身的规律才能不断提高。

（一）中医辨证七步骤

初涉临床的中医，首先必须掌握临床辨证的基本步骤。从接触病人开始，至立法之前，一般可归纳为诊察、辨性、定位、求因、审机、议病、明本等七个步骤。

1.诊察　诊察，就是运用望、闻、问、切四种诊法，对病人作全面的了解和周密的观察。既要了解病人的病证发生、发展过程的临床表现，又要了解病人的外在环境、社会心理因素等对病证的发生、发展的可能影响。若有需要而且条件允许可选择一些相关的西医学的生理系列化实验室检查和其他辅助检查方法。将四诊所得资料和辅助检查的结果，依据中医理论，运用中医诊断学的"有诸内必形诸外"的基本原理，进行"司外揣内"、"见微知著"、"知常达变"地分析、归纳、综合、判断，对患者所患病证的病因、病性、病位、病机和病势一一予以判断，以明确病证的本质。在临床诊察疾病过程中，要遵循"全面系统、重点突出、详而有要、简而不漏"的原则，尽量使临床资料全面、系统、正确和客观。

2.辨性　所谓辨性，就是辨别病证的性质。临床上，寒热虚实是一切病证中最基本的性质。如何辨别病证的性质呢？具体地说，应从以下几个方面着手：

（1）从临床症状特点辨性：如临床上表现为狂躁、发热、消谷善饥、烦渴引饮、大便干结、小便短赤、舌质红绛、舌苔不论苔色如何但其质于少津、脉数或滑。具有"阳"的特征性症状，均可辨为热；反之，若其症状表现为"阴"的特征性症状，皆可辨为寒。

（2）从发病季节和发病特点辨性：一年四季各有其主气，每季又各有病邪所属；每邪均可按其对人体的损害程度和各自的致病特点而分为阴阳两类。如风邪、燥邪、暑邪、火热之邪等所致病证多为热证；寒邪、湿邪所致病证的早期多为寒证。再如，燥邪易伤津液，多发于秋季，若发于夏末秋初，为温燥则属热；发于秋末冬初，为凉燥则属寒。

（3）从病程的特点辨性：各种病证在不同病期，临床表现不尽相同，病证的性质也有本质的区别。如：疾病的初期，一般人体抵抗力尚盛，正气充沛，其病人临床特点多表现为实证；由于病邪不同，可分为阳盛和阴盛，若阳盛则为热证，若阴盛则为寒证。疾病的中期和后期表现较前期复杂，可根据临床症状特点辨性。

3.定位　定位就是确定病证的部位。临床上包括表里定位、气血定位、脏腑经络定位、六经定位、卫气营血定位和三焦定位等。定病位是中医辨证中的一个重要内容，因为病位不同，病证性质随之不同，治疗措施也就不同。

定位方法或简或繁，各有其适用范围。表里定位，多用于外感病，或用于一般病证定位的第一步；气血定位，通常杂病要分气病或血病，亦可用于一般病证定位的第二步;脏腑经络定位多用于杂病;六经定位多用于伤寒病;卫气营血定位和三焦定位多用于温病。在各种定位方法中,以脏腑定位尤为重要。兹就脏腑定位的一般方法作一说明:

(1)依据经络学说定位:十二经脉各有其脏腑所属,并有其相应的体内外循行途径,可根据这些特点进行定位。譬如:足厥阴肝经属肝络胆,足少阳胆经属胆络肝。两经循行人体头部的两颞侧及巅顶部、耳周围、两侧胁肋、少腹、腹股沟内侧位、外阴,以及两下肢两经相应的循行部位,均属于肝胆。故凡患者临床症状表现在上述部位时,如巅顶头痛、胁痛、乳胀、耳部疾患等,均可定位在肝或胆,或为肝胆同病。

(2)结合脏腑生理功能定位:人体每个脏与腑各有其生理功能特点。如脾胃的生理功能主要是:脾主运化、主统血、主升清;胃主受纳、腐熟水谷、以和降为顺等几个方面。凡属上述方面的功能失调,如食欲不振、食量变化、内脏下垂、呕吐、呃逆、水肿、出血、消渴等等,都可定位在脾与胃,或可从脾胃功能失调考虑。

(3)从脏腑与形体器官关系定位:脏腑与形体、组织、器官相应,在生理、病理上相互影响。如肝开窍于目,其华在爪,主筋,在志为怒,在味为酸,色青,脉弦等。因而,凡患者出现目眩、直视、斜视、目赤、爪甲不荣、四肢抽搐或震颤,或麻木、拘挛,精神抑郁或易怒,反酸,肤色发青,典型弦脉等等,皆可定位在肝。

(4)因人制宜与脏腑定位:如体形消瘦的女性患者,其发病多与肝有关;体形肥胖患者,其病多与脾胃有关;身材矮小,发育不全应首先考虑肾脏;女子患病多责之于血;男子患病多病在气。

此外,还可从脏腑与病因的关系,从各脏腑与季节气候方面的关系和影响,从发病时间及治疗经过上的特点进行定位。如:"风邪上受,首先犯肺",寒邪可"直中脾胃";春病在肝,夏病在心,秋病在肺,冬病在肾;中医认为"久病及肾",故病程长的患者病位多在肝肾等等,不再一一列举。总之,注重四诊合参,综合分析,就能把握好辨证中的定位方法。

4.求因 辨证过程中,必须通过"问病求因"或"审证求因",探求导致发病的自然条件、社会环境和心理因素,以及引起病人所发生的病理变化、病证表现的发病因素。如风为阳邪,其性开泄,易袭阳位,善行数变而易动等性质与特点,故将头痛、汗出、恶风、风疹、动风等症状确定为风邪所致;再如将刺痛、出血紫暗有血块、口唇与舌质青紫或舌面有瘀点、瘀斑者为瘀血所致之病证。但是,求因不能只停留在病证的原发病因,而要分析疾病发生、发展过程中有无致病因素的转化情况。

5.审机 审机是指分析疾病发生、发展、变化的机制。病机包括病因、病性、病位和病势等内容。可见病机是在上述各项分析的基础上,进行整体的综合或联系,形成病证产生和变化的本质以及内部联系的全面概括。为了辨证的准确,应尽量多地掌握研究与病证有关各个方面的资料与联系,进行多方面、多因素、多变量的分析和综合,防止思维的僵化和局限。

6.议病　即辨明疾病的名称和证名,包括辨清疾病类别在内。中医的病名,多数由主症、病因、病位等一个或几个因素而定。证名还要通过病性、病位、病情等因素确定。诊断正确与否,取决于用这些初步形成的病和证名,是否能解释各种症状和病变,如果能——阐明所有病变机制,就初步说明所设的初步病证诊断在理论上是正确的。临证时,要求在辨清证候的基础上,辨清病名,然后在辨病的范围内,再进一步辨证。

病与证是我们认识疾病时,采取一纵一横的视角得出的相辅相成的两个概念。每一个具体的西医或中医病名是医学上对该疾病全过程的特点(病因、病机、主要临床表现)与规律(演变趋势、转归、预后等)所作的病理概括与抽象,是对该疾病的本质认识。证代表疾病当前所处阶段的病理状态,只能反映疾病过程中全部病机的一部分,因而也就不是病机实体的全部信息,只是呈现的一个横断面。《金匮要略》中的"见肝之病,知肝传脾,当先实脾",即明白地告诉人们在治疗时要针对疾病的变化规律,而不一定局限于病的某个阶段。

中医的辨证是在识病的前提下进行的,只有辨病明确,才能识证分明。诚如宋代名医朱肱在《南阳活人书》中所说,诊治疾病必须"名定而实辨","因名识病,因病识证,如暗得明,胸中晓然,反复疑虑,而处病不差矣。"辨病是认识疾病的总体,辨证则是认识疾病的局部。一个病有一个病的内在规律,疾病在其发展过程中,由于各种因素的影响,可出现各种不同的证,但这些不同的证总受着疾病基本病理过程的制约和影响。同病异治,异病同治,是以证为核心,固然是中医诊疗的重要特色,同一疾病存在不同个体差异性或不同阶段可表现为不同证候,因而可采取不同治法,但作为一个具体疾病,有其特定的病因与发展规律,规定着治疗方向,因而必有贯穿始终的治疗大法。若仅满足于辨证论治、满足于某个阶段临床症状的暂时改变,中医的治疗水平就无法提高。正如已故名医赵锡武论病证关系时所说:"有病始有证,而证必附于病,若舍病谈证,则皮之不存,毛将焉附?"过分强调"辨证论治"的重要性,严重忽略"辨病论治",与其说是保留、突出中医特色,不如说是割裂完整的中医体系。

同时,我们也反对只重"辨病",不重"辨证",死搬硬套,刻舟求剑,不顾中医特色似是而非地只根据西医病名而盲目用药。因为人有异秉,病有殊变,临床上既要有高度的原则性，又要有灵活性。对于一些难以根治的疾病，但可通过调整功能以改善症状，或调整机体对各种致病因子的反应状态，或病人仅有功能上的改变时，辨证论治具有难以比拟的重要意义。许多疾病，人们还没有正确认识，或虽有认识但在治疗上尚无良策，辨证论治可以调整机体功能，改善症状并能提高生存质量，还有许多身体不适但无实验室指标改变的"第三状态"，用辨证论治的方法可使其恢复到健康状态，这是中医辨证论治的优势所在。

总之，辨证与辨病各有长短，临证时若能正确地取舍与结合，确实能起到相辅相成、相得益彰的效果。所以在辨证阶段，一定要自始至终地注重既辨证又辨病。

7.明本　"治病求本"是中医诊治疾病的根本原则。《素问·阴阳应象大论》有"治病必求于本"的记载。《素问·标本病传论》云："知标本者，万举万当；不知标本，是谓妄行。"故在辨证时，必须辨明病证的标与本。一般来说，凡属病证的本质、主要矛盾、矛盾的主要方面、病因、病机、原发病、原发证等等都有可视为本；而与之相对立的非本质的、次要矛盾、矛盾的次要方面、症状、继发症等等可视为标。例如：以病因病机与症状而言，病因病机为本，症状为标；以病变部位而论，原发病变部位为本，继发病变部位为标；以病之新旧而论，旧病为本，新病为标；以内外而论，五脏六腑为本，经络体表为标；以邪正而论，正气为本，邪气为标。只要正确理解标本的概念，根据患者的有关临床资料，综合分析，不难确定标本。

总而言之，临床辨证的过程，是一个相当复杂的思维活动过程，若想取得一个比较准确的辨证结果，不是一朝一夕能够实现的，更不是仅掌握上述的辨证方法能一蹴而就的。必须多实践、勤观察、常学习、不自满。归根到底还是个基本功的问题。

（二）中医论治六原则

论治原则就是为纠正疾病病理改变而采取的重要法则。临证时，如何依据辨证的结果，确定治疗原则和方法，是值得认真学习和必须掌握的。中医对各种病证的论治原则主要有以下六方面的内容。

1.调理阴阳，整体论治

（1）调理阴阳。人体正常生理活动，是阴阳保持相对平衡的结果，而阴阳相对平衡的破坏，是一切疾病总的病理反应。也就是说，发生疾病的根本原因是阴阳失调。由于阴阳的偏衰，而产生虚实寒热的不同病理变化。因此，治疗疾病，就要调整阴阳的偏盛偏衰，使之恢复于相对的平衡状态，故调整阴阳是中医治疗疾病的根本法则。

调理阴阳之法，不外"补其不足，损其有余"两个方面。

　　阴阳之过盛,若阴盛则寒,阴盛还可以化生为水湿、痰饮、瘀血。阳盛则热,阳盛还可以化生为燥结、痰浊。所以去其有余,则有温、清、利、下、消之不同。

　　阴阳之偏衰,阴虚则热,阳虚则寒。但由于阴阳偏衰所生之寒热皆因虚而致,所以治当补益,临床有清补、温补之分。以上皆是从下面入手的治则,故属于正治法范畴。

　　倘若阴阳盛衰发展到严重阶段,就会出现寒热之假象。如阳衰阴盛,虚阳外浮,出现真寒假热者,治宜温热;如阳热炽盛,邪热内闭,出现真热假寒者,治宜苦寒。这种从热治热,以寒治寒的治法,则属于反治法。

　　由于阴阳是辨证的总纲,疾病的各种生理变化都可用阴阳失调加以概括。因此,从广义来讲,无论正治、反治,还是解表攻里、升清降浊、补虚泻实、调理气血等治疗方法,都当属调理阴阳的范畴。

　　(2)整体论治。所谓整体论治,即治疗中不仅注重人体的统一性,还要注意人与自然之间的统一。若从人体而论,由于脏腑之间是相互联系、相互影响、相互制约的,因此,一脏有病,可以累及它脏,治疗时既要治疗本脏,又要治疗受累脏器,才能使疾病痊愈。所谓"见肝之病,知肝传脾,当先实脾",亦是整体论治的一个方面。

　　就人与自然而言,因为天时、地理等对疾病的性质、转归均有重要影响,因此治疗时也必须全面考虑。例如:同感风邪,若季节有别,其治则有异,病在春季,因多挟温邪,治疗多用辛凉;病在冬季,因多挟寒邪,治疗多用辛温。再如地域不同,用药亦有异,北方寒凉,治疗多辛散;南方潮湿,治疗多用轻宣。可见,只有掌握人、时、地的不同情况,进行整体论治,才能提高疗效。

　　2.分清标本,权衡缓急　在复杂多变的病证中,常有标有本,有主有次,因而在治疗上也就有轻重之分。一般应以治"本"为主,或兼顾其"标",或"急则治标"。若标本均急,则应标本同治。

　　(1)急则治其标。是指标症的病势急骤,可能危及生命,或后发之标症影响到先发之本病,治疗必须首先治标,标病稳定或消除后,然后再治其本,这是急则治其标的原则。例如持续高热、神昏、大出血、剧痛等病证,如不及时处理,就可危及生命,必须迅速采取强有力的退热、开窍、止血、止痛等措施以治标,待病情控制后,再治其发病之本。

　　(2)缓则治其本。是指标病不急,治疗时采取治本,或先治本后治标。慢性病虚多邪少。或急性病后期,邪气未尽(标)而正气已伤(本)之时,应以扶正治本为主。如脾胃虚弱的慢性腹泻,脾虚为本,腹泻为标,治疗当补脾健胃治其本,则腹泻自止。又如急性热病后期,胃肾阴液已伤,则余热自退。

（3）标本同治。有两种情况，一是标本俱急，如病人身大热，腹满痛，大便燥结，口干舌燥，舌绛苔黄焦等，此属邪热内结为本，阴液劫伤为标，标本俱急，治当标本兼顾，可泄热滋阴同治。二是标本同病均不急，如气虚反复感冒，外感病不重，但因正虚而外邪不易祛除，此时必须采取益气解表同治。因中药治疗基本上是复方，所以标本同治常用，医者当辨识标本轻重缓急而用之。

3.**动态观察，分段论治**　疾病的过程是由不断发展变化和相对稳定阶段所组成的。因此，动态观察病情，分段论治，是中医治疗原则之一。

一般内伤杂病，多属虚实夹杂之候。故病证初期，邪气偏重，多以祛邪为主；中期多攻补兼施；末期正气已损，则以扶正为主。另外，还要注意"攻而勿伐"、"补而勿滞"、"凉而勿遏"、"温而勿燥"。如肺痨（肺结核）之病，初起病位多在肺，病机为阴虚有热，则治宜润肺清热，而不宜过于寒凉滋腻，以免败伤中阳；中期脾胃已伤，治宜培土生金，但用药不可过于温燥，以免助热伤阴；末期肺脾肾气血阴阳俱损，治宜平补气血阴阳，肺脾肾并治，但药宜轻灵，动静结合适宜，以免阻遏气血之流畅。

4.**防治并举，防重于治**

（1）防重于治。要注意培养正气，增强体质，提高抗病能力。一要调摄精神，避免七情过激；二要调理饮食，固护脾胃；三要锻炼身体，增强体质；四要起居有常，劳逸适度；五可进行药物和预防接种；六要防止邪气的侵袭。如此则正气充沛，安和无病。

（2）既病防变。如果疾病已经发生，则应争取早期诊治或采取"先安未受邪之地"的方法，以防止疾病的发展传变。

早期诊治极为重要，有防微杜渐之妙。一般疾病在早期，多轻浅而易治，对正气的损害也不甚，故易于恢复健康。如急性肝炎、肾炎，早期治疗，效果较好；早期发现癌症，亦有一定效果，并非绝症。

临床治疗还要防止疾病的发展传变，清代名医叶天士提出的"务在先安未受邪之地"即是此意。所以，在临床上必须掌握疾病传变规律。如外感病之六经传变、卫气营血传变、三焦传变等，及时采取适当的防治措施，可以制止疾病的发展或恶化。内伤病中，如治疗肝病，常配合健脾助运的方法，可以防止肝病传脾（木乘土），这就是既病防变原则的具体运用。

5.**同病异治，异病同治**　中医临床治疗时，除注意到疾病的区别外，更重视"证"的异同，强调"证同治亦同，证异治亦异"；"同病异治，异病同治"，这些治疗原则既不同于"对症治疗"，也不同于"辨病治疗"，这是中医学治病求本的基本特点。

同病异治，是指同一种疾病，由于病因、禀赋以及病变阶段等不同而采取不同之治法。如风寒感冒,宜辛温解表;风热感冒,宜辛凉解表;阳虚感冒,宜温阳解表;阴虚感冒,宜滋阴解表;暑湿感冒,宜清暑化湿等。再如肺痈(肺脓疡)病,初期为风热侵袭,邪在肺卫,治宜清肺散邪;成脓期热壅血瘀,治宜清热解毒,化瘀消痈;溃脓期为血肉腐败,治宜排脓解毒;末期气阴两伤,余毒未尽,治宜补养气阴,兼除余邪。

异病同治,是指不同种类的疾病,因其病机相同,就可采取相同的治法。不同的疾病,在其发展过程中,由于出现了相同的病机,因而采用同一方法治疗的法则。中医治病的法则,不是着眼于病的异同,而是着眼于病机的区别。异病可以同治,既不决定于病因,也不决定于病证,关键在于辨识不同疾病有无共同的病机。病机相同,才可采用相同的治法。例如久痢脱肛、子宫下垂、胃下垂等,属不同的病,但如果均表现为中气下陷证,就都可以用升提中气的方法治疗,常用代表方剂是补中益气汤。

6.知常达变,圆机活法　常与变的关系,是指一般性与特殊性,原则性与灵活性的辩证关系。疾病在发展过程中,既可出现常局(一般),亦可出现变局(特殊)。常局当采取正法(一般疗法),变局则采取变法(特殊疗法),这也是中医重要治疗原则之一。

仅以饮证为例,就其一般而论,本病之性质属于阳虚阴盛,饮邪内聚。故治法"当以温药和之"。如苓桂术甘汤、金匮肾气丸皆是温化痰饮之方,皆是常治法之用药范围。然而,倘若饮证聚结胸胁,引起喘息气短,不能平卧,其势颇急,此时采取温阳化饮之常法,则往往无济于事,而必须采取攻逐水饮之法,投葶苈大枣泻肺汤、十枣汤等方可奏效。这就属于特殊疗法,即是通变之法。可见在处理复杂多变的疾病中,既要熟练地运用常法,亦要掌握特殊的变法,务求圆机活法,方能提高诊治水平。

第二章 肺病证

第一节 感冒

【定义】

感冒是因外感风邪为主的六淫之邪和时行病毒,客于肺卫,以鼻塞、流涕、喷嚏、咳嗽、恶寒发热、头身疼痛为主要临床表现的一种内科常见疾病。

【病因病机】

(一)病因

六淫之邪、时行病毒侵袭人体而致病。

1.六淫　气候突变,六淫肆虐,冷热失调,人体卫外之气未能及时应变,以致虚邪贼风伤人。

(1)风为主因:本病主要由风邪侵袭肺卫皮毛所致。风虽为春季之主气,但流动于四时八方之中,失常则伤人而为淫邪,故为六淫之首,因此外感病常以风为先导。风为阳邪,其性轻扬,故致病多犯上焦。

(2)风邪常兼夹他邪致病:随季节之不同,风邪常与其他当令之时气相合为患。如春季之温、夏季之暑、长夏之湿、秋季之燥、冬季之寒等皆能随风邪杂感而为病。临床尤以风寒多见。

2.时行病毒　时行病毒是指具有传染性的致病邪气,多因时令不正,故使天时暴厉之气流行人间。其致病特点为发病快,病情重,有广泛的流行性,且不限于季节性,往往与六淫相合为患。四时六气失常,春时应暖而反寒,夏时应热而反凉,秋时应凉而反热,冬时应寒而反温,则易生时行病毒,直袭肺卫,相染为患。时行病毒伤人,常可入里化火,临床以热证居多,易有传变。

3.生活起居失当　生活起居不当,寒温失调,如贪凉露宿、涉水冒雨、更衣脱帽等易致外邪乘袭。

4.正气虚馁,卫外不固　正气不足,腠理疏松,卫外不固,御邪能力较弱,则极易为外邪所客。如阳虚者,易受风寒;阴虚者,易受风热;脾虚痰湿偏盛者,易受外湿等。何以引起正气不足、卫气不固？或因平素体虚,稍有不慎,客邪乘虚伤人;或因过度劳累,体力下降,易自汗而肌腠不密,营卫失和,因而感受外邪;再如肺有宿疾,肺蕴痰热,肺卫调节功能失常,每易招致外邪相引而发病。

(二)病机

1.发病　外邪侵袭人体,是否引起发病,一方面取决于正气的强弱,同时与感邪轻重密切相关。若内外相因,则发病迅速。

2.病位　主要在肺卫。肺主气,司呼吸,上通于喉,开窍于鼻,外合皮毛,职司卫外,性属娇脏,不耐邪侵。鼻与喉皆为清气升降出入的通道。若外邪从口鼻、皮毛乘袭,则肺卫首当其冲,邪自皮毛而入,可内合于肺,邪从口鼻上受可直接犯肺,又可病及卫表。故感邪之后,很快出现卫表及上焦症状,以致卫表不和、肺失宣肃而为病。

感冒病位虽多局限肺卫,但若正气虚弱,或素有旧病,以及时行杂感,则可涉及其他脏腑。如外邪入里,病及少阳,邪入半表半里,枢机不利;若痰湿之体,易受外湿,内外相因,可累及中焦脾胃等。

3.病性　一般以实证居多,如体虚感邪,则为本虚标实之证。实者因表里寒热及邪气之兼夹而有别,虚者则因气血阴阳之虚而有异。

4.病势　总的发病趋势为邪袭肺卫,多以表证为主,很少发生传变,一般病程短而易于治愈。年老体弱,抗病能力较差者,外邪可由表及里,缠绵难解。若素有旧病,客邪加临宿疾,常可使病趋恶化,或变生他病。

5.病机转化　初起多见风寒或风热之邪侵袭,外邪束表犯肺,肺卫功能失调。在病程中可出现寒与热的转化与错杂。风热不解,或寒邪郁而化热,则可转化为肺卫热证;若邪郁不解,或夹痰热湿浊,客于半表半里,形成邪犯募原之证;病邪传里化热而表寒未解,以致内外俱实,发为表寒里热证;若为时行病毒,入里化热较速,里热充斥,而为热毒炽盛之证;甚则热陷心包、引动肝风,则病情重笃。若反复感邪,正气耗损,由实转虚,或体虚感邪,正气愈虚,则病机转化为正虚邪实。

【诊断与鉴别诊断】

(一)诊断依据

1.常以鼻塞流涕、喷嚏、咽痒或痛、咳嗽等肺气失于宣肃的临床表现;有恶寒、发热、无汗或少汗、头痛、身体酸楚等卫表不和的症状。

2.一年四季均可发生,尤以冬春多见。起病急,一般病程为3～7天。

3.白细胞总数正常或偏低,中性粒细胞减少,淋巴细胞相对增多。

（二）鉴别诊断

1.**鼻渊** 均可有鼻塞流涕,但鼻渊多流腥臭浊涕,感冒一般流清涕,并无腥味;鼻渊一般无恶寒发热,感冒多见外感表证;鼻渊病程漫长,反复发作,不易治愈;感冒病程短,治疗后,鼻塞流涕症状消失较快。然而亦有感冒诱发鼻渊发作者,应予鉴别。

2.**热痹** 均有发热、恶寒、肢体关节痛,但热痹关节局部红肿焮痛,病程较长,病势较重。另外,热痹多有血沉加快、抗链球菌溶血素"O"增高。

3.**乳蛾** 均有发热、恶寒、咽痛等症,但乳蛾又见咽部两侧红肿胀大,常有黄、白色脓样分泌物。

4.**麻疹** 麻疹初起有发热恶寒、鼻塞流涕、咳嗽咯痰等,与感冒相似,但麻疹伴有目赤畏光、眼胞浮肿、多泪、口腔黏膜出疹等。

5.**瘟黄**(病毒性肝炎之流感型) 瘟黄以畏寒、发热、头痛、喷嚏、咳嗽等肺卫症状起病,与感冒相似,但常伴纳呆、厌油、黄疸、右胁下疼痛等症状,以及肝功能损害等表现。

【辨证论治】

（一）辨证要点

1.**辨伤风与时行感冒**

（1）发病季节及特点:伤风于冬春气候多变时发病率高,一般呈散发性;时行感冒季节不限,有传染性,易广泛流行。

（2）病情:一般而言,风邪多首犯皮毛,故伤风病情多轻,全身症状不重;时行病毒,则直入经络,病及脏腑,故时行感冒病情多重,全身症状显著。

（3）传变:伤风多不传变;时行感冒可以发生传变,时行病毒入里,则继发他病或见合病、并病。

2.**辨时令** 感冒风邪,除风寒、风热外,亦有与四时之气杂感为病者,因此应结合季节和节气,详审其证候表现。暑邪为患者,以身热有汗、心烦口渴、小便短赤、舌苔黄为表现;湿邪为患者,以恶寒、身热不扬、头重如裹、骨节重痛、胸闷脘痞、舌苔白腻为特征;燥邪为患者,以恶寒、身热、头痛、鼻干咽燥、咳嗽无痰或少痰、舌质少津为见症,就临床而言,风寒风热之候有夹湿夹燥者,此时舌苔变化常是重要指征。

3.**辨寒热** 注意恶寒发热孰轻孰重,口渴、咽痛之有无,以及舌苔、脉象的辨析。一般来说,风寒感冒恶寒重,发热轻,头痛,颈背强痛,骨节疼痛,苔薄白,脉浮紧;风热感冒发热重,恶寒轻或不恶寒,头痛口渴,咽喉红肿疼痛,舌尖红,苔薄黄,脉浮数。

4.辨虚实　感冒有表虚表实之分。此处之虚实表明营卫开泄之程度,当从有汗无汗以分辨。发热无汗、恶寒身痛者,属表实;发热汗出、恶风者,属表虚。不过表虚表实只是相对而言,就人体整体状态而言,正气尚盛,故二者皆属实证。另外,有素体虚弱、感受外邪者,为体虚感冒,此属虚实夹杂之证。体虚感冒可按气虚、血虚、阴虚、阳虚的不同兼证来区别,其中以气虚感冒和阴虚感冒为多见。

(二)治疗原则

"其在皮者,汗而发之"是感冒之治疗原则。其治法归纳起来,不外疏表、宣肺两端。风寒、风热、夹暑、夹湿、夹燥以及体虚感冒均由外邪在表引起,故必须疏表。然而外邪的侵袭有轻有重,性质兼夹亦有不同,辛温、辛凉等解表药的选择,就应严格掌握。宣肺系指宣畅肺气使其清肃,一般针对喉痒、咳嗽、咯痰等而设,但肺主皮毛,宣布卫气于表,故宣肺法本身亦寓疏表之意。一般认为,肺为娇脏,清虚而处高位,故宣肺之方多宜轻清,不宜重浊,此正是"上焦如羽,非轻不举"之理。此外,清热法在感冒治疗上应用亦较广泛,但单纯靠清热解毒药治疗感冒,似不妥当。盖清热之品药性寒凉,性多凝滞,感冒之病机在于邪郁肺卫,当用疏散,单用清热之品,邪不得散,病难向愈,故清热药当伍于疏散之中。对于表里寒热错杂之感冒,可将解表与清热药并用,又可根据表里寒热轻重程度的差异分别采取或七解三清法或三解七清法或五解五清法等。至于暑湿杂感,又当清暑祛湿解表;燥邪感冒,则宜疏风润燥;体虚感冒,则宜扶正解表。

(三)分证论治

1.风寒感冒

(1)风寒表实证

症舌脉:轻者仅见鼻塞声重或鼻痒喷嚏,流涕清稀,喉痒,咳嗽,痰白,苔薄白,脉浮。重者可伴恶寒发热,无汗,头项强痛,肢体酸痛,脉浮而紧。

病机分析:鼻为肺窍,肺主皮毛,风寒袭表,肺气不宣,则鼻塞声重,鼻痒喷嚏,流涕清稀,咳嗽痰白;风寒外束,卫阳被郁,则恶寒,正邪相争则发热;足太阳膀胱经主一身之表,寒邪犯表,太阳经气不舒,故头项强痛,肢体酸痛;阴寒之邪侵袭,津液未伤,故口不渴;脉浮主表,紧主寒,风寒在表,故脉见浮紧;舌苔薄白,表明邪未入里。

治法:辛温解表,宣肺散寒。

方药运用:

①常用方:荆防败毒散加减。药用荆芥穗、防风、羌活、独活、北柴胡、前胡、川

芎、枳壳、茯苓、桔梗。

方中用荆芥、防风疏风解表,辛温发汗以宣透外邪,用以为君;羌活、独活助荆芥、防风发散风寒,又可祛风止痛,为治肢节疼痛之要药,用以为臣;配以前胡、桔梗,旨在宣肺降气以止咳;柴胡清热升清,又可配川芎以清头目,茯苓健脾和中以化痰湿,以为佐使。共奏辛温解表,宣肺化痰之功效。

②加减:头痛者,加白芷、藁本以祛风散寒止痛;项背强者,加葛根以疏足太阳膀胱经络;咳嗽痰白者,加陈皮、杏仁、炒莱菔子宣肺化痰止咳;鼻塞流涕者,加苍耳子、辛夷通窍散寒;四肢酸痛者加桑枝、桂枝祛风散寒通络;若舌苔厚腻,嗳腐吞酸,兼有中焦停食者,加神曲、炒谷芽消食化滞。

③临证参考:风寒感冒轻者,可服用中成药或食疗方,如感冒通、葱白萝卜汤等;若恶寒发热,头身疼痛,无汗而喘,脉浮紧,风寒表实甚者,可用麻黄汤;夏季风寒感冒,可用香薷饮;若风寒兼有痰饮咳嗽,咯痰清稀,胸膈满闷,舌苔白滑者,可选用小青龙汤。

从临床角度值得提出,疏表药一般药味不宜过多,麻黄、桂枝等应审慎应用。甚至近代医家有人强调柴胡、葛根、羌活等非在必要情况下亦以少用为宜,以防病轻药重过度表散而耗伤正气。

(2)风寒表虚证

症舌脉:恶风发热,汗出,头痛,或有项强,咳喘,咯痰稀白,舌苔薄白,脉浮缓。

病机分析:此以风邪伤人为主,风邪外袭,卫外失职,则恶风;卫气浮盛于外,与邪抗争,则发热;风邪疏泄,风邪中于皮毛,腠理开疏,则卫失国外,因致营阴失守,故汗出,汗出则津液外泄卫气外散,又兼风邪阻遏肌表,致使营卫失调;太阳主一身之表,其经脉循头下项,风邪外袭,经气不利,故项强不舒,或头痛;风寒犯表,肺气不利,则咳喘或咯白稀痰;脉浮主表,因汗出肌疏则见缓象;苔薄白亦为风寒在表之象。

治法:辛温解表,调和营卫。

方药运用:

①常用方:桂枝汤。药用桂枝、白芍、生姜、大枣、炙甘草。

方中桂枝辛温解表,解肌发汗以散外邪,而桂枝配甘草,辛甘化阳以和卫;芍药配甘草,酸甘化阴以调营;生姜、大枣以和中;甘草又可调和诸药,合用以成辛温解表,调和营卫之剂。

②加减:咳喘、痰白者,加厚朴、杏仁、半夏宣肺化痰平喘;食纳欠佳者,加神曲、麦芽消食健脾;鼻塞流涕者加苍耳子、辛夷通窍散寒;头痛项强者,加白芷、葛根疏

风止痛。

③临证参考:外感风寒,分表实表虚,用药皆宜辛温,但表虚者不可用发汗峻剂。运用本类方药须注意服药方法,服药后,可喝少量热开水或热稀粥,冬季应盖被保暖,以助药力,令遍身微微汗出,不可使大汗淋漓。若服药后汗出病瘥,即止服,不必尽剂,若汗出病未愈,可再继服。此外,调和营卫,使卫外得固,营阴内守,阴平阳秘,可提高机体抗病能力,故用本方加黄芪、龙骨、牡蛎等对小儿反复感冒的预防具有较好效果。

2.风热感冒

(1)风热表实证

症舌脉:发热,微恶风寒,鼻塞流黄浊涕,咽痛,口干欲饮,无汗,头痛,或有咳嗽痰黄,苔薄白或微黄,脉浮数。

病机分析:风热外袭,卫表失和,即出现发热恶寒等表证,但风热为阳邪,从火化,易伤阴耗津,故发热重,恶寒轻,口干欲饮;风热上受,首先犯肺,肺窍为风热所壅,则鼻塞,流黄浊涕,咳嗽痰黄;风热上犯于头则头痛,上犯咽喉则咽痛;身热无汗系由邪气实而腠理闭所致;舌苔薄白或微黄,脉浮数,皆为风热在表之象。

治法:辛凉解表,疏泄风热。

方药运用:

①常用方:银翘散加减。药用金银花、连翘、芦根、淡豆豉、桔梗、牛蒡子、荆芥穗、薄荷。

方中银花、连翘清热解毒;薄荷、豆豉辛凉解表;桔梗、牛蒡子宣肺祛痰,芦根清热生津;荆芥辛散透表发汗,可增强解表作用。

②加减:咽喉肿痛兼大便干者,津液已伤,宜加沙参、麦冬、射干养阴解毒利咽;咽痛大便不干者,津液未伤,加马勃、僵蚕、土茯苓清热解毒。咳重痰黄者,加鱼腥草、天竺黄、浙贝母、瓜蒌仁清热化痰;胸闷者加瓜蒌皮、郁金宽胸理气;衄血者,加马勃、白茅根、侧柏叶凉血止血;头痛者,加菊花、蔓荆子疏风清热止痛;口渴者加天花粉、石斛生津止渴;鼻塞者加苍耳子宣通鼻窍;咽痒者加蝉蜕疏风清热、利咽止痒;高热者加柴胡、葛根、黄芩、生石膏(先煎)辛凉清解。

③临证参考:注意煎服法,鲜芦根煎汤.候香气大出即可,勿过煮。邪未入里,无里热者,慎用桑白皮、黄芩、黄连等苦寒降敛之品,否则冰伏其邪,延长病程。

(2)风热表虚证

症舌脉:发热,微恶风寒,有汗,头痛,咳嗽心烦,咽干口渴,舌边尖红,苔薄黄,脉浮数。

病机分析:腠理疏松,卫阳不固之体,复感风热表邪,风伤卫阳,腠理开泄,故发热汗出;风热上扰则头痛;风热犯肺,肺气不宣则咳嗽;风热皆为阳邪,易化火伤津,故咽干口渴;舌边尖红,苔薄黄,脉浮数为风热在表。

治法:辛凉轻解。

方药运用:

①常用方:茅苇汤加减。药用白茅根、芦根、白芍药、竹叶、桔梗、光杏仁、葱白。

方中白茅根、竹叶辛凉轻宣以解表;芦根、白芍生津护阴;桔梗、杏仁宣肺化痰,佐以葱白辛散透邪。

②加减:头痛者,加菊花疏风热以清头目;咳嗽者,加浙贝母清热化痰宣肺;咽干者,加麦冬以养阴;咽痛者,加射干、马勃、土茯苓清热利咽解毒。

③临证参考:风热外感多发生于春季,但其他季节也可发生,只要临床表现为寒微热甚、头痛鼻塞、脉浮数、苔薄黄,即属风热感冒,据其有汗、无汗,分为表虚表实辨治。

3.表寒里热证

症舌脉:发热,恶寒,无汗,头痛,肢体酸痛,鼻塞声重,咽喉疼痛,咳嗽,痰黏稠或黄白相间,舌边尖红,苔薄白或薄黄,脉浮数或浮紧。

病机分析:素有内热,或肺有伏火,复感风寒之邪,则寒客于表,热蕴于里,形成外寒里热,俗称"寒包火"之证,故既见发热恶寒、无汗、头痛骨楚之风寒表证,又见咽痛、舌红、苔黄等里热之证。肺气不宣,则鼻塞声重,咳嗽,吐痰。苔薄白、脉浮数亦为表寒里热之象。

治法:疏风散寒,宣肺清热。

方药运用:

(1)常用方:新订清解汤。药用荆芥、苏叶、防风、羌活、薄荷、连翘、栀子、黄芩、桔梗、杏仁、前胡。

方中荆芥、苏叶、防风、羌活解表散寒;薄荷、连翘、栀子、黄芩清透里热;桔梗、杏仁、前胡宣肺止咳化痰。

(2)加减:表寒较甚,恶寒、骨节痛者,加桂枝祛风散寒止痛,去黄芩、栀子以防苦寒留邪;里热较甚,咽喉肿痛者,去防风、羌活以防温燥助邪,加板蓝根、射干清热解毒利咽。若恶寒渐解,热势增高,口渴鼻干,咳逆气急,甚则唇黯发青,舌红,苔黄,脉滑数,则已转为肺热之证,治当清热解毒,宣肺平喘,加桑白皮、银花、鱼腥草、芦根、地龙,减去荆芥、防风、苏叶、羌活等辛温之品。

（3）临证参考:寒甚热郁,不汗出而烦躁,脉浮紧者,可用大青龙汤发表清里。若风寒束表,肌腠郁热,证见恶寒发热,身热渐增,无汗头痛,全身酸痛,口干鼻干,心烦不眠,眼眶疼痛,脉浮或浮数,当解表清里,方用柴葛解肌汤。若外寒内热,表里俱实,证见憎寒壮热,头目昏眩,口苦目赤,咽喉不利,咳逆喘满,便秘尿赤,苔腻,脉滑实,治当表里双解,宣通上下,用防风通圣散。

4.热毒炽盛证

症舌脉:感冒重症,高热恶寒,时而寒战,头痛,大便燥结,或见咳嗽、咯痰黄稠、胸痛、气急,舌红苔薄黄而干,脉浮洪数。

病机分析:表邪犹存,入里化热,里热炽盛,正邪交争,则高热恶寒寒战、头痛;阳明里热炽盛,灼伤津液,肠道失润,则大便燥结;热毒犯肺,肺失清肃,则咳嗽、咯痰黄稠,或伴胸痛气急;舌红苔薄黄而干、脉浮洪数均为表里热毒炽盛之象。

治法:清热解毒,宣肺降逆。

方药运用:

（1）常用方:清瘟败毒饮加减。药用生石膏、生地黄、水牛角、黄连、栀子、苦桔梗、黄芩、连翘、竹叶、赤芍药、丹皮、知母、玄参、甘草。

方中生石膏、连翘、竹叶清热透邪;水牛角、黄连、栀子、黄芩清热泻火解毒;生地、赤芍、丹皮、知母、玄参养阴和营;桔梗宣肺;甘草调和诸药。

（2）加减:咳嗽、痰多者,加浙贝母、前胡、瓜蒌宣肺化痰;大便燥结者,稍加大黄通腑泻热。

（3）临证参考:若高热不退,时而昏谵,或手足抽搐,或颈项强直,舌质红绛,脉细数,此为热陷心包之变证,治当清心开窍、凉血息风,常用清营汤煎汤送服下列药丸:①高热时,用安宫牛黄丸,每日2次,每次1丸;②出现昏谵时用至宝丹,每日2次,每次1丸;③抽搐重,大便秘结时用紫雪丹,每日2次,每次1管,如痰多,先吸痰,然后再灌竹汤水30ml。必要时可用清开灵40ml,或穿琥宁500mg加入5％葡萄糖注射液250～500ml静脉滴注,每日1～2次。亦可用双黄连粉针剂3.6g加入5％葡萄糖注射液250～500ml,静脉滴注,每日1次。

5.邪犯募原证

症舌脉:恶寒发热阵作,午后热重,头身重痛,胸闷脘痞,心烦懊侬,头眩口黏腻,咳痰不利,舌红,苔白腻或白如积粉,脉弦滑。

病机分析:邪郁不解,或夹痰饮湿浊,邪犯募原,客于半表半里,正邪相争,则寒热阵作,或午后热重;痰饮湿浊,易困阻气机,故头身重痛,胸闷脘痞;邪热内干,心神被扰,则心烦懊侬;痰浊上犯,则头眩、口腻、咳痰不利;舌红、苔白腻或白如积粉、脉弦滑均为邪犯募原、夹痰饮湿浊之象。

治法:清热化浊,透达募原。

方药运用:

(1)常用方:柴胡达原饮。药用柴胡、枳壳、厚朴、青皮、炙甘草、黄芩、桔梗、草果、槟榔、薄荷。

此方乃俞根初以吴又可达原饮为基础,去知母、芍药,加柴胡、青皮、枳实、薄荷而成。方中柴胡、黄芩和解达邪;桔梗、薄荷疏表清热;厚朴、槟榔燥湿化浊,透达募原。

(2)加减:头痛甚者,加羌活、葛根疏风止痛;表湿重者,加藿香、佩兰解表化湿;里湿重者,加苍术、白蔻仁、半夏、陈皮健脾燥湿。

(3)临证参考:若邪入少阳,热郁腠理,证见寒热往来,或壮热不退,胸胁苦满,口苦,咽干,目赤,或呕吐,或口渴,大便干结,舌红,苔薄黄,脉弦数,治当和解少阳,解毒通腑,用大柴胡汤加减。若寒热不甚者,亦可用达原饮加减治疗。

6.时令感冒

(1)感冒夹暑证

症舌脉:恶寒发热,头痛,身楚,心烦口渴,小便短赤,胸闷泛恶,舌质红,苔黄腻,脉濡数。

病机分析:夏令暑气当令,湿气偏甚,气候炎热,毛孔开泄,若气候突变,或贪凉乘风,起居不慎,必致风寒外束,暑热内闭,卫气不得外达,故恶寒发热,身热骨楚;火热灼阴,则心烦口渴;湿热内蕴,故胸闷泛恶,小便短赤;舌红、苔黄腻、脉濡数均为暑热炽盛之象。

治法:解表清暑。

方药运用:

①常用方:新加香薷饮。药用银花、连翘、鲜扁豆花、香薷、厚朴。

方中银花、连翘、鲜扁豆花清暑热;香薷辛散透表;暑多夹湿,故配伍厚朴、鲜扁豆花和中化湿。

②加减:汗出多者,去香薷加藿香;头痛者,加桑叶、菊花、白芷祛风止痛;心烦、小便短赤者,加竹叶、赤茯苓或六一散(滑石、甘草)清热利湿;呕恶者,加陈皮、半夏、竹茹和胃降逆止呕;胸闷者加砂仁壳宽胸理气;纳呆者,加神曲、麦芽、鸡内金消食健胃;若湿重于暑而无汗者,加大豆黄卷助香薷以发表。

③临证参考:此证乃外风合暑邪袭肺而成,当主用辛凉,参以芳香解暑之味,如鲜荷叶、鲜藿香、鲜薄荷、通草、六一散、丝瓜络、竹茹、西瓜皮等,使风暑分解,不损

肺金。此证风与暑感于外,内热应于中,如失治误治,风、暑与火相拼,肺脏娇嫩,焉能胜之,临证不可不慎。

此外,若暑热外客,气阴两伤,证见发热,微恶风寒,汗出,严重疲乏无力,口干,舌苔白,脉濡或虚大,治当益气养阴,祛暑清热,方用清暑益气汤。

(2)感冒夹湿证

症舌脉:身热不扬,恶寒,汗少,头重如裹,骨节困重,胸脘痞闷,呕恶纳呆,口黏腻,舌苔白腻脉濡。

病机分析:长夏季节,雨湿正盛,风与外湿之邪侵袭,卫气被遏,故恶寒、身热不扬;湿困中焦,阻滞气机,则胸脘痞闷,呕恶纳呆,口黏腻,大便溏泄等;头重如裹、肢体困重、苔白腻、脉濡均为湿盛之征。

治法:化湿解表。

方药运用:

①常用方:羌活胜湿汤加减。药用羌活、独活、防风、藿香、佩兰、藁本、川芎、蔓荆子、苍术、甘草。

方中羌活、独活、防风疏风胜湿;藿香、佩兰芳香化湿;苍术健脾燥湿;川芎、藁本、蔓荆子疏风止痛;甘草调和诸药。

②加减:纳呆腹胀,加陈皮、半夏、厚朴燥湿除满;大便溏泄,加薏苡仁、白蔻仁健脾化湿;若有咳嗽,可加杏仁、桔梗、前胡。

③临证参考:治疗表湿之法,一为辛散苦温祛湿,一为辛散芳香化湿。前者以辛温苦燥之品为主,盖辛温发散,开泄腠理,发越卫阳,苦燥刚烈,燥除卫表之湿,藉以使腠理开泄,郁遏之气得以发越。表湿得除,阳气伸展,营卫畅达,汗出邪解。后者以辛温芳香之品为主,盖辛温发散卫表,畅达表气,芳香以化除湿浊,宣畅气机,辛温芳化,便表邪得解,卫表湿邪得以宣化,气机畅达,诸证自除。此外,辛散芳香与苦温燥湿还能入里化脾湿,脾气伸展,气机宣畅,更利于表湿宣化。辛散苦温燥湿法的常用方有九味羌活汤和羌活胜湿汤,前者发汗祛湿,祛风寒作用较强,兼能清里热,故适用于感冒风寒湿邪,证见恶寒发热、头痛、无汗、肢楚等表证,且兼有口渴等里热者;后者发汗祛风胜湿止痛,祛湿止痛作用较强,对头痛、一身尽痛、难以转侧之表湿盛疼痛著者尤宜。辛散芳香化湿法的常用方有藿香正气散和香薷散,前者散表寒作用强,且理气和中,适用外感风寒兼内伤湿滞之发热、恶寒、头痛、呕吐、肠鸣、泄泻、苔白腻、脉浮者,后者散表湿作用强,且能化湿和中,故适用于夏月乘凉饮冷,外感于寒,内伤于湿之恶寒发热、头重头痛、胸闷倦怠、腹痛、吐泻等证。

（3）感冒夹燥证

症舌脉：恶寒发热，头痛鼻塞，无汗，鼻咽干燥，干咳少痰或舌苔薄白而干，脉浮弦。

病机分析：外感秋燥之邪，表卫郁闭，故恶寒发热无汗；燥邪易伤津液，故见口鼻唇干燥、干咳、舌苔少津等表现；若初秋感受燥邪，则多见燥而偏热，可有舌边尖红、苔薄黄而干、脉浮数等见证，称为温燥；而深秋外感燥邪，燥而偏寒，舌苔多薄白而干，其脉浮，则为凉燥。

治法：疏解风燥。偏于温燥者，宜轻宣凉润；偏于凉燥者，宜轻宣温润。

方药运用：

①常用方：温燥以桑杏汤加减。药用桑叶、杏仁、沙参、栀子、淡豆豉、梨皮、川贝母。

方中桑叶、豆豉、栀子轻宣泄热；杏仁、贝母宣肺化痰；沙参、梨皮养肺润燥。

凉燥宜选杏苏散加减。药用苏叶、杏仁、半夏、前胡、桔梗、枳壳、陈皮、生姜、防风。

方中用苏叶、防风辛温微发其汗，以散邪于表，使卫气通达，津液布散而润燥；桔梗、枳壳一升一降，宣达肺气，助苏叶以解表；配杏仁、前胡以宣肺止咳，更用陈皮、半夏、生姜诸品辛温以健脾理气，使中焦健运，痰湿得化，气机得畅，阴液以布。诸药合用，使表邪解，营卫通，气机畅，阴液布，而凉燥得解。

②加减：温燥之头痛者，加菊花、薄荷、蔓荆子疏风清热止痛；燥热口渴者，加麦冬、竹叶清热除烦；干咳者，加炙杷叶、炙紫菀润肺止咳；咽痒者，加蝉蜕、僵蚕疏风利咽；咽痛者，加射干、板蓝根、山豆根解毒利咽。凉燥之头痛兼眉棱骨痛者，加白芷疏风止痛；无汗、脉浮紧者，加羌活疏风散寒；咳嗽者，加百部止咳。

③临证参考：疏解风燥包括轻宣温润和轻宣凉润两法门。轻宣温润适用于外感凉燥之邪，选用质柔轻宣温散之品，轻宣外达，以疏散肌表，宣发肺气，外散表寒，内温肺金，肺得温润，清肃之令行，则宣发卫阳于肌表，输布津液于皮毛，使表气疏通，卫气畅达，劫津得释，凉燥外解，诸证自除，方如杏苏散之类。轻宣凉润法适宜于外感温燥之邪，以轻宣凉润之品为法，轻宣以疏散透发，开散表邪，宣畅肺气，使外邪得解，凉以外散表热，内清肺热，滋润之品以润肺生津。轻宣凉润，则外邪得解，卫气畅达，肺气清润，宣肃有常，则温燥自除。因此，临证之际，见有干咳咽痒、鼻干诸症，应分别寒热，认清是属津伤而燥还是津液不布之燥，不能盖用甘寒之品。此外，对温燥之治，因病已伤津，发汗不宜峻猛，以防表邪未解，反更伤阴耗津，古人此时用桑叶解表，盖桑叶乃表中润药，可谓高明。

7.体虚感冒

（1）气虚感冒证

症舌脉：恶寒发热，或热势不盛，但觉时时畏寒，自汗，头痛鼻塞，咳嗽，痰白，语声低怯，气短，倦怠，苔白，脉浮无力。

病机分析：素体气虚，表卫不固，腠理疏松，风寒之邪乘虚犯表。气有温煦作用，虚则外寒，故时时畏寒；风寒外袭，肺卫失宣，则见恶寒发热、头痛、鼻塞、咳嗽、痰白、脉浮等风寒表证；语言低怯、气短、倦怠均为气虚之象。

治法：益气解表。

方药运用：

①常用方：参苏饮加减。药用党参、苏叶、葛根、橘皮、前胡、半夏、茯苓、桔梗、枳壳、木香、生甘草。

方中党参、茯苓、甘草益气扶正；苏叶、葛根等疏风散邪；前胡、桔梗、半夏、橘皮宣肺化痰；枳壳、木香理气。

②加减：头痛者，加白芷、川芎祛风止痛；自汗者，加桂枝、白芍调和营卫；无汗、恶寒者，加羌活、防风解表散寒；鼻塞者加辛夷、苍耳子通窍散寒；纳谷不香者，加砂仁、佩兰理气化湿。

③临证参考：气虚甚者，加白术、黄芪益气固表，亦可用补中益气汤。气虚自汗，易感风邪者，可用玉屏风散祛风固表止汗。值得一提的是，正气不足之外感，单用表散，邪气难撼，徒伤表气，唯益气解表方是稳妥之策。

（2）阳虚感冒证

症舌脉：阵阵恶寒，甚则蜷缩寒战，或稍兼发热，无汗或自汗，汗出则恶寒更甚，头痛，骨节酸冷疼痛，面色㿠白，语言低微，四肢不温，舌质淡胖，苔白，脉沉细无力。

病机分析：阳虚之体，感受风寒邪气，阳虚则内寒自生，复感寒邪故得恶寒重、发热轻；若阳虚不得卫外，汗出较多，又使阳气更加耗散，则恶寒更甚；头痛、骨节冷痛为风寒表证；面色㿠白、语言低微、四肢不温、舌淡、脉沉细无力均为阳虚之象。

治法：温阳解表。

方药运用：

①常用方：麻黄附子细辛汤。药用麻黄、制附子、北细辛。

方中麻黄解表；附子温阳；细辛辛温佐麻黄以解表，佐附子以温经。

②加减：鼻塞者，加苍耳子通鼻窍；头痛者，加川芎、白芷疏风散寒止痛；背寒者，加葛根疏利太阳经气；无汗，加防风、荆芥穗解表发汗；有汗者，去麻黄，加桂枝、白芍调和营卫。

③临证参考:细辛用量应小于 3g;先煎麻黄,再下诸药。麻黄附子细辛汤散寒作用强,适用于阳虚感冒恶寒重,无汗者;对于阳虚气弱风邪较甚之头痛、面色苍白、语声低微者,可选参附再造丸加减。若阳气虚弱,已见下利清谷、脉微欲绝等症时,不可误用发汗,否则必致厥逆亡阳,此当注意。阳虚感冒,正邪相争不烈,体温常不甚高,但临床其他症状多较明显,与发热程度不相对应,当仔细分辨。

(3)血虚感冒证

症舌脉:头痛,身热,恶风,无汗或汗少,面色不华,唇淡,指甲苍白,心悸,头晕,舌淡苔白,脉细或结、代而浮。

病机分析:血虚之体感邪,邪犯肌表,故见身热、微恶风寒、头痛等;但阴血不足,故同时又见有心悸、眩晕、脉细或结代、面色无华、唇甲淡白诸症;血虚汗源不足,故无汗或汗少。

治法:养血解表。

方药运用:

①常用方:葱白七味饮加减。药用葱白、葛根、淡豆豉、生地黄、生姜、麦冬、柏子仁。

方中葱白、豆豉、葛根、生姜辛散解表;生地黄、麦冬、柏子仁等滋养阴血。

②加减:头痛者,加羌活、白芷疏风止痛;鼻塞加苍耳子通鼻窍;自汗者加桂枝、芍药调和营卫;无汗者,加苏叶、荆芥微发其汗,不可大发汗;咳嗽痰白者,加陈皮、半夏、杏仁、炒莱菔子宣肺化痰;血不养心,又因血虚感邪,邪阻脉络,血液运行不畅,而见脉结、代者,可加桂枝、红花、丹参以通阳养血,活血宣痹。

③临证参考:本证多见于妇人产后,临证应按表里寒热辨证论治。若气血两虚的病人,又感外邪而患感冒,可用薯蓣丸解表祛邪而不伤气血,补益气血而不碍解表。

(4)阴虚感冒证

症舌脉:发热,微恶风寒,无汗或微汗,或寝中盗汗,头痛,心烦,口干咽燥,手足心热,干咳少痰,或痰中带血丝,舌质红,脉细数。

病机分析:阴虚之体,内有燥热,感邪之后,发热汗多,更伤阴液,故阴虚之象愈加明显,则见盗汗、五心烦热、口干咽燥、干咳少痰、舌红、脉细数;如肺阴素虚,失于清肃,内热灼伤血络,可见痰中带血;表邪未解,故有寒热、身痛等表证。

治法:滋阴解表。

方药运用:

①常用方:蓝地汤。药用板蓝根、生地黄、麦冬、知母、桑叶、苦桔梗、蝉蜕。

方中板蓝根、桑叶清热散风；生地黄、麦冬滋阴；佐以知母清热；桔梗、蝉蜕宣肺透表。

②加减：心烦口渴甚者，加黄连、竹叶、天花粉清热除烦，生津止渴；咳嗽咽干、咳痰不爽者，可加牛蒡子、射干、瓜蒌皮宣肺化痰利咽；咳嗽胸痛、痰中带血者，可加鲜茅根、生蒲黄、藕节凉血止血。

③临证参考：阴虚感冒，最忌单用发散，若妄汗之，津液不堪重伤，肾阴更伤。故治疗本证当辛凉疏散与甘寒养阴并驾齐驱。此外，亦可选用加减葳蕤汤治疗。

此外，感冒日久，常并发他病，若反复感冒，体虚自汗者，宜以玉屏风散益气固表治之；邪气留恋不解，发热微恶风寒，四肢关节疼痛，头目昏眩，胸胁苦满，宜以柴胡桂枝汤发散表邪，和解少阳；若邪气留恋，肺气不能宣降，燥咳日久不愈，以柴芍散加黛蛤散；若毒气淫心，胸闷憋气，胸痛心悸，气短，头晕者，宜清心解毒，可选用银翘散和清营汤加减。

（四）其他疗法

1.中成药

（1）风寒感冒

①感冒清热冲剂：每次 1 袋，每日 2 次，开水冲服。用于风寒感冒，头痛发热、恶寒身痛、鼻流清涕、咳嗽咽干。

②正柴胡饮冲剂：每次 1 袋，每日 3 次，开水冲服。主治外感风寒初起，恶寒、发热、无汗、头痛、鼻塞、喷嚏、清涕、咽痒咳嗽、四肢酸痛等症，适用于流行性感冒初起，轻度上呼吸道感染疾患。

（2）风热感冒

①银翘解毒丸：每次 9g，每日 2 次，口服。适用于风热感冒、痄腮等。

②桑菊感冒片：每次 4～8 片，每日 2～3 次，口服。适用于风热感冒或温病初起，风热之邪外伤皮毛、内舍肺络者。

③感冒退热冲剂：每次 1～2 袋，每日 3 次，开水冲服。适用于风热感冒引起的高热不退，还用于热毒引起的疮疡、疖肿等。

④感冒冲剂：每次 1～2 袋，每日 3 次。用于风热型感冒发热、头痛咳嗽、咽喉肿痛。

（3）感冒外寒里热者

防风通圣丸：每次 6g，每日 2 次，口服。用于外寒内热，表里俱实，恶寒壮热、头痛、咽干、小便短赤、大便秘结、瘰病初起、风疹湿疮。

(4)暑湿感冒

①藿香正气软胶囊:每次 2～3 粒,每日 2 次,口服。用于外感风寒,内伤湿滞之头痛昏重、脘腹胀痛、呕吐泄泻。

②藿香正气水:每次 5～10ml,每日 2 次,口服。用于感冒、呕吐、泄泻、霍乱、中暑等。

(5)注射剂

①柴胡注射液:每次 2～4ml,每日 1～2 次,肌内注射。用于感冒、流行性感冒及疟疾的退热和解痛。

②板蓝根注射液:每次 2～4ml,每日 1～2 次,肌内注射。亦可每次 4ml 加入 5％葡萄糖注射液 250～500ml 中静脉滴注。用于风热感冒。

2.单验方

(1)治风寒感冒方:羌活、防风、紫苏各 10g,生姜 2 片,苍耳子 10g,水煎服,每日 1 剂。

(2)治风热感冒方

①野菊花、大青叶、鱼腥草、淡竹叶各 10g,水煎服,每日 1 剂。

②大青叶 20g,鸭跖草 15g,桔梗 6g,生甘草 6g,水煎服,每日 1 剂。

3.食疗方

(1)治风寒感冒方

①姜葱粥:糯米 60g,生姜 5g,连须葱白 5 茎。粥熟时,加入姜葱,再煮数沸,并加白糖少许。食后可出汗。

②葱白 7 根,豆豉 9g,鲜生姜 5g,陈皮 6g,煎后加红糖 30g 调服。

(2)治风热感冒方

①黄豆香菜汤:黄豆 20g,干香菜 3g,水煎服,连服 3 日。

②薄荷芦根饮:芦根 30g,薄荷 3～5g,水煎饮用。

(3)治暑湿感冒方

①荷叶粥:粳米 60g,鲜荷叶 1 张。以常法煮熟,加白糖适量,将荷叶盖于粥上,或将荷叶切碎,另用水煎,调入粥内,加白糖适量。

②二豆羹:豆腐 250g,淡豆豉 15g,葱白 15g,糖适量。先将豆腐切成小块,放入锅中略煮,后将淡豆豉加入,放水一大碗,煎取小半碗,再放入葱白,煎滚后取出,趁热内服,盖被取微汗,每日 1 剂。

(4)治时行感冒方

①绿豆饮:绿豆 50g,熬汤,加菊花 5g,煎服。

②冬瓜粥：粳米 30g，小块冬瓜适量与米同煮，粥熟即可食用。

（5）治气虚感冒方：党参 30g，茯苓 15g，生姜 6g，水煎去渣取汁，入粳米煮粥。

4.药物外敷及局部用药　风寒证用麝香壮骨膏、风热证用消炎止痛膏贴于大椎、肺俞穴。或用胡椒、丁香各 7 粒，碾碎，以葱白捣膏，涂于两手心，合掌握定，夹于大腿内侧，温覆取汗。

咽痛者，可外用双料喉风散、西瓜霜等。痰黏不化者，亦可采用超声雾化吸入法。

5.针灸和拔罐　风寒证者，选列缺、风门、风池、合谷，或取大椎、肺俞等穴拔火罐，或毫针浅刺用泻法。体虚者，平补平泻，并可灸。鼻塞加迎香穴，咳嗽加太渊穴，痰多加丰隆穴。

风热证者，取大椎、曲池、合谷、鱼际、外关等穴，毫针用泻法，咽痛可刺少商出血。

6.刮痧疗法　用边缘平滑的瓷汤匙蘸润滑油（花生油或麻油）刮颈背，颈自风池穴向下，骨从背脊两旁由上向下。刮时用力要均匀，不要太重，防止刮破皮肤，刮到出现紫色出血点为止。

【转归与预后】

风寒感冒，寒热不退，邪气可化热而见口干欲饮、痰转黄稠、咽痛等症状。反复感冒，引起正气耗散，可由实转虚，或在素体亏虚的基础上反复感邪，以致正气愈亏，而风邪易侵，均可导致本虚标实之证。

时行感冒发病快，病情开始即较重，易于入里化热，成为毒热炽盛之证，且可变生热陷心包、肝风内动等诸般变证。

感冒患者一般预后良好。但也不能认为感冒是小恙而忽视之，古人有"伤风不醒便成痨"之说。如感冒诱发其他宿疾而使病情恶化者，其预后又当别论。

【护理与调摄】

（一）生活调摄

病室应保持空气流通，但不可让患者直接吹风。温度与湿度适宜，不可太干燥。

高热患者以素流质饮食为宜，多吃新鲜水果，多饮水。热退第一天可进素半流食，两三天后改荤半流食，如瘦肉丝、鲜鱼汤；恢复期予以普食。严禁患者吸烟、饮酒，并忌食油腻、辛辣、燥热之品。

（二）辨证调护

对高热患者应每 4 小时测体温、脉搏、呼吸 1 次，热退后按常规测体温。病人平时应注意盖被,用药宜微汗为度,不可大汗。汗出较多要更换衣服,但勿受凉。注意观察汗出后体温、脉搏的变化,这对判断病情转归具有重要意义。一般不用水袋冷敷,以防遏邪。

【预防与康复】

(一)加强锻炼、增强体质

根据不同的年龄和体质状况,从事各种体育活动,如广播体操、太极拳、八段锦、跑步等,养成经常性参加户外活动的习惯。

(二)药物预防

对于气虚易感者,可服用防感健身片、玉屏风丸等;时行感冒流行期间,可用贯众 15g,板蓝根 30g,煎服,或贯众 9～15g,泡水代茶饮,连用 2～3 日;夏月暑湿当令,可服藿佩汤(藿香、佩兰各 5g)预防。

(三)慎避时邪

一年四季,特别是冬春季节,一定要注意起居有节,并避免与感冒患者接触。

第二节　咳嗽

咳嗽是由外感或内伤导致肺气宣发肃降失常而上逆的一种疾患。有声无痰者称为咳或干咳,有痰无声者谓之嗽,既有痰也有声者,称为咳嗽,临床上两者难以截然划分,故一般通称咳嗽。

【疾病诊断】

咳嗽本是一种保护性反射动作,能将呼吸道内异物或分泌物排出体外。长期反复咳嗽多为病理性,提示呼吸道有器质性病变存在。

1.**急性咽炎**　咳嗽常为刺激性干咳。咽部干、痒,灼热感,异物感,时咽痛,咽部分泌物多,稠厚,附于咽壁,常有"吭"、"咯"声,说话多时声音嘶哑。咽黏膜普遍充血,咽后壁血管扩张,淋巴滤泡增生。可伴有扁桃体肿大。常有咽侧索淋巴组织增生。

2.**急性喉炎**　哮吼样咳嗽,有时伴有高烧,常在夜间突然憋醒,伴有吸气时喉喘鸣,呼吸困难。喉镜检查:喉充血,声带肿胀,有黏液性分泌物,喉腔狭小。

3.**慢性咽炎**　刺激性干咳,咽喉干燥,声音嘶哑,尤其讲话过多、疲劳后明显。喉镜检查:喉黏膜充血,声带充血、增厚等。

4.**咽喉结核**　早期干咳或轻度声嘶,往往下午或晚上加重。咽颊苍白、水肿。后期持久性严重咳嗽,咽喉部位疼痛,吞咽痛,声嘶逐渐加重。活检可确诊。

5.急性支气管炎　先有鼻塞、流涕、咽痛、发热、恶寒等上感症状。开始干咳，伴胸骨下刺痒而闷痛，过1～2天后有痰，初为黏液，后为黏液脓性，可伴有血丝。胸部听诊呼吸音粗糙，并有干、湿性啰音。X线检查大多正常或肺纹理增粗。

6.慢性支气管炎　多发生于中、老年人。慢性咳嗽或咳痰，一年中持续3个月以上，连续出现两年以上。咳痰多为大量黏液泡沫痰。常有反复的下呼吸道继发性病毒或细菌感染。肺部听诊有散在性干性啰音或小、中湿啰音。X线检查可见肺纹理增粗及肺气肿征象。

7.百日咳　初期有急性上呼吸道感染症状（卡他期）。约1～2周后出现阵发性痉挛性咳嗽（痉咳期），伴以深长的鸡啼样吸气声，约经2～6周咳嗽逐渐缓解（减退期），有时也迁延日久难愈。

8.支气管扩张　反复咳嗽，病程较长。咳脓痰，继发感染时加重，痰液静置可分三层，上层为泡沫，中层为黏液，下层为脓块。咯血量一般由少而多，多呈鲜红色。听诊病变部位湿啰音，呼吸音减低，叩诊浊音。胸平片肺纹理增多、紊乱，或见环状或条状透明阴影。可作支气管碘油造影。

9.肺炎　包括细菌性、病毒性、肺炎支原体、立克次氏体引起的肺炎。咳嗽、咳铁锈色痰、脓痰、血痰或黄痰，或干咳少痰。高热恶寒或寒战，胸痛，呼吸急促，全身乏力。肺部听诊呼吸音可降低，干湿啰音，X线检查可帮助确诊。白细胞总数可增高。

10.肺结核　咳嗽，咳黏痰或脓痰，痰中带血，胸痛，呼吸困难或紫绀，伴发热，长期低热或潮热，盗汗，倦怠乏力，面颊潮红等。听诊往往在肺上部呼吸音减低、湿啰音。痰液中可找到结核杆菌。血沉增快，结核菌素试验阳性。肺部X线检查可确诊。

11.肺脓肿　咳嗽，咳痰，畏寒，高热，约一周后开始咳大量脓痰，痰液静置可分三层，上层泡沫，中层黏液，下层脓块。痰液腥臭，胸痛。肺部叩诊浊音，听诊呼吸音减低，多量湿啰音。化验白细胞计数及中性粒细胞数明显增高。X线检查可帮助确诊。

12.肺癌　咳嗽，干咳或咳少量黏液痰，痰中带血，胸部隐痛不适，气促，病人逐渐消瘦，乏力，低热而出现恶病质。锁骨上窝和腋下淋巴结可肿大。听诊局部可闻及哮鸣音或呼吸音降低。X线检查可协助诊断。必要时可做支气管镜、CT检查等。痰脱落细胞检查可确定肺癌细胞类型，故为重要诊断方法之一。

13.胸膜炎与胸腔积液　咳嗽胸部刺痛，深呼吸或咳嗽时疼痛加重。胸闷、气促。可伴有发热、畏寒等全身症状。患侧胸部饱满，呼吸音减弱，叩诊明显浊音。

X线检查可确诊。

其他疾病如尘肺、急性肺水肿、肺囊肿等，也可引起咳嗽。

【辨证治疗】

咳嗽辨证分外感和内伤两大类。外感咳嗽常见有风寒袭肺、风热犯肺和燥邪伤肺。内伤咳嗽分痰湿蕴肺、痰热壅肺、肝火犯肺、肺阴亏虚等。

1.风寒袭肺　咳嗽，咳痰稀薄色白，伴鼻塞、流清涕、喷嚏、恶寒、头痛，苔薄白，脉浮紧等风寒表证。治则：疏风散寒、宣肺止咳。杏苏散加减：苏叶、茯苓、杏仁、前胡、桔梗各10克，枳壳、陈皮、半夏各6克，生姜4片，大枣10枚，水煎服。简易方，枇杷叶、苏叶各10克，杏仁6克，水煎服。

素有慢性支气管炎病史，饮邪内伏，又外感风寒，咳嗽，胸闷气急，咳痰稀白量多，苔白滑，脉浮弦或滑，治用小青龙汤外散风寒，内化水饮。

2.风热犯肺　咳嗽频作，气粗或咳声沙哑，咽痒、干燥或疼痛，咳黏稠或黄稠痰，咳痰不爽。伴自汗、流黄涕、头痛、肢体酸楚、恶风、身热，苔薄黄，脉浮数等。治则：疏风清热，化痰止咳。桑菊饮加减：桑叶、连翘、芦根、菊花、薄荷各10克，桔梗12克，杏仁6克，甘草3克。水煎服。咽痛甚者，加射干、挂金灯等，痰多色黄者，加瓜蒌、川贝母等。

3.温燥伤肺．干咳，连声作呛，无痰或痰少而粘连成丝，不易咯出，或痰中带有血丝。喉痒，咽喉干痛；唇鼻干燥，初起可有发热恶寒之表证。舌红苔薄黄而干，脉浮数或细数。治则：疏风清热、润肺止咳。桑杏汤加减，桑叶、豆豉、沙参、浙贝母、山栀各10克，梨皮15克。水煎服。燥热明显者加麦冬、知母、生石膏。

4.凉燥袭肺　咳嗽，痰少或无痰，咽干唇燥，咽痒，头痛，恶寒，发热，无汗。舌苔薄白而干，脉浮紧。此为燥邪兼风寒之邪，治则：疏风散寒，润肺止咳。止嗽散加减：紫菀12克，百部、桔梗、白前、荆芥各10克，甘草3克，陈皮6克。水煎服。

外感咳嗽治以宣肺祛邪为主，"治上焦如羽"，药宜轻清。宣肺药用之不可太多，量不可太大，煎药时间不可过长。

5.痰湿蕴肺　咳嗽多痰，痰色白而质稀或粘滞，胸脘作闷，食纳不佳，四肢乏力。咳嗽日久，或反复发作，每于晨起或食后则咳甚痰多，或大便溏薄。舌苔白腻，脉象濡滑，此为脾虚而痰湿内生。治则：健脾燥湿，化痰止咳。二陈汤合三子养亲汤加减：半夏、苏子、莱菔子、陈皮各10克，茯苓15克，甘草、白芥子各6克。水煎服。痰多、胸闷明显加苍术、厚朴、薏苡仁、杏仁等，增强理气、燥湿、化痰之力。痰多质稀或粘白如冻，形寒肢冷，证属寒痰者，加干姜、细辛温肺化痰。久病脾虚，动则咳嗽，咳则汗出，四肢乏力者，加党参、白术、炙甘草益气健脾。

6.痰热壅肺　咳嗽气粗，痰多质黏稠或稠黄，咯吐不爽或带腥臭味，或吐血痰。胸胀可伴胸痛，口苦口干，舌红苔黄腻，脉滑数。临床多见于急性支气管炎、肺炎、肺脓肿等病人。治则：清热化痰、肃肺止咳。清金化痰汤加减：黄芩、知母各12克，瓜蒌仁、桔梗、桑皮各15克，川贝母、麦冬、山栀、橘红、茯苓各10克，甘草6克。水煎服。痰黄如脓腥臭者，加银花、薏苡仁各30克，鱼腥草、冬瓜子各15克；胸满咳喘、便秘者，加葶苈子15克，大黄10克。肺与大肠相表里，肺热多伴大肠有热，大便干结，通泄大肠则热有出路，事半功倍矣。

黄芩清热泻火，长于清泻肺热。桑白皮具有清肺消痰，降气平喘之功。二药配用清肺泻热之力明显增强。还可用矮地茶性寒，清热祛痰，止咳平喘。金荞麦清热解毒，清肺化痰，健脾消食。海蛤粉清肺化痰，软坚散结。

7.肝火犯肺　咳嗽气逆阵作，咳时连声，甚则咳吐鲜血或痰带血丝。咳时面赤，咽喉干燥，痰黏难咯，性急易怒，胸胁串痛。有的有明显情绪刺激病史。舌苔薄黄少津。脉弦数。此型常见于咽炎、支气管炎、间质性肺炎病人。治则：平肝降火，清肺止咳。加减泻白散合黛蛤散主之：地骨皮12克，青皮、桑白皮、人参、白茯苓、陈皮各10克，五味子、甘草各6克，粳米15克。水煎服。青黛1克（冲），海蛤粉1克，蒲黄1克（冲）。咳嗽频作、火热盛者加山栀、胆草等；咳血者，加白及、侧柏叶、仙鹤草等；咳久、咽燥口干伤津者，加沙参、麦冬、花粉等。

8.肺阴亏虚　干咳无痰，或痰少粘白难咯，或痰中带血，声音嘶哑，或伴五心烦热，潮热颧红、盗汗，日渐消瘦，舌红少苔，脉细数。此型多见于慢性咽炎、肺结核、肺炎恢复期等。治则：滋阴润肺，宁嗽止咳。百合固金汤加减：生地、玄参、浙贝母、熟地各10克，麦冬、百合各15克，杭芍、当归、桔梗各6克，甘草3克，水煎服。咳嗽甚者，加百部、紫菀、款冬花；痰中带血者，加白及、茜草、藕节；咳黄痰，粘腻不爽者，加海蛤粉；低烧、五心烦热、潮热、颧红者，加青蒿、鳖甲、胡黄连等；盗汗明显者，加乌梅、浮小麦等。

9.脾肺气虚　咳嗽日久，声低无力，气短神疲，食少纳呆，恶风，自汗易感冒，苔薄白，舌质淡，脉弱。此型多见于慢性支气管炎与肺部疾病，尤其肺气肿、肺心病病人。治则：补益脾肺，益气止咳。四君子汤合补肺汤治之。人参（另煎）、白术、黄芪、熟地、紫菀各10克，茯苓15克，甘草、五味子各6克，桑白皮12克，水煎服。

"咳不离乎肺"，咳嗽是肺气上逆的表现。引起肺气上逆的原因很多，外感咳嗽无非六淫邪气袭肺所致。内伤咳嗽多因肺脏本身有病或他脏有病累及肺脏。辨证咳嗽要注意咳嗽久暂、声音、发作时间，以及痰色、量、性质等。长期咳嗽，逐渐加重，要仔细检查，排除恶性肿瘤。

针刺治疗咳嗽，主穴有天突、丰隆、肺俞、大椎、合谷等。

第三节 哮喘

哮喘是指呼吸喘促,张口抬肩或喉间哮鸣的一种呼吸困难证候。哮以声响言,指呼吸迫促而喉间作声;喘以气息言,指呼吸困难而喘憋。哮必兼喘,故又常称哮喘;喘未必兼哮。现一般将其分为两种病证,因两者发病与辨证治疗有共同之处,此作为一个症状合并论之。

【疾病诊断】

哮与喘是呼吸困难之典型证候。西医将呼吸困难常分为肺源性、心源性、中毒性、血源性和神经精神性等。

1.支气管哮喘 病者有反复的哮喘发作史,发作常有较明显的季节性。发作时病者感到胸闷、呼吸困难,伴有双肺哮鸣音与发绀。病者常被迫采取端坐体位,出大量冷汗。发作期短者仅数分钟,长者达数小时,甚至数天或更久。呼吸困难明显。发作停止后常无症状。发作时应用支气管解痉药可使症状缓解。此病即中医所讲的典型哮喘,又称哮病,也称哮吼或齁喘。

2.哮喘性支气管炎 又称急性细支气管炎或急性痉挛性支气管炎。多见于小儿。一般先有鼻塞、流涕、咽痛、发热、恶寒等上呼吸道感染症状。咳嗽,开始为干咳,后为黏液带痰,可伴有血丝。胸部听诊可闻及干湿啰音,X线检查大多正常或肺纹理增粗。血象中性粒细胞可增高。

3.阻塞性肺气肿 多发生于中年以上,有支气管哮喘或慢性支气管炎等病史。以呼吸气短为主症。轻者仅活动或劳动后气短,重者平静时亦表现气短而喘息。检查:病者肋间隙增宽,或呈桶状胸,呼吸音减弱,心尖搏动位置内移。肝浊音界下移。肺功能检查及X线检查可协助诊断。

4.慢性支气管炎慢性咳嗽、咳痰数年不愈 每于寒冷季节加重,咳大量黏液泡沫痰,以每天清晨和傍晚为甚。常有反复的呼吸道感染,部分病人伴咳喘。听诊两肺可闻及湿性啰音和哮鸣音。多伴有肺气肿体征,胸透肺纹理增多或肺气肿征。肺功能测验支气管阻力增加。

5.胸腔积液 包括感染性胸腔积液、肿瘤性以及其他原因引起的胸腔积液。以结核性渗出性胸膜炎较多见。咳嗽、胸痛、胸闷气促而喘。伴发热、畏寒等全身症状。患侧胸廓饱满,呼吸音减弱或消失,叩诊明显浊音。胸部X线检查可帮助确诊。中医诊断属悬饮,证属饮邪阻滞于胸膈。

6.急性喉炎 多发生于小儿,发热,哮吼样咳嗽,声音嘶哑,表现吸气性呼吸困难,吸气时胸骨上窝、肋间隙、肋下及剑突下凹陷。呼吸困难常呈昼轻夜重。喉镜检查无灰白色假膜。如发现有白色假膜,应与白喉鉴别。

7.心源性哮喘　常称心源性呼吸困难。最多见于充血性心力衰竭,分左心衰竭、右心衰竭和全心衰竭。引起心力衰竭的主要原因有高血压心脏病、二尖瓣狭窄或二尖瓣关闭不全、冠状动脉硬化性心脏病、心肌梗死、心肌病等。临床特点:①病者有重症心脏病存在;②呈混合性呼吸困难,坐位或立位减轻,卧位时加重;③肺底部出现中、小湿啰音;④X线检查心影有异常改变,肺门及其附近充血,或兼有肺水肿征。

8.神经精神性喘息　神经官能症病人可有呼吸困难发作,其特点是呼吸频速而表浅,往往因换气过度而发生胸痛,伴有其他神经系统紊乱的症状。根据病史,并排除器质性病变所致的呼吸困难而诊断。

除以上常见病证外,纵膈病呼吸肌功能障碍、中毒性及血源性疾病等,也可引起哮喘、呼吸困难。

【辨证治疗】

哮证辨证分发作期和缓解期,喘证辨证分实喘和虚喘。哮证发作期与实喘治疗均以祛邪为主;哮证缓解期与虚喘治疗均以补虚为主;两者辨证和治疗大致相同,故归纳为以下证型。

1.风寒袭肺　呼吸急促,喉中哮鸣有声,或喘咳气急,胸部胀闷,痰少而稀薄色白或咯吐不爽,伴见恶寒,天冷或受寒易发,舌苔白滑,脉浮紧或弦紧。治则:宣肺散寒,化痰平喘。射干麻黄汤加减:射干、半夏、紫菀、款冬花、炙麻黄、干姜各10克,细辛、甘草各3克,五味子6克。水煎服。喘咳喉中痰鸣,咳痰量多稀薄色白,恶寒,此为表寒里饮,可用小青龙汤:麻黄、桂枝、干姜、半夏、五味子、白芍各10克,细辛3克,甘草6克。水煎服。

哮证严重,持续发作或发作频繁者,可服用紫金丹以劫痰定喘。砒石4.5克(研粉),豆豉45克,以豉膏和砒,混与为丸,麻子大,每服15丸(不超过150毫克),临卧冷茶服下,忌饮酒,连服5～7日。服药期间应密切观察有无反应。如需续服,宜停药数日后再用。

2.表寒里热　喘逆上气,胸胀满或疼痛,呼吸气粗,鼻翼煽动,咳而不爽,吐痰稠黏,伴有形寒,身热,烦闷,身痛,口渴,苔薄白或黄,质红,脉浮数(滑)。治则:宣肺泄热平喘。麻杏石甘汤加味:炙麻黄、杏仁各10克,生石膏30克,甘草6克。可加黄芩、瓜蒌、桑白皮、射干各10克。水煎服。

3.痰热壅肺　喘咳气涌,或喉中痰鸣如吼,胸高胁胀或胸胁疼痛,咳呛阵作,咳痰色黄或白黏难咳,或夹血丝,伴胸中烦热,身热。汗出面赤,口渴喜冷饮,口苦咽干,尿赤,大便干,苔黄或黄腻,脉滑数或弦滑。治则:清泄肺热,化痰定喘。定喘汤或桑白皮汤加减。炙麻黄、桑白皮、杏仁、白果、半夏各10克,款冬花15克,苏子、黄芩各12克,甘草6克。水煎服。桑白皮汤:桑白皮15克,黄芩、黄连、栀子、川贝母、半夏、杏仁各10克,苏子12克。水煎服。

4.痰浊阻肺　哮喘而胸满窒闷,甚则胸部盈满仰息而不得卧,咳嗽痰多黏滞色白,咯吐不利,兼胸中满闷,呕恶,纳呆,舌苔白腻而厚,脉滑。治则:化痰降气,宣肺平喘。二陈汤合三子养亲汤加减:半夏、苏子、陈皮各10克,甘草3克,白芥子6克,茯苓、莱菔子各15克。水煎服。可加苍术、厚朴各10克,加强理脾行气之功。

5.肺气郁滞　哮喘而胸部胀满,气憋胸痛;咽中如窒,每遇情志刺激而诱发。发作突然,喉中少痰,或失眠,心悸,苔薄,脉弦。治则:宣降肺气,开郁平喘。苏子降气汤加减:苏子、半夏、厚朴各10克,前胡12克,当归6克,肉桂、甘草各3克。水煎服。伴有大便干结者,可加大黄、枳壳各10克。

6.肺气亏虚　喘促短气,气怯声低,咳声低弱,咳痰稀薄,自汗畏风,动则气喘。偏虚寒者,兼有形寒肢冷,咳痰量多,泡沫痰。舌淡苔薄白,脉沉细或弦。治则:益气助阳,补肺平喘。补肺汤加味:党参、黄芪各15克,熟地、五味子各10克,紫菀、桑白皮各12克。加钟乳石、肉桂、干姜各10克。水煎服。偏虚热者,伴发热口干、呛咳少痰或痰黏难咯,咽喉干燥不适,面色潮红,舌红少苔或舌淡红苔剥,脉细弱或细数。治则:益气养阴,补肺平喘。补肺汤加沙参、麦冬、玉竹、百合各10克。

7.脾气虚衰　喘憋气短乏力,平素食少脘痞,大便不实,或食油腻易于腹泻。倦怠,往往因饮食不当而诱发。舌淡苔薄或白滑,脉细弱。治则:健脾益气,化痰平喘。六君子汤加减:党参20克,白术10克,茯苓15克,甘草6克,陈皮、白术、半夏各10克。加干姜、五味子各10克,细辛3克。水煎服。

8.肾气虚衰　哮喘短气,动则加重,形体消瘦。偏虚寒者,喘促日久,汗出肢冷,腰膝酸软,夜尿频而清长,面浮,胫肿,痰多清稀。舌淡苔白,脉沉细或弦而无力。治则:温肾纳气平喘。金匮肾气丸合人参蛤蚧散加减:茯苓15克,熟地、山萸肉、山药、泽泻、丹皮、附子、肉桂各10克。党参15克,杏仁、川贝母、桑白皮、知母各10克,蛤蚧一对为末,前13味水煎,蛤蚧散3克冲服。偏虚热者,喘促气短,口干,心烦,手足心热,面赤,潮热,盗汗,舌红少苔,脉细数。治则:滋肾填精,纳气平喘。七味都气丸合生脉散加减:熟地、山药、山萸肉、麦冬、五味子、丹皮、泽泻各10克,茯苓、党参各15克。水煎服。

9.心肾阳衰,水饮内停　喘咳日久,咳痰量多,气急,胸闷,心悸,肢体颜面浮肿,小便量少。舌淡苔腻,脉沉细。治则:温阳利水平喘。真武汤加味:茯苓 30 克,白术 12 克,杭芍 10 克,生姜 6 克,熟附子 15 克。加人参(另煎)、桂枝、防己各 10 克,黄芪、葶苈子各 15 克。水煎服。如口唇紫绀,颜面晦滞,爪甲、舌质青紫者,属心阳不振,血脉瘀阻,酌加丹参、川芎各 15 克,红花、桃仁各 10 克等。

哮喘发作时多实证,治疗以祛邪平喘为主,除辨证寒热给予适当药物外,要重视应用解除支气管痉挛平喘的药物,如麻黄、射干、地龙等。麻黄有增加心率、升高血压的副作用,个别人服后有心慌、心烦等不适感,因此处方时应询问病人此前是否服用过麻黄,未服用过应从小量开始应用。此外还可用针刺法,可选大椎、身柱、风门、肺俞、膻中、曲池、合谷等穴。哮证间歇期或喘证慢性发作时多虚证。治疗以扶正固本为主,佐以宣肺平喘。除补益肺、脾、肾、心四脏外,还可用灸法、穴位埋线、贴敷法等。

艾灸常用穴位有肺俞、膻中、天突、气海、关元等穴。

穴位埋线,选定喘、大椎、肺俞等穴埋植羊肠线,每 20～30 天一次,连续数次。

贴敷法可用三建膏(天雄、川乌、附子、桂心、官桂、桂枝、细辛、川椒、干姜等分,麻油膏加黄丹收膏,贴肺俞穴,5 日一换)外敷,治疗顽固性哮证。还可用白芥子涂法:白芥子、元胡各 30 克,甘遂、细辛各 15 克,麝香 1.5 克,研末杵匀,姜汁调涂肺俞、膏肓、百劳等穴,约 1～2 小时去之,夏季三伏天,每伏一次,冬病夏治。如在冬天,可先在各穴位上拔罐后贴敷。

第四节　肺痨

【定义】

肺痨多因体质虚弱,气血不足,痨虫侵肺所致,以咳嗽、咯血、潮热、盗汗、消瘦等症为其临床特征,为有传染性的慢性消耗性疾病。

【范围】

西医学中肺结核病及肺外结核与本病表现相同者,可参照本节辨证论治。

【病因病机】

(一)病因

1.感染痨虫　痨虫传染是形成本病的唯一外因,因直接接触本病患者,痨虫侵入人体而成病。痨虫致病具有以下特点:

(1)具有传染性:如问病、吊丧、看护等,亲属与患者朝夕相处,都是导致感染的条件,可因直接接触传染致病。

（2）病程较长，渐耗肺阴，"发病后积年累月，渐就顿滞，以致于死"。

2.正气虚弱

（1）禀赋不足：由于先天素质不强，小儿发育未充，痨虫入侵致病。

（2）酒色过度：饮酒入房，重伤脾肾，耗损精血，正虚受损，痨虫入侵。

（3）忧思劳倦：情志不遂，忧思伤脾，劳倦过度，脾虚肺弱，痨虫入侵。

（4）病后失调：如大病或久病（如麻疹、哮喘等病）后失于调治，外感咳嗽，经久不愈，胎产之后失于调养等，正虚受病。

（5）生活贫困：贫贱窘迫，营养不良，体虚不能抗邪，痨虫入侵。

上述病因，均能导致气血不足，正气虚弱，成为痨虫入侵和发病的根本原因，亦是病情发作或恶化的诱因。

（二）病机

1.发病　感染痨虫与正气不足互为因果，外因感染是重要的致病条件，内因正虚是发病的关键。因正气旺盛，感染后不一定发病，正气虚弱则感染后易于发病，而病情之轻重亦往往取决于内在正气之强弱。

2.病位　本病病位在肺，病变可影响整体，传及脾肾等脏。肺生气，司呼吸，吸入天之清气，呼出体内浊气，职司卫外，若肺气虚弱，卫外不强，痨虫由口鼻入侵，则首先侵蚀肺体，而致发病，出现干咳、痰中带血、咳呛声哑等肺系症状。由于脏腑之间关系密切，肺病日久可进一步影响到其他脏器，终致肺脾同病，伴见疲乏、食少、便溏等脾虚症状，或肺肾两虚，伴见骨蒸、潮热、男子失精、女子月经不调等肾虚症状，或肝火偏旺，见性急善怒、胁肋掣痛等症，甚或肺虚不能佐心治节血脉之运行，而致气虚血瘀，出现气短、喘急、心慌、唇紫、浮肿、肢冷等症。

3.病性　阴虚火旺为主。由于病情有轻重不同，病变发展阶段不同，涉及脏器不一，因此病理性质也有差异。一般说来，初起肺体受损，肺阴亏耗，肺失滋润，故见肺阴亏损之候，继则肺肾同病，兼及心肝，而致阴虚火旺，或因肺脾同病，导致气阴两伤，后期肺脾肾三脏皆亏，阴损及阳，则见阴阳两虚的严重局面。

4.病势　总的趋势是由上及下，始于阴虚，进而阴虚火旺，或气阴两虚，甚则阴损及阳，致阴阳两亏，气血俱虚。

5.病机转化　由于脏腑之间有相互资生、相互制约的关系，因此，在病理情况下，肺脏局部病变，也必然会影响到其他脏器和整体。

（1）母病及子：肺肾相生，肾为肺之子，肺虚则肾失滋生之源，在肺阴亏损的基础上出现肾亏之证。

（2）子盗母气：脾为肺之母，"脾气散精，上归于肺"，肺虚子盗母气则脾亦虚，脾虚不能化生水谷精微,上输以养肺,则肺亦虚,终致肺脾同病,土不生金,肺阴虚与脾气虚两候同时出现。

（3）阴阳气血相互影响:肺喜润而恶燥,痨虫犯肺,阴分先伤,故首见阴虚肺燥之证,阴虚生内热,则为阴虚火旺;或阴伤气耗,则气阴两伤,或阴损及阳而致阴阳两虚。若肺虚不能佐心治节血脉之运行,而致气虚血瘀,则出现瘀血痹阻之候。

【诊断与鉴别诊断】

（一）诊断依据

1.具有潮热、盗汗、咳嗽、咯血、倦怠乏力、身体逐渐消瘦为特征的临床表现。上述诸症可间作,也可相继发生或兼见并存。

2.有与肺痨患者密切接触史。

3.理化检查

结核菌素皮肤试验:对接种卡介苗者,阳性的意义不大;但对未接种卡介苗者,阳性则提示已受结核菌感染或体内有活动性结核病;当呈现强阳性时表示机体处于过敏状态,发病几率高,可作为临床诊断结核病的参考指征。

直接涂片:镜检抗酸杆菌阳性 2 次;或阳性 1 次,且胸片显示活动性肺结核病变;或阳性 1 次加结核分枝杆菌培养阳性 1 次。

4.胸部 X 片显示云絮状、云雾状或斑片点状阴影。

（二）鉴别诊断

1.虚劳　肺痨是一种慢性传染性疾病,虚劳病缘于内伤亏损,是多种慢性疾病虚损证候的总称;肺痨病位在肺,不同于虚劳的五脏并重,以肾为主;肺痨的病机主为阴虚,不同于虚劳的阴阳俱虚,可资鉴别。但肺痨晚期发展到"大骨枯槁,大肉陷下"的虚损重症时,又可归属于虚劳的范围。

2.肺痿　肺痨与肺痿有一定的联系和区别。两者病位均在肺,但肺痿是多种慢性肺部疾患后期的转归,如肺痈、肺痨、咳嗽日久,若导致肺叶痿弱不用,俱可成痿。故肺痨的晚期,如出现干咳,咳吐涎沫等症者,即转属肺痿之候。

3.肺痈　肺痈发病急骤,多有高热、恶寒、咳嗽、胸痛等症状,并咯吐大量腥臭的黄绿色脓痰,或痰中带脓血。其病理性质为热毒,与肺痨之慢性衰弱性阴虚病变,不难区别。

4.肺胀　肺胀多由久咳、哮喘等病症日久不愈,出现胸中胀满、痰涎壅盛、上气咳喘、动则尤甚、面色晦暗、唇舌发绀、颜面四肢浮肿等症状;肺痨则以阴虚为主,出现咳嗽、咳血、潮热、盗汗、颧红等症状。

5.肺热喘咳　肺热喘咳起病较急,多见高热寒战,胸痛咳嗽,咯吐铁锈色痰,鼻翼扇动,呼吸困难,病程短,系风热邪毒为患;肺痨病程长,系阴虚病变为主的慢性虚弱性疾患。必要时结合 X 线摄片和痰液涂片等检查,鉴别不难。

【辨证论治】

(一)辨证要点

1.详察主症特点　咳嗽、咯血、潮热、盗汗、胸痛、消瘦是肺痨的主要症状,其特点分别叙述如下。

咳嗽:阴虚者,干咳痰少,咳声轻微短促;气虚者,咳而气短声低,痰清稀。

咯血:多为痰中带血,少数为血痰,亦有大量咯血者。血色鲜红,常夹泡沫痰。小咯血往往是大咯血的先兆,应当警惕。

潮热:多为低热,有时但觉手心灼热。发热每在午后开始,暮夜为盛,晨起热退。热势的增减,提示阴津耗损与来复,是病情恶化与好转的征象。

盗汗:本病盗汗乃虚热蒸逼,津液外泄所致,因此观察盗汗的多少、有无,可测病势进退之机。

胸痛:常有胸部不适或隐痛,其胸痛产生之原因,多为肺阴不足,痰瘀阻滞,络脉失和之故,或因久咳伤络所致。

消瘦:其消瘦往往是逐步发展,不似急性热病之迅速,一般为四肢先行瘦削,渐见颈部纤细,两颧高突,肋骨暴露,精神萎靡。

2.分析病变部位　肺痨病位主要在肺,在病变过程中可累及脾、肾、心、肝等脏。表现为咳嗽,痰中带血,口干咽燥,病位在肺;伴有气短乏力,食少便溏,病位在肺脾;伴有潮热盗汗,五心烦热,病位在肺肾;伴有性情急躁易怒,胸胁掣痛,梦遗失精,病位在肺肝;伴有面浮肢肿,五更泄泻,心悸气短,则病位在肺脾心肾。

3.确定病性　肺痨病理性质以本虚为主,亦可见标实。本虚为阴虚为主,可兼气虚、阳虚;标实为痰浊、瘀血。干咳,口干咽燥,骨蒸盗汗,手足心热,舌红少苔,病性属阴虚;咳而气短,热不著,恶风自汗,神疲乏力,活动时诸症加剧,舌淡脉虚乏力,属气虚;面色㿠白,唇舌色淡,肢冷便溏,五更泄泻,阳痿精冷,属阳虚;咳喘胸闷,咳声不扬,痰色黄或白,舌苔白腻或黄腻,脉滑,属痰浊;胸痛如针刺,咯血色紫黯,面色黧黑,肌肤甲错,舌质紫黯或见瘀斑,则属瘀血。

(二)治疗原则

本病总以正气亏损,痨虫入侵,肺阴耗伤所致,故治疗可遵循《医学正传·劳极》提出的"一则杀其虫,以绝其根本;一则补其虚,以复其真元"两大原则。杀虫是针对病因的治疗,补其虚以复其真元,以提高抗病能力。但补虚培元还要根据受损脏器的不同及病性的差异而恰当辨证治疗。早期以痨虫肆虐蚀肺,肺损阴亏为主,当执滋阴润肺治痨法。中期若肺损及肾,水亏火旺,当执滋阴降火治痨法;若阴伤气耗,肺脾同病,当执益气养阴治痨法。后期久延病重,阴阳两虚,肺脾肾同损,当执滋阴补阳培本法。

(三)分证论治

1.肺阴亏损证

症舌脉:干咳,痰少黏白,或带血丝,咳声短促,胸部隐痛,手足心热,口干咽燥,舌质红,苔薄,脉细数。

病机分析:多因禀赋薄弱,调摄失宜,久病或病后失调,致邪热燥气犯肺,损耗肺阴,痨虫乘虚伤人,使肺阴更伤,肺失滋润,而致干咳,或痰少黏白,咳声短促,胸部隐痛;阴虚内热,故见午后手足心热;久咳或内热损伤肺络,故有时痰中带血;燥热伤肺,津液被灼而口燥咽干;舌红,苔薄,脉细数,均为肺阴不足之象。

治法:滋阴润肺,杀虫止咳。

方药运用:

(1)常用方:月华丸加减。药用生地黄、熟地黄、天冬、麦冬、沙参、百部、獭肝、川贝母、三七、白及、茯苓、山药。

方中以生地、熟地、天冬、麦冬、沙参滋阴清热润肺;百部、獭肝、贝母杀虫润肺止咳;三七、白及以止血;茯苓、山药以资脾胃化源,生津保肺。全方标本同治,共奏滋阴润肺、杀虫清热、镇咳、止血之功。

(2)加减:咳嗽甚者,加杏仁、瓜蒌止咳化痰;胸痛明显者,加郁金行气止痛;咯血者,加仙鹤草、白茅根止血;骨蒸潮热者,加银柴胡、功劳叶、白薇清热除蒸。

(3)临证参考:月华丸寓有培土生金作用,且长于止血和络及杀虫。正如唐容川《血证论·痨瘵》所云,其"义取补虚,而去瘀杀虫兼施,其治乃万全之策"。但需要一提的是,用药时须照顾肺清肃润降的生理特点,以凉润轻宣微苦之品为安,轻宣润降,巧拨宣肃之灵机,切不可浪进辛温燥品,以免劫伤气阴。

2.阴虚火旺证

症舌脉:咳呛气急,咯血,痰少黏白或黄,口干咽燥,午后颧红,潮热,骨蒸,盗汗,舌红或绛,苔薄黄或剥,脉弦细数。

病机分析:此多因肺痨日久,肺之阴虚不复,久而及肾,致肺肾同病,或为青壮之年,纵情恣欲,耗精伤血,而成阴虚火旺之证。肺肾阴伤,虚火上炎,灼津为痰,故咳呛气息,痰少黏白或黄;虚火灼伤血络,则咯血;水亏火旺,则见午后颧红,口咽干燥,潮热骨蒸;阴虚火旺,迫津外泄而盗汗;舌红或绛,苔薄黄或剥,脉弦细数,均为阴虚火旺之象。

治法:滋阴降火,补肺益肾。

方药运用:

(1)常用方:百合固金汤加减。药用生地黄、熟地黄、麦冬、百合、玄参、龟甲、鳖甲、知母、胡黄连、银柴胡、白及、三七。

方中以二地为君,重在滋补肾水,亦能润泽肺阴,生地兼能凉血止血,且滋阴以降火;配百合润肺止咳,麦冬滋肺清热,玄参滋补肺肾之阴,又凉血而降虚火,龟甲、鳖甲、知母养阴清热,胡黄连、银柴胡清热除蒸,白及、三七活血止血。全方合力,使肺肾得滋,阴血得养,虚火降,咳痰止,而诸症自愈。

(2)加减:咳嗽痰黄量多者,加瓜蒌、鱼腥草、黄芩;便秘腹胀者,加大黄、麻仁润肠通便;盗汗明显者,加乌梅、龙骨、牡蛎收敛止汗;咯血量多者,加白茅根、仙鹤草、紫珠草止血。

(3)临证参考:肺肾阴虚,可因肺虚不能制肝和肾虚不能养肝而使肝火偏旺,同时肺虚心火客乘,肾虚水不济火,而使心火上炎。因此,治疗时在滋阴降火、补肺益肾的同时,佐以潜降安神之品,如生龙骨、牡蛎、白芍等。若以骨蒸潮热盗汗为主症者,宜用秦艽鳖甲散。若虚火刑金伤肺络,咯血不止者,可合用十灰散加强止血作用。

3.气阴两虚证

症舌脉:咳嗽无力,气短声低,咯痰清稀,偶有咯血,神疲乏力,自汗盗汗,或食少腹胀便溏,舌质红嫩,苔薄,脉弱而数。

病机分析:肺主气,喜润恶燥,若痨虫侵蚀于肺,先伤肺阴,再耗肺气,气阴亏耗,清肃之令不行,则肺气上逆而咳。肺气虚故咳嗽无力,气短声低,神疲乏力;咳久损伤肺络,故偶有咯血;气虚卫外不固而自汗;阴虚火旺迫津外泄则盗汗;肺虚及脾,子盗母气,则肺脾同病,脾失运化而聚湿生痰,故咯痰清稀;脾气虚,运化无力,则食少腹胀便溏;舌质嫩,苔薄,脉弱而数均为气阴两虚之象。

治法:益气养阴,润肺止咳。

方药运用:

(1)常用方:保真汤加减。药用人参、白术、茯苓、生甘草、炙黄芪、五味子、生地黄、熟地黄、天门冬、麦门冬、生白芍、地骨皮、莲子心、百部、白及、当归。

方中人参、白术、茯苓、五味子、生甘草、炙黄芪补益肺脾之气;生地、熟地、天冬、麦冬养阴润肺;白芍、当归滋阴养血;莲子心清心除烦;地骨皮退虚热;百部、白及补肺杀虫。

(2)加减:阴伤明显,潮热骨蒸者,加银柴胡、龟甲、鳖甲滋阴退热;咳嗽剧,痰多色白者,加紫菀、款冬花止咳化痰;气虚明显,汗出较多者,加浮小麦、牡蛎收敛止汗;夹有湿盛症状,配半夏、陈皮燥湿化痰;咯血较著者,加山萸肉、仙鹤草、三七等合补气药以摄血;脾虚,便溏食少,腹胀明显者,加谷芽、鸡内金、橘白等甘淡健脾,忌用地黄、阿胶、麦冬等滋腻药。

(3)临证参考:保真汤长于补气益阴清热,主治三阴交亏,气阴两伤之形疲体倦、咳而短气、劳热骨蒸等。若气阴两虚,干咳,咽燥咯血,肌肉消瘦,且肺病及脾,子盗母气,肺脾两虚,食少腹胀,便溏,面浮神倦,咳而气短,痰多清稀者,可选参苓白术散健脾益气,培土生金。对脾阳虚,土不生金的肺痨,治以补脾益气,可用补中益气汤加减。对胃阴虚,虚火灼金的肺痨,当滋阴养胃,壮水制火,可选益胃汤、沙参麦冬汤等。对于脾虚生湿者,又当根据寒热之不同,分别予以清热利湿,温化寒湿之品。

4.阴阳两虚证

症舌脉:咳逆喘息,痰呈泡沫状或夹血,形寒自汗,声嘶音哑,形体消瘦,或有浮肿、腹泻等症,舌质淡而少津,苔光剥,脉微数或虚数无力。

病机分析:此型多为肺痨经久不愈,阴损及阳而致,多属本病的后期危证。肺虚气逆,则咳逆喘息,痰呈泡沫状;肺络受损,则痰中带血;脾肾阳虚,则形寒自汗,或有浮肿、腹泻等症;肺肾阴虚,声道失润,故形体消瘦,声音嘶哑;舌质淡而少津,苔光剥,脉微数或虚数无力,均为阴阳两虚之象。

治法:滋阴补阳,培元固本。

方药运用:

(1)常用方:补天大造丸加减。药用人参、黄芪、白术、山药、茯苓、当归、白芍药、熟地黄、枸杞子、紫河车、龟甲、鹿角、远志、酸枣仁。

方中人参、黄芪、白术、山药、茯苓补脾肺之气;当归、白芍、熟地、枸杞子培育阴精;紫河车、龟甲、鹿角阴阳并补,厚味填精;远志、酸枣仁宁心安神。

(2)加减:肾虚气逆喘息,配冬虫夏草、诃子、钟乳石摄纳肾气;阴虚偏重者,加麦冬、五味子滋阴补肾;心悸气短者,加紫石英、丹参镇心安神;浮肿者,加猪苓、茯苓、车前子利水渗湿;五更泄泻者,加肉豆蔻、补骨脂温肾暖脾;身体大肉尽脱者,加阿胶、猪脊髓填精补血。

(3)临证参考:本证属肺痨后期,正气耗竭.阴阳并亏,因此处方用药应掌握以下几点:一是本着"有胃气则生,无胃气则死"的原则,注意患者的食纳情况,分别采取平补或峻补法。若杳不思食,再用滋补峻剂,不仅无效,反增痞满呕恶,即使胃纳尚好,进补剂时,亦应佐以健运脾胃之品,如砂仁、陈皮、焦谷芽、焦麦芽等。二是补剂既要持平，又要有所侧重。如阴虚为主者，补阳药宜减，以防虚火上浮；阳气偏虚者，滋阴药应减，以免阳气虚陷而洞泄。三是不能忘记祛邪，同时抗痨杀虫。

5.瘀血痹阻证

症舌脉：咳嗽咯血不止，血色暗而有块，胸痛如刺，午后或夜间发热，肌肤甲错，面色黧黑，身体消瘦，舌质黯或有瘀斑，脉涩。

病机分析：此证多因忧郁伤肝，肝气郁滞，气滞则血行滞涩，或因伤湿、暴饮、房事不节，劳役过度等原因，导致营卫失和，气机阻滞，经络阻塞，瘀血内停，复感痨虫而发。瘀阻肺络，可见咳嗽咯血不止，血色暗而有块，胸痛如刺；瘀积化热，耗伤阴津，故见午后或夜间发热；血瘀内阻，新血不生，无以荣于肌肤，故肌肤甲错，面色黧黑，身体羸瘦；舌质黯或有瘀斑，脉涩，皆为瘀血痹阻之象。

治法：活血祛瘀生新。

方药运用：

（1）常用方：大黄䗪虫丸加减。药用大黄、䗪虫、桃仁、丹参、生地黄、白芍药、杏仁、黄芩、百部、生甘草。

方中大黄、䗪虫攻下瘀血，以通其血脉，大黄并能凉血泄热，共为君药；桃仁、丹参助君药活血祛瘀，通络行血为臣；生地黄、白芍药滋阴养血，杏仁开宣肺气，通利气机，黄芩配大黄、生地清瘀热，百部止咳杀虫共为佐药；甘草和中补虚，使祛瘀而不伤气，并调和药性为使药。

（2）加减：咯血不止，色黯有块者，加三七、郁金、花蕊石化瘀止血；午后低热，盗汗者，加秦皮、地骨皮、银柴胡退虚热；胸痛明显者，加丝瓜络、郁金、延胡索理气止痛；口燥咽干者，加沙参、麦冬养阴润燥。

（3）临证参考：肺痨由瘀血致虚，或虚而兼瘀血之证者亦每有所见，临证时当辨其有无瘀血。若属因瘀血致虚者，当活血祛瘀以生新；若属虚而兼有瘀血者，当先祛其瘀，后补其虚，或用攻补兼施之法。

（四）其他疗法

1.中成药

（1）养阴清肺糖浆：每次20ml，每日2次。适用于阴虚肺燥，咽喉干痛，干咳少痰，或痰中带血。

（2）阿胶：每次3～9g。每日2次，口服。适用于阴血不足，肺燥咳嗽、咯血等症。

2.单验方

（1）白及散：白及、百部、牡蛎、炮穿山甲等分研粉，如病灶有活动，百部加倍，每服3～5g，每日2～3次。

（2）羊胆，烘干，研粉装胶囊，每服 1 粒，每日 3 次。

（3）宁肺散：百部、白及、三七。上药等量研末，每服 1.5g，1 日 2～3 次。具止咳止血功效。

（4）大蒜对于肺痨颇有效验，内服外用均可，或每次以 30g 佐餐，每日 3 次，或以鲜大蒜泥，置纱布上贴双涌泉穴 20～30 分钟，局部疼痛时取下。

（5）野百合、款冬花各 90g，蜂蜜 300g，共煎成膏，分为 40 次量。每日 3 次，开水送服。

3.外治法

（1）净灵脂、白芥子各 15g，生甘草 6g，研末，大蒜泥 15g 同捣匀，入醋少量，摊纱布上，敷颈椎至腰椎夹脊旁开 1 寸半，约 1～2 小时皮肤灼热感去之。每 7 日 1 次（《理瀹骈文》，原方有白鸽黄粪 15g，麝香 0.3g）。

（2）五倍子、飞辰砂敷脐治疗肺痨盗汗：取五倍子粉 2～3g，飞辰砂 1～15g，加水成糊状，涂在塑料薄膜上敷于脐窝，用胶布固定，24 小时为 1 次。

4.针灸

（1）体针：选太渊、肺俞、膏肓、足三里、三阴交、太溪等主穴。肺阴亏损配照海；阴虚火旺配合谷、行间；气阴两虚配脾俞、胃俞、气海；潮热配尺泽、鱼际；盗汗配阴郄；咯血配孔最；遗精配志室；经闭配血海。毫针刺，用补法。

（2）耳针：选肺区敏感点。脾、肾、内分泌、神门等，可用毫针轻刺激，留针 15～30 分钟，隔日 1 次，10 次为 1 疗程。

（3）穴位注射：结核穴、中府、肺俞、大椎、膏肓、曲池、足三里等穴，选维生素 B_1 注射液 100mg 或链霉素 0.2g，每次选择 2～3 穴，轮流使用。

【转归与预后】

肺痨的转归与预后，主要取决于正气的盛衰。正气较强，加以合理的治疗与适当的调养可逐渐恢复正常，正邪相持不下，病势起伏，形成慢性迁延；若正气大亏，病邪迅速向肺以外传变，形成新的病变；同时由肺之虚而逐渐损及脾肾心肝，形成五脏亏损。总之，增强患者体质，早期诊断，早期治疗，阻止病情恶化，是预后好坏的关键。

【护理与调摄】

（一）生活调摄

1.休息　注意适当休息，动静结合。咯血、潮热、盗汗等症状严重者，应卧床休息，好转后可适当活动，如做体操或散步等。

2.饮食　应增加富有营养的食物，如牛肉、羊肉、甲鱼、豆浆、水果等；宜食补肺润燥生津之品，忌辛辣刺激动火劫液之品。

3.调情志　注意病人的思想和精神调养,劝慰患者禁恼怒,息妄想,树立战胜疾病的信心及决心。

4.慎起居,远房事。

(二)辨证调护

病室应安静清洁,阳光充足,空气新鲜。

针对不同主症,加强护理。对咯血量多者,应嘱病人安静休息,消除紧张情绪,密切观察病情变化,警惕瘀血阻塞气道和气随血脱的危证发生。潮热严重者,除卧床休息外,可多饮水,多吃水果,注意病室通风。咳嗽较重者,应避免活动,保持病室通风流畅和一定湿度,避免尘埃飞扬而刺激咳嗽,必要时可服川贝粉 3g,开水送下以止咳。盗汗多者,宜静少动,注意室内通风,盖被勿太厚,衣被浸湿后,应及时更换并用盐水擦身。胸痛者,应取卧位,减少活动。

【预防与康复】

(一)预防

1.防止传染　本病是一种传染性慢性疾病,加强卫生宣传教育工作,提高群众对肺痨发病原因及传播途径的认识,掌握防治知识,自觉养成不随地吐痰的习惯。对肺痨患者应做好隔离预防工作,饮食用具应分开使用,注意消毒,以避免接触传染。

2.未病先防,已病防变,早期发现,及时治疗　对易患人群,可进行普查,一经发现要及时治疗,以防延误病情。已病的患者,不但要劝其耐心接受药物治疗,还须重视摄生,戒酒色,节起居,并适当采用饮食疗法、体育疗法等。以便早日康复,并预防病变的复发。

3.增强体质　正常人群平素要保养正气,并可用扶助正气的药物,使正气强盛,即使接触肺痨患者也不发病,或发病较轻,不治自愈。

(二)康复

1.药物康复　在康复阶段,可继续辨证选用益气养阴、活血祛瘀的方药。如生脉散、麦门冬汤、参苓白术散、六味地黄丸、桃红四物汤等。

2.食疗康复

(1)百合粥:鲜百合 30～50g,粳米 50g,煮熟即可,食时放入冰糖适量调匀,晨起作早餐食之。适用于肺阴不足者。

(2)珠玉二宝粥:先将生山药 60g、生薏苡米 60g 捣成粗渣,煮至烂熟,再将柿霜饼 24g 切碎,调入融化,随意食之。适用于气虚不复者。

(3)桃仁粥:桃仁(去皮实)100g,取汁和粳米同煮粥食。适用于瘀血残留者。

3.自我疗法

（1）气功疗法：作正卧位内养功。通过平卧、放松、入静、意守、调息等，可调整脏腑，平衡阴阳，对改善患者的症状，提高机体抗病能力等，有一定的积极作用。

（2）推拿疗法：取手太阴肺经的尺泽、列缺、太渊等穴，用按、掐、揉等方法，可达到调理肺气，疏通经络，清热和中，止咳化痰的作用。

第五节　　肺癌

【概述】

肺癌系指原发性支气管黏膜和肺泡的癌肿，为常见恶性肿瘤之一。病因是正气虚损，阴阳失调，六淫之邪乘虚入肺，邪滞于肺，导致肺功能失调，肺气阻郁，宣降失司，气机不利，血行受阻，津液失于输布，津聚为痰，痰凝气滞，于是痰气瘀毒凝结，日久形成肺部积块。肺癌在临床中属中医学"息贲""肺积"范畴。治疗宜滋阴润肺，消瘤散结。

【临床症状表现】

肺癌的常见症状为咳嗽、胸痛、咳血、发热、气急等。以咳嗽和血痰为早先征兆。全身发热、疲倦、乏力、消瘦、贫血、食欲缺乏等，甚至出现声音嘶哑，头面部及上肢水肿，锁骨上淋巴结肿大，晚期可有脑转移、肝转移、骨转移等出现相应临床表现。

【检查诊断】

1.X线检查　可见①肺门包块影或肺内孤立结节状病灶，且边缘毛糙。②肺部炎症浸润阴影。③弥漫型结节。④癌性空洞。⑤局限性肺气肿。

2.脱落细胞学检查　阳性可达到80％以上。

3.纤维支气管镜检查　可直接窥见肿瘤或黏膜浸润增厚及管腔狭窄。

4.病理学检查　通过纵隔镜活检、皮穿刺活检、淋巴结活检等检查，对肺癌的确诊与分型、是否手术具有决定意义。

5.B型超声波检查　可探及肿瘤为边界轮廓不规则回声，回声不均匀。

6.CT检查　可发现心后大血管、纵隔等部位的肿瘤，了解有无淋巴结的转移。

7.同位素检查　可出现肿瘤区浓集阴影。

8.激光检查　可发射出红色荧光，使肿瘤定位。

9.磁共振成像（MRI）　对病变的性质、位置、形态、大小，以及有无纵隔和肺转移的判断具有很高价值。

【诊治思路】

诊断时,要根据病证进行辨别,对于长期干咳或有黏液痰,尤其是痰中带血的患者要予以警惕,特别是 40 岁以上的人,但青年人也不排除患肺癌的可能性。

对慢性咳嗽的人,当咳嗽的性质发生变化,或反复在某一肺尖、肺段发生炎症时,应考虑肺癌的可能性。"肺结核"患者,正常抗结核治疗无效,或 X 线检查发现肿块影进行性增大,有节段性。肺炎或肺不张,肺门阴影增大,有不规则偏心厚壁空洞,要考虑肺癌的可能性。

【证治方药】

1.肺肾两虚型

[主证] 咳嗽气短,动则喘促,咳嗽无力,胸闷腹胀,面色白,腰膝酸软,身倦乏力,自汗便溏,肢凉畏寒,脉沉细无力,右寸、尺脉弱,舌质偏淡,苔白或白腻。

[治宜] 温补脾肾,益气解毒。

[方剂] 生黄芪、太子参、山海螺各 30 克,白术、茯苓、补骨脂、制天南星、生晒参(另煎)、仙茅、蜂房、僵蚕各 10 克,五味子 9 克,炮姜 6 克,冬虫夏草 3 克(研粉冲服)。水煎服,每日 1 剂。

2.脾虚痰湿型

[主证] 咳嗽痰多,胸闷纳呆,神疲乏力,腹胀便溏,舌质淡胖,齿痕,苔白腻,脉濡缓或濡滑。

[治宜] 益气健脾,理气化痰。

[方剂] 党参、薏苡仁、鱼腥草各 30 克,白术、陈皮、杏仁、川贝母、半夏各 9克,茯苓、扁豆各 15 克,浙贝 10 克,甘草 6 克。水煎服,每日 1 剂。

3.阴虚毒热型

[主证] 咳嗽无痰或少痰,或痰中带血,或咯血不止,胸痛,心烦寐差,低热盗汗,或热势壮盛,久热不退,口渴。大便干结,舌质红,舌苔黄,脉细数或数大。

[治宜] 养阴清热,解毒散结。

[方剂] 枳壳、降香、紫草、桃仁、杏仁、干蟾皮各 10 克,铁树叶、茜草根各 20克,石见穿 30 克。水煎服,每日 1 剂。

4.气阴两虚型

[主证] 咳而痰少或痰稀,咳声低弱,气短喘促,神疲乏力,面色白,形瘦恶风,自汗或盗汗,口干少饮,舌质红或淡,脉息弱。

[治宜] 益气养阴。

[方剂] 生黄芪、生牡蛎、白花蛇舌草各 30 克,北沙参、瓜蒌各 15 克,天冬、麦

冬、白术、杏仁、川贝母各 9 克,五味子 6 克。水煎服,每日 1 剂。

【常用中成药】

1.西黄丸　3 克/次,2 次/日。

2.梅花点舌丹　30 粒/次,3 次/日。

3.参莲胶囊　6 粒/次,3 次/日。

4.平消片　4～8 片/次,3 次/日。3 个月为 1 个疗程。阴虚内热者慎用。

5.鹤蟾片　6 片/次,3 次/日。连服 1 年。适用于中、晚期肺癌患者。

【外治法】

1.敷贴法

(1)用半夏、天南星、白附子、血竭、郁金各等份,研细末,用酒或醋调贴在肺俞穴上,可促进肿块的消散。

(2)用丁香、山奈、重楼、藤黄、阿魏、樟脑各适量,研细末,撒在膏药上,外敷患处。1 周 1 次。

2.药物吸入法　用桑叶、菊花、桔梗、杏仁、鱼腥草、黄芩、半枝莲、冰片等药各适量,煮沸,频频吸入蒸气。每日 3～4 次,每次 15～20 分钟。

【食疗方】

1.蜂蜜润肺止咳丸　露蜂房、僵蚕各等份,蜂蜜适量。将前 2 味药研末,炼蜜为丸。每日 2 次,每次 6 克。

2.甘草雪梨煲猪肺　甘草 10 克,雪梨 2 枚,猪肺约 250 克。梨削皮切成块,猪肺洗净切成片,挤去泡沫,与甘草同放砂锅内。加冰糖少许、清水适量,小火熬煮 3 小时后服用。每日 1 次。

3.银杏蒸鸭　白果 200 克,白鸭 1 只。白果去壳,开水煮熟后去皮、芯,再用开水焯后装入杀好去骨的鸭腹。加清汤,笼蒸 2 小时至鸭肉熟烂后食用。可经常食用。

4.五味子炖肉　五味子 50 克,鸭肉或猪瘦肉适量。五味子与肉一起蒸食或炖食,并酌情加入调料。肉、药、汤俱服。

5.莲子鸡　莲子 15 克,鸡或鸭或猪肉适量。莲子与肉共炖熟,适当加入调料即可。经常服用。

6.冬瓜皮蚕豆汤　冬瓜皮、冬瓜子、蚕豆各 60 克。将上述食物放入砂锅内,加水 3 碗煎至 1 碗,再加入适当调料即成,去渣饮用。

【康复须知】

1.**彻底戒烟** 吸烟或被动吸烟是导致肺癌的主要因素,不论什么时候戒除,都为时不晚。

2.**注意生活护理** 病人生活要有规律,每天起床、就寝、户外活动、饮食安排、身体锻炼和娱乐活动都要做到规律化,形成一种有张有弛的生活节奏。这样才有利于体内环节的调节与稳定,使生物钟适应自己的疾病治疗。不要到人多或空气污浊的公共场合去,防止引起呼吸道疾病。

3.**加强饮食营养** 肺癌的患者无吞咽困难时,应自由择食,在不影响治疗的情况下,要多吃一些蛋白质、糖丰富的食品,如瘦肉、鸡、鸭、兔、鱼、虾、豆制品及各种谷类,一般不限制食量,保证良好的营养。肺癌手术后1周内,除食用清流、半流食物外,还要补充要素膳。待能正常进食时,再取消要素膳。不论手术前后,都要多吃新鲜蔬菜和水果,如绿、黄、红蔬菜,香菇、黑木耳、芦笋、柠檬、大枣等,因果蔬中含有丰富的维生素C是抑癌物质。多吃清肺润肺的食物(如胡萝卜、葡萄、百合、山慈菇、炒杏仁、白果、核桃仁、罗汉果、枇杷、梨等),不吃或少吃刺激性食品,包括油炸食品。

4.**定期体格检查** 坚持服用益气补肺、清热抗癌的中药数年。如果是部分缓解,则应在医生密切观察下做必要的中西药结合治疗,以争取长期缓解。

第三章　心脑病证

第一节　心悸

【定义】

心悸包括惊悸和怔忡，是指由气血阴阳亏虚，心失所养，或痰瘀阻滞心脉，邪扰心神所致，病人自觉心中悸动，惊惕不安，甚则不能自主的病证。常伴有气短，胸闷，甚则眩晕，喘促，脉象或迟或数，或节律不齐。其中因惊恐、劳累而发，时发时止，不发时如常人，其证较轻者，为惊悸；并无外惊，每由内因引起，自觉终日心中惕惕，稍劳即发，病来虽渐，但全身情况较差，病情较为深重者，为怔忡。惊悸日久不愈，可发展为怔忡。

【范围】

西医学中各种原因引起的心律失常，如心动过速、心动过缓、期前收缩、心房颤动或扑动、房室传导阻滞、病态窦房结综合征、预激综合征以及心功能不全、一部分自主神经功能紊乱等，凡具有心悸表现者，均可参照本节辨证论治。

【病因病机】

（一）病因

1.感受外邪　风寒湿邪，侵袭体表，痹阻经脉，内舍于心，发为心悸。

2.情志所伤　恼怒伤肝，肝气郁滞，日久化火，气火扰心则心悸；若气滞不解，久则血瘀，心脉瘀阻，亦可心悸；忧思伤脾，阴血亏耗，心失所养则心悸；脾胃受损，运化失司，酿生痰湿，痰浊阻络亦可致心悸；突受惊恐，心神慌乱，不能自主亦可发为心悸。

3.饮食失调　过食肥甘醇酒，损伤脾胃，运化失司，湿聚成痰，日久痰浊阻滞心脉，或气血生化乏源，心失所养，均可心悸。

4.劳欲过度　房劳过度，损耗肾精，精血亏虚，心失所养；或烦劳不止，劳伤心脾，心气受损，均可发生心悸。

5.他病失养　咳喘日久，心肺气虚，或肺虚及肾，心肾虚衰可引发心悸；水肿日久，或中阳不运，水饮内停，继而水饮凌心而心悸；温热病邪，稽留不除，扰乱心神，可致心悸；急性大出血或长期慢性失血均可致心血亏虚，心失所养而引起心悸。

(二)病机

1.**发病** 因外感、惊恐、失血等引发者，一般发病较急，其他则发病较缓，遇诱因常反复发作。

2.**病位** 主要病位在心，但涉及肝、脾、肺、肾诸脏。

3.**病性** 以虚为主，本虚标实。本虚主要为气、血、阴、阳不足，心失所养；标实为气滞血瘀、痰浊水饮、火热毒邪等扰乱心神。

4.**病势** 早期主要是心之气血阴阳亏虚，气滞、血瘀、痰浊、热毒等实邪阻滞心络，扰乱心神；日久心病可及脾、肺、肾等其他脏腑，病机复杂，病情加重。

5.**病机转化** 心悸以虚为主，其病机转化主要与脏腑气血阴阳亏虚的程度有关。如心气虚可进一步发展为心阳虚，心血虚可进一步发展为心阴虚，心阴虚日久致心肾阴虚，心阳虚日久可致肾阳虚等等；阴损及阳或阳损及阴，又可致气血不足，气阴两虚，阴阳俱损等。由于脏腑功能失调，水饮、痰浊、瘀血内生，阻滞脉络，或郁而化热，扰乱心神等，都可因虚致实，形成虚实夹杂之证。至晚期五脏俱损，心阳暴脱，可出现厥脱、抽搐等危候，甚至死亡。

【诊断与鉴别诊断】

(一)诊断依据

1.自觉心搏异常，或快速或缓慢，或跳动过重，或忽跳忽止，呈阵发性，或持续不解，神情紧张，心慌不安。

2.伴有胸闷不适、心烦寐差、颤抖乏力、头晕等症。中老年患者，可伴有心胸疼痛，甚则喘促，汗出肢冷，或见晕厥。

3.可见数、促、结、代、缓、迟等脉象。

4.常有情志刺激，惊恐，紧张，劳倦，饮酒等诱发因素。

5.血常规、血沉、抗"O"、T_3、T_4及心电图，X线胸部摄片，测血压等检查，有助于明确诊断。

(二)鉴别诊断

1.**胸痹** 胸痹虽有胸中窒闷不舒、短气，但以心痛为主要症状，心电图上多有ST段改变。而心悸仅以自觉心跳剧烈，胸中不适，惊惕不安，不能自主为特征，心电图上多有心律异常改变。

2.**奔豚** 奔豚发作时亦觉心胸躁动不安，但发自少腹，上下冲逆；而心悸系心跳异常，发自于心。

【辨证论治】

（一）辨证要点

1. 辨惊悸与怔忡　惊悸与怔忡同属于心悸，但二者有区别。惊悸常由外因而成，偶受外来刺激，或因惊恐，或因恼怒，均可发病，发则心悸，时作时止，病来虽速，但全身情况较好，病势浅而发作持续短暂，以实证居多，但也有内虚的因素存在；怔忡每由内因引起，并无外惊，自觉心中惕惕，稍劳即发，病来虽渐，但全身情况较差，病情较为深重，以虚证居多。但两者又有密切关系。惊悸日久可发展为怔忡，怔忡患者，又容易受外惊所扰，而使病情加重。

2. 辨标本虚实　心悸属本虚标实之病，而以本虚为主。凡心悸气短，神疲乏力，自汗出，易感冒者属气虚；心悸头晕而面色不华者，属血虚；心悸盗汗，口干潮热者属阴虚；心悸肢冷，畏寒气喘者属阳虚；心悸胸闷，胁腹胀气，遇情志波动，症状加重者属气滞；心悸唇暗，舌有瘀斑，脉结代者为血瘀；心悸体丰，恶心纳呆，舌苔腻者属痰湿；心悸舌苔水滑，或肢肿而浮，尿少者属水饮。

（二）治疗原则

由于心悸的主要病机为气血不足、阴阳失调、气滞血瘀、痰浊水饮等，故益气养血、滋阴温阳、行气化瘀、化痰涤饮以及养心安神、重镇安神等均为心悸的治疗大法。虚当补之，实当泻之。若久病，虚实夹杂，病机复杂者则宜标本兼顾，攻补兼施。若出现心阳暴脱的厥脱、抽搐等危候应积极采取中西医结合抢救措施。

（三）应急措施

1. 脉率快速型心悸（心率≥120次/分）　生脉注射液20～30ml加入50％葡萄糖注射液20～40ml中静脉推注，连用3～5次多能控制病情，继以每日2次，巩固疗效。

2. 脉率过缓型心悸

（1）参附注射液10～20ml加入50％葡萄糖注射液20～40ml中缓慢静脉推注，每日2～3次，或以大剂量静点。

（2）人参注射液10～20ml加入50％葡萄糖注射液20～40ml中静脉推注，每日2～3次。

3. 脉率不整型心悸　福寿草片，每次1片，病情顽固者每次2片，每日2～3次。病情控制后每次1/3～1/2片。必要时应及时进行中西医结合抢救治疗。

（四）分证论治

1. 心虚胆怯证

症舌脉：心悸不宁，善惊易恐，坐卧不安，少寐多梦易醒，恶闻声响，舌苔薄白或如常,脉数或虚弦。

病机分析:惊则气乱,心神不能自主,故发为心悸;心不藏神,则心中惕惕,善惊易恐,坐卧不安,少寐多梦易醒,恶闻声响;脉数或虚弦为心神不安,气血逆乱之象。本型病情较轻者,时发时止;重者怔忡不宁,心慌神乱,不能自主。

治法:益气养心,镇惊安神。

方药运用:

(1)常用方:平补镇心丹加减。药用人参、麦冬、五味子、山药、生地黄、熟地黄、肉桂、炙远志、磁石、生龙骨、生牡蛎、酸枣仁、茯神、炙甘草。

病由心胆气虚而心悸易惊,故当益气养心壮胆治其本。方中人参、麦冬、五味子益气养心壮胆,是为君药;山药、生熟地、肉桂调补阴阳,辅君药益心壮胆扶正为臣药;生龙骨、生牡蛎、磁石重镇安神定惊,酸枣仁、远志、茯苓养心壮胆以安神定惊,共为佐药;炙甘草调和诸药为使药。

(2)加减:心气虚者,加黄芪;心阴不足者,重用酸枣仁、五味子,并加柏子仁;痰浊蕴热见心悸而烦,善惊痰多,食少泛恶,舌苔黄腻,脉滑数者,可用黄连温胆汤,或加味温胆汤加安神养心之品。

(3)临证参考:本证亦可用安神定志丸加琥珀、磁石、朱砂治之。在药物治疗同时当配合心理治疗,并避免不良精神刺激。

2.心气不足证

症舌脉:心悸气短,头晕乏力,动则心悸,静则悸缓,自汗,舌淡红,苔薄白,脉细弱。

病机分析:心气不足,不能鼓动血液正常运行,心失所养,则心悸气短,脉细弱;清窍失养,则头晕乏力;气虚而表卫不固,则自汗;舌淡红、苔白均为心气不足之征。

治法:补益心气,养心安神。

方药运用:

(1)常用方:五味子汤加减。药用五味子、黄芪、人参、麦门冬、玉竹、沙参、酸枣仁、柏子仁、合欢皮、炙甘草。

心气不足,鼓动血脉无力,心之脉络失养,故须补益心气治其本。方中五味子、人参、黄芪补益心气为君药;麦门冬、玉竹、沙参补心益阴,合君药可使心之气血阴阳和调为臣药;心主神,心气虚,神不守舍,故用酸枣仁、柏子仁、合欢皮宁心安神以定悸为佐药;炙甘草既可益心气,又能调和诸药是为使药。

(2)临证参考:本证亦可用炙甘草汤加减。由于心气不足者常有不同程度的心功能减退,可加人参皂苷片、福寿草苷片或用生脉注射液、人参注射液缓慢静脉滴注,或重用黄芪至 30g;气虚症状明显者,可用肉桂或附片 3～5g,取少火生气之意,增加益气药物的效应。

3.心脾两虚证

症舌脉:心悸气短,头晕目眩,面色不华,神疲乏力,或纳呆腹胀,便溏,舌淡红,苔薄,脉细弱。

病机分析:脾胃虚弱,运化失司,则纳呆腹胀便溏;气血生化乏源,气虚血亏,周身失养则倦怠乏力,头晕目眩,面色不华;心血失养,血不养心,心神失守则见心悸气短;舌淡红、苔薄、脉细弱亦为血亏之征。

治法:益气健脾,补血安神。

方药运用:

(1)常用方:归脾汤加减。药用炙黄芪、人参、白术、当归、龙眼肉、酸枣仁、茯神、远志、木香、生甘草。

脾胃虚弱,气血生化乏源,心血不足,心神失养,神不守舍而成心悸,故当补益脾胃,养血益心以安神。方中黄芪、人参、白术益气健脾,补益后天之本,鼓舞气血生化之源,故为主药;当归、龙眼肉、酸枣仁助主药补养心血而安神为辅药;茯神、远志宁心安神以定悸,木香行气悦脾,以防补养药壅滞碍胃为佐药;甘草既可健脾益气,又可调和诸药,是为使药。

(2)加减:纳呆腹胀者,加陈皮、谷麦芽、神曲、山楂、枳壳、鸡内金;乏力、气短、神疲者,重用人参、黄芪、白术、甘草,少佐肉桂,取少火生气之意;失眠多梦者,加合欢皮、夜交藤、五味子、柏子仁、莲子心。

(3)临证参考:本证多由思虑劳倦过度,脾虚气血生化乏源以及心血暗耗所致,临床常为功能性心律失常,因此起居有节,劳逸有度,睡前避免不良刺激,为辅助治疗措施。

4.心阴亏虚证

症舌脉:心悸易惊,心烦失眠,五心烦热,口干盗汗,或头晕目眩,耳鸣腰酸,舌红少津,苔少或无苔,脉细数。

病机分析:肾阴不足,水不济火,阴血不能上济于心,以致心阴亏虚,心火内动,扰动心神,故心悸易惊,心烦失眠;阴亏于下,则见腰酸;阳扰于上,则头晕目眩耳鸣;五心烦热、口干盗汗、舌红少津、苔少或无苔、脉细数均为阴虚火旺之征。

治法:滋养阴血,宁心安神。

方药运用:

(1)常用方:天王补心丹加减。药用生地黄、玄参、麦门冬、天门冬、丹参、当归、人参、五味子、酸枣仁、柏子仁、远志、桔梗。

心阴血不足，心失所养，神不守舍而成心悸，故宜滋养阴血，养心阴安心神。方中生地黄、玄参滋阴填精固本以制虚火为君药；麦门冬、天门冬助君药以养心阴，丹参、当归养血助阴，人参、五味子益气以生阴，共为臣药；酸枣仁、柏子仁、远志养心宁神以定悸为佐药；桔梗载药入心为使药。

（2）加减：若兼口干口苦，咽燥心烦者，为阴虚内热较甚，加黄连、栀子、淡竹叶、朱砂以清心火、宁心神，或用朱砂安神丸治之；盗汗者，加山萸肉、乌梅滋阴敛汗；若心肾不交者，可合用黄连阿胶汤以交通心肾，滋阴补肾，清心降火。

（3）临证参考：临证应辨阴虚与火旺孰轻孰重，从而确定以滋阴为主，还是以清心降火为主。

5.心阳不振证

症舌脉：心悸不安，胸闷气短，面色苍白，形寒肢冷，舌淡苔薄，脉象虚弱或沉细而数。

病机分析：久病体虚，损伤心阳，心失温养，故心悸不安；胸中阳气不足，故胸闷气短；心阳虚衰，血液运行迟缓，肢体失于温煦，故形寒肢冷，面色苍白；舌淡苔薄，脉象虚弱，或沉细而数，均为心阳不足，鼓动无力之征。

治法：温补心阳，安神定悸。

方药运用：

（1）常用方：桂枝甘草龙骨牡蛎汤合参附汤加减。药用桂枝、人参、炮附子、黄芪、玉竹、麦门冬、煅龙骨、煅牡蛎、炙甘草。

心阳不振，无以温养心神，心神不守而成心悸，治宜温振心阳为主。方中桂枝、附子为辛热之品，峻补元阳以温振心阳，为君药；人参、黄芪益气助阳，玉竹、麦门冬滋阴以助心阳，有阳得阴助则生化无穷之意为臣药；龙骨、牡蛎重镇安神以定悸为佐药；炙甘草益气养心，调和诸药为使药。

（2）加减：形寒肢冷者，重用人参、附子、黄芪、肉桂；大汗出者，重用人参、黄芪及煅龙骨、煅牡蛎，加用山萸肉，或用独参汤煎服；兼见水饮内停者，加葶苈子、五加皮、车前子、泽泻等；夹瘀血者，加丹参、赤芍、桃仁、红花。

（3）临证参考：对兼有肾阳不足症状者，应以温补心肾为主，可选用麻黄附子细辛汤加减治疗。

6.水饮凌心证

症舌脉：心悸眩晕，胸脘痞满，形寒肢冷，小便短少，或下肢浮肿，渴不欲饮，恶心吐涎，舌苔白滑，脉象弦滑。

病机分析:水为阴邪,赖阳气化之,今阳虚不能化水,水邪内停,上凌于心,故见心悸;阳气不能达于四肢,不能充于肌表,故形寒肢冷;饮阻于中,清阳不升,则见眩晕;气机不利,故胸脘痞满;如气化不利,水液内停,则渴不欲饮,小便短少或下肢浮肿;饮邪上逆,则恶心吐涎;舌苔白滑、脉象弦滑亦为水饮内停之象。

治法:温阳化饮,宁心安神。

方药运用:

(1)常用方:苓桂术甘汤合真武汤加减。药用炮附子、桂枝、茯苓、白术、猪苓、泽泻、五加皮、葶苈子、防己、甘草。

脾肾阳虚,水湿泛滥,上凌心脉,发为心悸,故须温运脾肾阳气以化水饮为主。方中附子大辛大热之品,峻补元阳,温运脾肾,故为君药;桂枝助君药温振心阳为臣药;茯苓、白术、猪苓健脾利水,泽泻、五加皮、葶苈子、防己皆能通调水道以利水,共为佐药;甘草甘缓和中,且能调和诸药为使药。

(2)加减:恶心呕吐者,加半夏、陈皮、生姜皮;尿少肢肿者,重用泽泻、猪苓、茯苓、防己、葶苈子,加大腹皮、车前子;兼有肺气不宣者,加杏仁、前胡、桔梗;兼见瘀血者,加当归、川芎、刘寄奴、泽兰叶、益母草。

(3)临证参考:本证多见于各种原因引起的心功能不全而伴有浮肿、尿少、夜间阵发性咳嗽或端坐呼吸之时,治应温阳利水。对病情危重者,可反复、大量应用独参针,生脉针静脉推注或静脉滴注。

7.心脉瘀阻证

症舌脉:心悸不安,胸闷不舒,心痛时作,或见唇甲青紫,舌质紫黯或有瘀斑,脉涩或结代。

病机分析:心主血脉,心脉瘀阻,心失所养,故心悸不安;血瘀气滞,心阳被遏,则胸闷不舒;心络挛急,则心痛时作;脉络瘀阻,故见唇甲青紫;舌质紫黯或有瘀斑,脉涩或结代,均为瘀血蓄积,心阳阻遏之征。

治法:活血化瘀,理气通络。

方药运用:

(1)常用方:血府逐瘀汤加减。药用桃仁、红花、川芎、赤芍、川牛膝、当归、生地黄、北柴胡、枳壳、炙甘草。

病在血分,瘀血阻滞心络,气血运行不畅,心失所养而成心悸,故宜活血化瘀通络治其本。方中桃仁、红花、川芎、赤芍、川牛膝活血化瘀通络,共为主药;当归、生地养血活血,使诸药活血通络而不伤正,柴胡、枳壳行气以活血通络,取气为血帅之意,共为辅药;炙甘草调和药性为使药。

（2）加减：气滞血瘀者，重用柴胡、枳壳，加香附、郁金、延胡索、陈皮；因虚致瘀者，去柴胡、枳壳，加党参、黄芪；血虚者，加何首乌、枸杞子、熟地；阴虚者，加麦冬、玉竹、女贞子、旱莲草；阳虚者，加附子、肉桂、淫羊藿、巴戟天；心悸明显者，加龙骨、牡蛎、琥珀、磁石。

（3）临证参考：本证病在血分，为瘀血阻络。治宜在上方基础上配合丹参注射液 20～40ml 加入 5％～10％葡萄糖注射液中静脉滴注，每日 1 次。

（五）其他疗法

1.中成药

（1）生脉注射液：适用于缓慢型心律失常而有气阴两虚见证者。本品 40～60ml 加入 5％葡萄糖注射液 250ml 中静脉滴注，每分钟 40～60 滴，每日 1 次，10～15 天为 1 个疗程。

（2）参附注射液：适用于心阳不振所致心悸。肌内注射，每次 2～4ml，每日 1～2 次；静脉滴注，每次 10～20ml，以 5％或 10％葡萄糖注射液 250～500ml 稀释后使用；静脉推注，每次 5～20ml，用 5％或 10％葡萄糖注射液 20ml 稀释后使用。或遵医嘱。

（3）参麦注射液：适用于心阴亏虚证心悸。肌内注射，每次 2～4ml，每日 4 次；静脉滴注，每次 10～60ml 加入 5％葡萄糖注射液 250～500ml 稀释后应用。或遵医嘱。

（4）滋心阴口服液：适用于心阴不足证心悸。每次 1 支（10ml），每日 3 次日服。

（5）补心气口服液：适用于心气不足证心悸。每次 1 支（10ml），每日 3 次口服。

2.单验方

（1）甘草 30g，水煎服。

（2）苦参 20g，水煎服，适用于心悸而脉数或促的患者。

（3）紫石英 10～15g，水煎服。

（4）定心汤：龙眼肉 30g，酸枣仁 15g，山萸肉 15g，炒柏子仁 12g，生龙骨 12g，生牡蛎 12g，生乳香 3g，没药 3g，水煎服。

（5）养心镇惊汤：白茅根 15g，天竺黄 9g，龙骨 9g，牡蛎 9g，钩藤 9g，煅磁石 12g，生白芍 15g，银花藤 9g，茯神 9g，朱砂 5g，菖蒲 10g，水煎服。

3.针灸

（1）针刺内关、三阴交、通里。

（2）取手厥阴心包经、手少阴心经、足太阳膀胱经穴为主，可交替进行。

（3）耳针取心、神门、皮质下、胸区、交感，每次 2～3 穴，留针 20 分钟。

【转归与预后】

心悸仅为偶发、阵发者,一般易治,或不药而解;反复发作或持续不缓解者较为难治。若气血阴阳虚损程度轻,病损脏腑较少,未见瘀血、痰饮之证,脉象变化不大者,及时治疗,多能好转或痊愈。若气血阴阳严重虚衰,且兼有瘀血、痰饮内停,脉象过迟、过数、结代或乍疏乍数者,治疗颇为棘手,容易产生变证、坏证,预后极差,部分病人如得不到及时抢救,可以猝死。

【护理与调摄】

患者应保持乐观情绪,避免忧思恼怒惊恐等不良刺激,劳逸有度,饮食有节。轻证患者可作适当体力活动,以不觉劳累为度,避免剧烈运动;重证者应卧床休息,进食营养丰富且易消化饮食,忌过饱、过饥,忌烟酒,饮茶不宜过浓,避免风寒外袭。对于病情重者应密切观察病情变化,凡出现冷汗出、肢厥、心悸动不安,甚至抽搐、昏迷者,应及时抢救,以免延误病情。

【预防与康复】

保持精神愉快,避免情志内伤,尤应防止惊恐恼怒,不宜饥饱过度或过食肥甘生冷及辛辣、香燥之品,忌烟酒浓茶。起居有节,劳逸有度,避外邪。积极治疗胸痹、痹病、痰饮、肺胀、喘病等可能引起心悸的原发病证,对于预防心悸发生或发作有一定的作用。

心悸患者在恢复期多表现为心气未复,可进行自我推拿,具有益气养心、活血定悸之功效。具体手法及取穴为:拿内关、外关;掐、揉神门;拿、按合谷;按、揉足三里;按、揉脾俞、心俞;揉膻中;擦胸胁;擦大椎。心悸气短者,加揉气海;胸闷、喘促、心悸者,加揉、按肺俞,揉气海,按、揉三阴交,擦、揉命门。病情允许者可适当地参加体育锻炼,如太极拳、太极剑等,亦可配合气功练习,以增强体质。还可用耳穴压豆,取心、下屏尖、神门、交感等,促进康复。

第二节　胸痹心痛

【定义】

胸痹心痛是由心气血不足,阴寒、痰浊、瘀血、毒热等邪气留踞胸中,郁阻脉络而致胸闷,胸膺、背、肩胛间痛,两臂内痛,短气等为特征的一种常见的心胸病证。轻者仅膻中或胸部憋闷、疼痛,可伴有心悸,称为厥心痛;重者心痛彻背,背痛彻心,疼痛剧烈而持续不能缓解,四肢厥逆,面色苍白,冷汗淋漓,脉微欲绝,旦发夕死,夕发旦死,称为真心痛。

【范围】

西医学中冠状动脉粥样硬化性心脏病,以及心包炎、风湿性心瓣膜病、梅毒性心脏病、病毒性心肌炎、心肌病、二尖瓣脱垂综合征等疾患,出现以胸闷、短气、心背彻痛等为主要临床表现者,均可参照本节进行辨证论治。

【病因病机】《金匮要略·胸痹心痛短气病脉证治》云:"阳微阴弦,即胸痹而痛。""阳微"即本虚,即是"阳虚知在上焦",为心之阴阳气血的虚损。"阴弦"即标实,为邪气郁阻脉络。兹将本病的病因病机叙述如下:

(一)病因

1.素体虚损　先天禀赋不足,或年迈体虚,或劳倦内伤,或久病耗损,脏腑功能失调,致使心之气、血、阴、阳不足,脉络受损,均易发生本病。

2.外邪侵袭　气候骤变,风、寒、暑、湿、燥、火六淫邪气均可首先犯肺,逆传心包诱发或加重心之脉络损伤,发生本病。然尤以风冷邪气最为常见,寒主收引,既可抑遏心阳,所谓暴寒折阳,又可使心之脉络血行瘀滞,从而发为本病。

3.饮食失节　过食肥甘,或饮食生冷,或饥饱无度,或嗜酒成癖,损伤脾胃,运化失司,气血生化乏源,心之脉络失养;水湿不运,聚湿生痰,上犯心胸清旷之区,清阳不展,气机不畅,心之脉络闭阻,遂致心痛;痰浊留恋日久,可致痰热互结,痰瘀交阻,蕴而化毒,毒损心络使病情缠绵难愈。

4.情志失调　指喜、怒、忧、思、悲、恐、惊七情致病因素。盖情志失调,气机失和,伤及脏腑,造成脏腑功能紊乱,而气机失和日久,又易产生瘀血痰浊停阻心之脉络,致心之脉络不畅,发为心痛。

本病之病因有以上几种,临床上常两个或两个以上病因同时存在,长期为患,终可导致本病的发生。此外素有旧疾之人,外邪侵袭,饮食不节,情志失调又常为本病重要的诱发因素。

(二)病机

1.发病　心主血脉的功能与人体的经络系统有非常密切的关系。经直行,主气,在里;络横行,主血,表里皆有。从经脉别出的络脉干线部分为大络,从大络别出的细小分支为孙络,浮现于体表的络脉为浮络,浮络显露于皮肤的微细脉络为血络,至络末亦有缠络之谓。络脉网络全身,无处不到。心主血脉即是指在心气的鼓动下,经脉气血通过络脉系统而营养人体组织器官、四肢百骸,从而维持人体的正常生理机能。反之经脉、络脉系统失常,亦能影响到心。大凡情志、劳逸、饮食、感邪、内虚等外有所触,内有所发,致使病邪郁阻心之经脉,深入其络脉,心之脉络受损,气血痹阻可发为本病。亦可邪客心之络脉,渐损其经脉,心之脉络受损,气血痹阻而发为本病。日久痰浊、血瘀、气结、热郁、寒凝等病邪蕴结成毒,内生毒邪,损耗脉络,败坏形体,从而使病情不断加深,缠绵难愈,反复发作。

2.病位　本病病位在心及心之脉络,并涉及肝、脾、肾三脏。

3.病性　属本虚标实,虚实夹杂之证。本虚常为心气、血、阴、阳不足;标实常为痰热、痰浊、毒热、阴寒、瘀血、瘀毒、气滞等病邪郁阻脉络。

4.病势　总的趋势是由标及本,由轻转剧。寒邪伤及阳气,痰亦耗气伤阳,留瘀日久,气阳痹遏,新血不生,气虚不复,阳亦衰微,心阴不复,阴损及阳。心肾阳伤,根本不固,心阳既脱,阴阳离决,危在旦夕。

5.病机转化　病之早期,多以邪实为主,病之后期多为本虚标实,虚实夹杂。痰浊痹阻胸阳,久郁不解可郁而化热,蕴而成毒,形成痰热瘀毒壅阻胸膈,或病延日久,耗气伤阳损阴,向心气不足或阴阳并损证转化;阴寒凝结,气失温煦,暴寒折阳,阳气受损,病向心肾阳微转化;瘀阻脉络,气血运行不畅,水停脉外,聚湿成痰,痰瘀互结,瘀血不去,新血不生,日久可转化为心气血不足;心气不足,鼓动无力,易致气滞血瘀,瘀血阻络;心气血不足,日久伤及阴阳,可致阴阳并损之证;心肾阳微,易为风冷阴寒邪气所伤,致阴寒凝结等等。总之各证候之间在一定条件下,常可互相转化或兼夹,临证时必须细审。

【诊断与鉴别诊断】

(一)诊断依据

1.膻中或心前区憋闷疼痛,甚则痛彻左肩背、咽喉、左上臂内侧等部位。呈阵发性或持续不解,常伴有心悸气短,自汗,甚则喘息不得卧。

2.胸闷胸痛一般几秒到几十分钟而缓解。严重者可疼痛剧烈,持续不解,汗出肢冷,面色苍白,唇甲青紫,心跳加快,或心律失常等危象,可发生猝死。

3.多见于中年以上,常因操劳过度,抑郁恼怒或多饮暴食,感受寒冷而诱发。

4.查心电图,动态心电图,运动试验等以明确诊断。必要时作心肌酶测定,心电图动态观察。

(二)鉴别诊断

1.悬饮　悬饮、胸痹心痛均有胸痛。悬饮之痛,痛在胸胁,痛势持续,常因呼吸、咳嗽、体位改变而增剧,可伴有咳嗽等肺系症状,检查可见病侧肋间隙饱满。与胸痹心痛,痛在胸前,可向左肩或左臂内侧放射,常因受寒、饱餐、情绪激动、劳累而突然发作,经用药、休息可迅速缓解迥异。

2.胃脘痛　胸痹心痛之痛在胸前,呈发作性,常伴有胸闷、气短与胃脘痛不难鉴别。但胸痹心痛之不典型者,其疼痛可在胃脘部,而易与胃脘痛混淆。胃脘痛多伴有嗳气呃逆,泛吐酸水或清涎,疼痛剧烈而全身状况尚好,且常有饮食损伤.情志不遂史,必要时查心电图有助于鉴别。

3.**类心胸痛**　类心胸痛是指由于颈椎病压迫交感神经或副交感神经引起的类似心胸痛的病证。可因转颈等缓解或加重。心电图多正常,颈椎正侧位 X 光片可帮助诊断。

4.**脾心痛**　脾心痛是一种常见的急腹症,发病急骤,左上腹或整个上腹部剧烈疼痛,痛如刀割,可伴有恶心呕吐、发热等,多发于青壮年。与胸痹心痛以心胸、背、肩胛间痛,多见于中老年人有别。必要时心电图和血、尿淀粉酶动态检查有助于诊断。

【辨证论治】

(一)辨证要点

1.**辨病位**　病位在心及心之脉络,涉及肝、脾、肾三脏。胸闷,膺背肩胛间痛,短气,此病在心及心之脉络;病由暴怒、忧思而起,胸闷膺痛,尚有胸胁支满,胁下痛,此病位在心肝,以心为主;病因饮食无度而起,胸闷心痛,尚有形丰、脉滑、苔腻等症,此病位在心脾;病甚者,心痛彻背,喘不得卧,此心病及肺,病位在心肺,病情危急,汗出肢冷,脉微欲绝,此心肾元阳暴脱,病位在心肾。

2.**辨病性**　年壮初痛者多实证,胸闷心痛,脘闷纳差,形体偏胖,苔腻脉滑者,属痰浊;心痛彻背,形寒肢厥,唇青面白,脉弦紧者,属风冷;痛如针刺,入夜痛甚,舌黯紫有瘀斑瘀点,脉涩者,属瘀血甚瘀毒。久病年老者多虚证,胸闷心痛歇息稍瘥,气促自汗,脉濡弱或结代者,属气虚;胸闷膺痛,虚烦不寐,口干便难,舌红少苔或有剥裂,脉细数者,属阴虚;胸痛彻背,形寒肢冷,舌淡胖,苔白滑,脉沉细者,属阳虚。

(二)治疗原则

胸痹心痛之发病机理,以心之气血阴阳虚损为本,痰、瘀、风冷、毒热等邪气为标,临证每多虚实夹杂。初病年壮者,实证居多,治以豁痰、散寒、疏瘀、解毒等祛邪为主;久病年高者,虚证居多,治以益气、养阴、生血、温阳为主;虚实夹杂者,须权衡标本,分清孰轻孰重,孰急孰缓,或急者治标,缓者治本,或标本兼顾。

(三)应急措施

1.胸闷气促,心痛彻背,喘息不得卧者,可急选下列药物以止痛。

(1)心脉瘀阻者,可选用麝香保心丸,2 粒,舌下含服;或速效救心丸,5～10 粒,舌下含服。

(2)寒痰凝络者,可选冠心苏合丸,1 丸含化,或嚼碎后咽服。

2.真心痛而面白唇青,汗出肢冷,脉微欲绝者,宜静脉滴注参附注射液,并以参附龙牡汤频频灌服。经治病情仍无好转者,宜积极中西医结合抢救,不得延误。

（四）分证论治

1.阴寒凝结证

症舌脉:心痛彻背,喘不得卧,遇寒痛剧,得暖痛减,面色苍白,四末欠温,舌淡,苔薄白,脉弦紧。

病机分析:诸阳受气于胸中而转行于背,寒邪内侵,郁遏心阳,胸阳不振,气机阻痹,故见心痛彻背,喘不得卧,遇寒痛剧,得暖痛减;阳气不能布达于外,则见面色苍白,四末欠温;舌淡,苔薄白,脉弦紧,亦为阴寒凝结之象。

治法:辛温散寒,温振心阳。

方药运用:

（1）常用方:枳实薤白桂枝汤合乌头赤石脂丸加减。药用薤白、枳实、桂枝、乌头、炮附子、细辛、干姜、赤石脂。

方中薤白辛温通阳,宽胸散结,枳实下气破结,消痞除满,桂枝通阳散寒,降逆平冲,三药合用则通阳散结之力益强,共为君药;臣以乌头、附子、细辛、干姜辛温雄烈,散凝寒而振心阳;赤石脂性温,《本草纲目》谓其有补心血之功,为佐药。全方重在辛温散寒,温振心阳,散结止痛。

（2）加减:兼见痰湿内盛,胸痛伴有咳唾痰涎,可加生姜、橘皮、茯苓、杏仁等以行气化痰;若兼见唇甲青紫,脉小涩者,加川芎、姜黄活血通脉;若症见心痛彻背,背痛彻心,痛剧而无休止,身寒肢冷,喘息不得卧,脉象沉紧,此为阴寒极盛之胸痹重证,宜合苏合香丸以开胸止痛,或合用冠心苏合丸治疗。

（3）临证参考:据现代药理分析,赤石脂含有丰富的镁离子,能启动钠-钾泵,从而加强心肌收缩力。中医认为它能补心血,养心气,可酌情辨证加量,以提高疗效。

2.瘀阻脉络证

症舌脉:胸部刺痛,固定不移,入夜更甚,甚则痛彻背膂,或见心悸不宁,口唇发绀,舌质紫黯,或边有紫斑,脉象沉涩。

病机分析:瘀血内停,络脉不通,心脉瘀阻,不通则痛,故见胸部刺痛,固定不移;血属阴,夜亦属阴,故入夜痛甚;瘀血阻塞,心失所养,故心悸不宁;口唇发绀,舌质紫黯,或边有紫斑,脉象沉涩,均为一派瘀血内停之征。

治法:活血化瘀,通络止痛。

方药运用:

（1）常用方:血府逐瘀汤加减。药用当归、赤芍、川芎、桃仁、红花、北柴胡、枳壳。

方中当归、赤芍、川芎、桃仁、红花均为活血祛瘀之品,为治病之君药;臣以柴胡疏肝,枳壳理气,一升一降,调整气机,取气为血帅,气行则血行之意。

(2)加减:若胸痛甚者,可酌加降香、郁金、延胡索以活血理气止痛;若夹痰浊者,加薤白、石菖蒲。

(3)临证参考:若痛势剧烈,唇紫脉涩,可用通经逐瘀汤。若久病入络,一般活血化瘀治疗不效者,可加入全蝎、地龙、蜈蚣、水蛭、虻虫等虫类药,以搜剔经络瘀阻。本证可配合静脉滴注复方丹参注射液20~40ml,每日1次。

3.痰热壅塞证

症舌脉:胸闷如窒而痛,或痛引肩背,气短口苦,痰多而粘,形体偏胖,舌质红,舌苔黄腻,脉滑数。

病机分析:饮食不节,损伤脾胃,运化失司,聚湿生痰,郁而化热或情志不遂,气郁化火,炼液成痰,痰热壅塞心之脉络,脉络气血运行不畅,故胸闷如窒而痛,或痛引肩背;气机痹阻,则见气短;痰热内蕴,故见口苦,痰多而粘;舌红苔黄腻,脉滑数为痰热所致。

治法:清化痰热,宣通脉络。

方药运用:

(1)常用方:黄连温胆汤合瓜蒌薤白半夏汤加减。药用全瓜蒌、黄连、竹茹、胆南星、枳壳、天竺黄、半夏、陈皮、茯苓、石菖蒲、郁金、薤白。

方中瓜蒌味甘微苦性寒,导痰热下行,黄连清热泻火,二药合用,清化痰热为君;竹茹、枳壳、胆南星、天竺黄清化痰热,半夏、陈皮、茯苓涤痰化浊,共为臣药;石菖蒲、郁金化痰宣通,薤白味辛气温体滑,气辛则通,体滑则降,故能宣通心之经脉,宽胸下气,共为佐使药。

(2)加减:热盛大便秘结者,则重用全瓜蒌,可加生大黄;痰盛苔厚腻者,可去黄连,加薏苡仁、白蔻仁;若热不显而痰浊壅塞者,可用二陈汤合瓜蒌薤白半夏汤加减。

(3)临证参考:痰瘀同源,故临床常痰浊瘀血并见,且久蕴化热而成痰热瘀阻之证。治疗时需有所兼顾,若痰热夹瘀则清热化痰同时宜加入桃仁、琥珀、失笑散等活血散瘀通络之品。

4.心气不足证

症舌脉:胸痛隐隐,时作时休,动则气促,自汗心悸,面色㿠白,声息低微,舌边有齿痕,苔薄,脉濡弱或结代。

病机分析:心气不足,鼓动血液无力,心脉失养,故胸痛隐隐,时作时休,动则气促,心悸;汗为心液,心气不足则自汗出;面色㿠白,声息低微,舌边有齿痕,苔薄,脉濡弱或结代,均为一派气虚之象。

治法:补益心气,养心通脉。

方药运用:

(1)常用方:生脉散合保元汤加减。药用人参、麦冬、五味子、黄芪、桂枝、炙甘草。

方中人参甘温,益气养心怡神为君药;臣以麦冬甘寒,养心血而生脉,五味子收敛耗散之精气,引气归根,黄芪甘温,大补元气,更得人参、炙甘草之助,中气能鼓舞,心气能充沛,血脉自然流行。妙在桂枝一味,入血通脉,人参得桂枝之行导,心气能鼓舞,桂枝得甘草之和平,温心阳而和血脉。

(2)加减:兼见血瘀者,加失笑散;若气虚血少,血不养心所致,可合炙甘草汤以养血益气,滋阴复脉。

(3)临证参考:若药后痛势未见轻瘥,可予生脉注射液静脉滴注。实验证明,生脉注射液有正性肌力作用,可增加冠状动脉血流量,改善心肌缺血状况,减少心肌耗氧量。

5.心肾阴虚证

症舌脉:胸痹心痛日久,胸闷且痛,心悸盗汗,心烦不寐,腰膝酸软,耳鸣头晕,舌红,苔光或有剥裂,脉细数或结代。

病机分析:病延日久,耗伤心肾之阴,气血运行不畅,痹阻心脉,故见胸闷且痛;心阴虚,虚火扰神则见心悸盗汗,心烦不寐;肾阴虚,故见耳鸣,腰膝酸软;水不涵木,肝阳偏亢,则见头晕;舌红,苔光或脱剥,脉细数均为阴虚有热之象。

治法:育阴潜阳,养心安神。

方药运用:

(1)常用方:加减复脉汤加减。药用生地、麦冬、阿胶、生龙骨、生牡蛎、人参、火麻仁、炙甘草。

方中生地、麦冬、阿胶、生龙骨、生牡蛎育心肾之阴而潜摄浮阳,滋肾水而养心血,共为主药;辅以人参、火麻仁、炙甘草益心气养心血以安神;甘草又能调和诸药为使。

(2)加减:若少寐心悸者,加柏子仁、炒枣仁;血枯肠燥者,加当归、何首乌;若入夜痛甚,刺痛,痛处不移者,加赤芍、丹皮等凉血活血而不伤阴之品。

（3）临证参考：据报道，复脉汤有减低心脏异位起搏点兴奋性和调节心脏传导的作用，胸痹心痛而合并心律失常者，用之尤为合拍。

6.心肾阳微证

症舌脉：胸闷气短，甚则心痛彻背，心悸自汗，形寒肢厥，面色苍白，腰酸乏力，唇甲淡白或青紫，舌淡白或紫黯，脉沉细或沉微欲绝。

病机分析：阳气虚衰，胸阳不运，气机痹阻，血行瘀滞，故见胸闷气短，甚则胸痛彻背；心阳不振，则心悸汗出；肾阳虚衰，故见畏寒肢冷，腰酸乏力；面色苍白，唇甲淡白或青紫，舌淡白或紫黯，脉沉细或沉微欲绝，均为阳气虚衰，瘀血内阻之征。

治法：益气温阳，活血通络。

方药运用：

（1）常用方：轻者用冯氏全真一气汤加减。药用炮附子、人参、麦冬、五味子、熟地、当归、牛膝。

方中炮附子大辛大热，温振元阳为主药；辅以熟地、当归、牛膝滋阴养血活血，人参、麦冬、五味子益心气而养心脉，心肾兼顾。

重者有陶氏回阳救急汤。药用炮附子、肉桂、干姜、人参、麦冬、五味子、炙甘草、人工麝香。

方中附子、肉桂、干姜温振心肾阳气为君药；臣以人参、炙甘草益气生脉，麦冬养阴生脉，五味子收敛耗散之精气，引阳归根；人工麝香助参、桂、姜、附速建殊功，为佐使药。

（2）加减：舌苔浊腻者，加薤白、石菖蒲；大便秘结者，加肉苁蓉。

（3）临证参考：临床若见唇甲面色青紫，大汗出，四肢厥冷，脉沉欲绝者，乃心阳欲脱之危候，可重用红人参、附子，并加用龙骨、牡蛎以回阳救逆固脱，不得延误，必要时中西医结合抢救。若肾阳虚衰，不能制水，水气凌心，症见心悸喘促，不得平卧，小便短少，肢体浮肿者，宜用真武汤加防己、猪苓、车前子以温阳行水。

（五）其他疗法

1.中成药

（1）地奥心血康胶囊：每次 200mg，每日 3 次，连服 2 周后改为每次 100mg，每日 3 次。主治瘀血内阻之胸痹、眩晕、胸闷、心悸、气短等症。

（2）复方丹参滴丸：每次 3 片，每日 3 次。主治冠心病胸闷、憋气、心悸气短等症。

（3）麝香保心丸：每次 1～2 粒，每日 3 次，或发作时服用。用于寒邪内犯，气血阻滞者。孕妇忌服。

（4）川芎嗪注射液：该药川芎嗪含量为 40mg/ml，每次取 80～120mg 加入 5％葡萄糖注射液 250ml 中，静脉滴注，每日 1 次，10 天为 1 个疗程，休息 1～2 天后再进行第 2 个疗程。其副作用可引起谷丙转氨酶升高，停药后即可恢复。

（5）复方丹参注射液：取 20～40ml 加入 5％葡萄糖注射液 250ml 中，静脉滴注，每日 1 次，10 日为 1 个疗程，休息 1～2 天后再进行第 2 个疗程。

（6）补心气口服液：口服每次 1 支（10ml），每日 3 次，4 周为 1 个疗程。主治心气虚损型冠心病。

（7）滋心阴口服液：口服每次 1 支（10ml），每日 3 次，4 周为 1 个疗程。主治心阴不足型冠心病。

（8）速效救心丸：含服每次 4～6 粒，1 日 3 次，急性发作时用 10～15 粒。用于冠心病胸闷憋气，心前区疼痛。

2.单验方

（1）阴邪壅滞：治宜辛温通阳，益气活血。药用瓜蒌 30g，薤白 9g，桂心 5g，枳壳 10g，丹参 15g，太子参 30g，白术 15g，茯苓 15g，干姜 6g，白酒 90g，炙甘草 10g。

（2）气滞血瘀：治宜行气散结，活血化瘀，温通络脉。药用瓜蒌 30g，薤白 9g，桂枝 4.5g，当归 9g，丹参 15g，枳壳 9g，赤芍 12g，川芎 6g，檀香 6g，桃仁 9g，红花 9g，鸡血藤 30g，天仙藤 12g，甘草 4.5g。

（3）阴虚阳亢：治宜滋肾柔肝，育阴潜阳佐以通络。药用生石决明 30g，珍珠母 30g，钩藤 15g，夏枯草 15g，菊花 12g，白蒺藜 12g，瓜蒌 30g，半夏 9g，生白芍 15g，麦冬 12g，女贞子 15g，生地 15g，旱莲草 15g，地龙 9g，桑寄生 30g。

（4）气阴两虚：治宜益气养阴，辛温通阳。药用太子参 30g，沙参 15g，麦冬 12g，五味子 9g，丹参 15g，远志 9g，生地 15g，柏子仁 9g，炙甘草 9g，鸡血藤 30g，丝瓜络 9g，桂心 5g。

（5）肾虚：治宜滋阴补肾，疏气通脉。药用黑桑椹 30g，瓜蒌 30g，薤白 12g，半夏 9g，旱莲草 12g，肉苁蓉 12g，郁金 9g，降香 6g，丹参 15g，鸡血藤 30g，枸杞子 12g，菖蒲 19g，远志 9g，柏子仁 12g。

3.针灸

（1）体针：取心俞、巨阙、膻中、内关、厥阴俞、神门、郄门等穴。以标实为主时行泻法，以本虚为主时行补法并可加灸。要求有酸、麻、胀、沉、走窜等得气感，并留针 20 分钟。每日 1 次，10～12 天为 1 个疗程。疗程间休息 3～5 天，一般观察 3 个疗程。

（2）耳针：取心、肾、小肠、交感、神门、皮质下、肾上腺等耳穴。任取其中 3～4

个穴,一般留针1小时左右,每日1次,两耳交替针刺,10次为1个疗程。

(3)穴位注射:多选用背部俞穴为主,如心俞、厥阴俞、肾俞,或以阳性反应点为注射穴位,一般在四肢以经络之原、合、络、郄穴等而找到阳性反应穴位。每次取3～4个穴,选5%当归注射液、10%丹参注射液、10%玄参注射液、20%栀子注射液中任一种,每次注入0.5～1ml,隔日1次,10次为1个疗程。

4.外敷法

(1)通心膏(徐长卿、当归、丹参、王不留行、鸡血藤、葛根、延胡索、红花、川芎、桃仁、姜黄、郁金、参三七、血竭、椿皮、穿山甲、乳香、没药、樟脑、冰片、木香、人工麝香、硫酸镁、透骨草),敷心俞、厥阴俞或膻中。

(2)取伤湿止痛膏,撒七厘散少许散其上,敷贴膻中、鸠尾穴。24小时换1次,连续2周。

5.气功疗法 每日做2～4次内养功(坐功及卧功),1周后多见效。

【转归与预后】

(一)转归

本病属本虚标实之证。标实的痰浊、寒凝、气滞、血瘀、热毒等可互相兼夹和转化。本虚的心之气、血、阴、阳不足亦可互相影响,且可涉及脾、肝、肾多脏。标实日久可损伤正气,导致本虚,本虚气血阴阳失调,可因虚致实,往往临床多形成实中夹虚或虚中夹实之虚实夹杂之证。

痰热壅塞证者,多见于胸痹心痛早期。治之得法,病可减轻;若失治或治不得法,痰湿不去,气机阻遏,久则致瘀血内阻,形成痰浊瘀血阻滞脉络,使病情逐渐加重。

阴寒凝结证多属胸痹心痛之重证。若能及时温散阴寒,病可减轻或缓解;若失治误治,寒凝血滞,或寒邪折阳,致心肾阳虚,则病情加重。

瘀阻脉络证可由气郁、寒凝、邪滞或久病入络引起,兼夹于诸多证候中。治之得法,病能减轻。若只用辛香活血化瘀之品而不治本,虽可收片时之效,但瘀血之因未除,则瘀血不得尽化,心之脉络仍旧不畅,心失所养,日久损及心气、心阳和心之阴血,病可向心肾阴虚转化。

心气不足证,宜补益心气,脉络自和,病多轻减。若浪投豁痰破血之品,诛伐太过,而犯虚虚之戒,徒伤正气,气虚无力鼓动血脉,反致瘀阻脉络,气虚日久,阳亦衰微,可转化为心肾阳微证。

心肾阳微证应阴阳并治,治之得法,患者尚可带病延年。若治之不确,或病重药轻,可向心肾元阳暴脱转化,致厥脱并见,危殆立至。

（二）预后

本病是一种可防可治之病。早期发现，早期治疗，配合科学的调摄，病可自愈，或不再发展，带病延年。反之病延日久，病机复杂，病情缠绵，此时虽经积极治疗，仍难以康复如初，但积极有效治疗，合理调摄，仍可延缓病情发展。若仍治不及时，加之调摄失宜，病情可不断加重，若见心肾元阳暴脱，喘、汗、肢厥、脉微欲绝，甚厥脱者，危及生命，预后极差。

【护理与调摄】

胸痹心痛较轻，发作周期较长者，可适当活动；若短期内发作频繁，心痛彻背，喘息难以平卧，更见心悸汗出者，应卧床休息接受治疗；若见唇甲青紫，面色苍白，喘、汗、肢厥、脉微欲绝者，应予绝对卧床，吸氧，记24小时出入量，并监测呼吸、血压、脉搏变化，有条件者应予心电监护。

应进低盐低脂饮食，多吃蔬菜及水果，切忌过饱；保持大便通畅，便秘者应予导泻，切忌临厕努争；应戒烟酒，避免厚味炙煿及辛辣、刺激食物，消除紧张、恐惧心理，使其树立早日康复的信念，安心静养，避免焦躁及情志过激，避免劳累。保持病室安静和室内空气新鲜，避免风寒外侵。

【预防与康复】

（一）康复

胸痹心痛经治之后，发作周期明显延长，痛势轻缓者，可予康复治疗。

1.药物康复　在康复阶段以扶正为本，益气养阴，补益心脾肾，佐以豁痰、活血、理气之药，方用生脉散、归脾汤、右归丸等配瓜蒌薤白半夏汤或桃仁四物汤或柴胡疏肝散等，以求彻底治本，改善心脏的病理变化。

2.食疗康复

（1）痰浊未尽者可用双菇冬瓜汤：取鲜香菇、鲜蘑菇各5只，洗净，入生油中稍煸，加食盐少许，水适量，旺火煮汤沸，入寸许冬瓜小块，煮令熟。

（2）留瘀未清者可用三仁粥：取桃仁、麻仁、柏子仁各10g，洗净，加水适量，文火煮约15分钟，入粳米50g，煮成粥。

（3）气虚血亏者可用黄芪莲芯红枣粥：取黄芪15g，莲子10g，红枣10粒，文火煎煮20分钟，捞去黄芪，炊入粳米50g，煮成粥。

（4）阴虚不复者可用山药煲猪肾：取猪腰子1对，割开，刮去脂膜，以粗盐擦洗，切成丁块，另取山药50g，洗净，去皮切片。先取山药，入油锅中煸炒，盛起，另起油锅，取葱、姜稍煸，入猪腰片爆炒，加黄酒、细盐少许，入山药片，旺火煮令熟，勾芡即成。

（5）阳虚不复者可用羊肉胡桃粥：取羯羊肉 30g，洗净，放葱、姜煮令酥烂，炊入粳米 30g，煮成粥；另取胡桃 1 个，用生油氽熟，研细末，撒入粥中即成。

3.气功疗法　选平卧式内养功。通过平卧、放松、入静、意宁、调息，而达到调理阴阳，通达气血作用，从而减轻胸痹心痛发作。此外配合太极拳、太极剑、慢跑，长期坚持，能调和气血，疏通经络，增强体质。

（二）预防

从事脑力劳动和案头工作者，须适当增加活动量。生活节奏较快的人，应有休憩和松弛的间隙，避免精神高度紧张。避免吸烟和酗酒。注意饮食合理，加大膳食中鱼类、蔬菜、水果的比例，减少含胆固醇高的食物如内脏、肥肉、脑等的摄入量。避免强烈的精神刺激和情绪的急剧变换。

第三节　眩晕

眩为目眩，晕为头晕。目眩即眼花或眼前发黑，视物模糊；头晕即感觉自身或外界景物旋转，站立不稳。两者常同时并见，故统称为眩晕。

【疾病诊断】

病者感到周围景物向一定方向转动或自身的天旋地转，称为旋转性眩晕或真性眩晕；而多数病者只有头昏、头重脚轻感，而无旋转感。以上症状统称为眩晕。

（一）耳源性眩晕

1.美尼尔病　有间歇发作的强烈眩晕，睁眼时感觉天旋地转，周围景物转动，闭眼时则觉自身在旋转。往往伴有耳鸣或耳聋，同时伴有恶心、呕吐。发作期间出现规律性、水平性眼球震颤。病者前庭功能试验减弱或迟钝。电测听可有重震现象。神经系统检查无异常。

2.迷路炎　多是中耳炎的并发症。中耳炎病者出现阵发性眩晕，伴以恶心、呕吐，提示可能有迷路炎。外耳道检查可发现鼓膜穿孔。其他如迷路外伤、耳部术后、晕动症、耳硬化等，均可引起眩晕。

（二）脑性眩晕（中枢性眩晕）

1.椎-基底动脉供血不足　此病除眩晕外，可伴有其他脑干症状，如复视、呐吃、共济失调等。症状呈发作性，有复发倾向。发病多在中年以上。病者可同时患有动脉粥样硬化或颈椎病。椎动脉造影可见椎动脉及基底动脉狭窄、扭曲、闭塞、变形、异位、先天异常等。脑电图检查可有缺血性改变。全身检查可有高血脂、高血压、糖尿病等症。本病眩晕多短促而轻微，发作持续时间一般不超过 10～15 分钟，最长不超过 24 小时。症状逐渐减轻或消失,间歇期为数日至数年。

2.脑动脉粥样硬化 发病多在 40 岁以上,逐渐出现头晕、睡眠障碍、记忆力减退等症,眼底检查可有动脉硬化。实验检查血总胆固醇含量增高、总胆固醇与磷脂的比值增高、三酸甘油酯增高。本病由于脑血管的慢性或增生性改变,使脑动脉弹性下降,管腔狭窄,影响脑血流,使脑组织长期处于慢性缺血缺氧状态。

3.高血压脑病 严重的高血压,除表现剧烈头痛外,也可出现眩晕、恶心、呕吐、视力障碍,甚至抽搐、昏迷等,称为高血压脑病。

其他如脑肿瘤、癫痫、脑炎、脑膜炎、延髓空洞症、偏头痛等。均常导致眩晕,临床诊断要结合其他症状和体征。

(三)颈源性眩晕

又称颈性眩晕。多由于颈椎及其周围软组织(肌肉、韧带、血管、神经)发生功能性或器质性变化,刺激椎动脉和(或)其周围的交感神经丛导致椎动脉供血不足所致。在中青年患者中多为颈部肌肉组织功能性变化及植物神经功能失调引起椎-基底动脉痉挛所致。在老年患者中多由于颈椎退行性改变或颈椎增生。

1.颈椎病颈椎增生 骨赘可压迫椎动脉或刺激产生动脉痉挛。眩晕多在颈部活动时发生,颈椎 X 光片有阳性表现。

2.颈肌不平衡 颈肌痉挛、颈部外伤或颈神经刺激而产生眩晕,一般在颈部活动时加重,局部检查有阳性体征。

(四)全身性疾病引起的眩晕

1.低血压 反复发作性眩晕,尤与体位变化有关,下蹲位站起时眩晕加重,平卧时好转,血压低于 11/7.5kPa。

2.贫血 眩晕、头痛、倦怠乏力、面色萎黄。实验室检查:血红蛋白<110 克/升,红细胞<$3.5×10^{12}$/升,或全血化验均低于正常。

3.更年期综合征 妇女在 45～55 岁之间,出现月经紊乱并逐渐稀少,眩晕,性情急躁,易激动,头痛,失眠,或有精神抑郁、腹胀、浮肿、畏寒、发热、汗出等复杂症状,其症状出现是以植物神经失调为主的症候群。体检及实验室检查无明显器质性病变。

4.中毒性眩晕 全身严重感染、药物中毒、过敏反应以及一些代谢性疾病,均可引起眩晕。临床结合其他症状、体征及实验室检查。诊断并不困难。

临床上还有其他原因引起的眩晕,如神经官能症、头部外伤、眼屈光不正、心血管疾病等。

【辨证治疗】

眩晕病机复杂,但不外虚实两端。临床辨证多分以下六个证型。

1.**肝阳上亢**　眩晕耳鸣,头痛且胀。多因烦恼或劳累而加重,急躁易怒,时面色潮红,少寐多梦,口苦,舌质红,苔黄,脉弦。甚者可伴肢麻、震颤,语言不利,步履不正。治则:平肝潜阳熄风。天麻钩藤饮加减:钩藤15克(后入),石决明20克(先煎),川牛膝12克,杜仲、天麻、山栀、黄芩、益母草、桑寄生、夜交藤、茯神各10克。水煎服。

2.**气血亏虚**　眩晕,动则加剧,劳累即发。神疲懒言,面色㿠白不华或萎黄,心悸失眠。食少纳呆,舌质淡胖苔白,脉细弱。治则:益气养血健脾。八珍汤加钩藤、菊花:川芎、人参各6克,白芍8克,熟地12克,当归、白术、菊花、茯苓各10克,甘草5克,钩藤15克。水煎服。也可用归脾汤。如兼便溏下坠,脉象无力者,宜补中益气,用补中益气汤加减。

3.**肾精不足**　眩晕,精神萎靡,腰膝酸软,或遗精滑泄、耳鸣、发落、齿摇、健忘、失眠、多梦。偏肾阴虚者,伴颧红,咽干,形瘦,五心烦热,舌嫩红,少苔或无苔,脉细数。治则:滋肾填精。方用杞菊地黄丸或左归丸加减:生地15克,山萸肉、枸杞子、菊花、山药、丹皮、茯苓、泽泻各10克。水煎服。左归丸即上方去菊花、丹皮、茯苓、泽泻,加牛膝、菟丝子、鹿角胶、龟板胶。偏肾阳虚者,伴面色㿠白或黧黑,形寒肢冷,舌淡苔白,脉沉迟。治则:温肾助阳。用金匮肾气丸或右归丸。前者即干地黄24g、山萸肉12g、山药12g、泽泻9g、茯苓9g、丹皮9g、附子、肉桂各3克。后者即左归丸去牛膝、龟板胶加杜仲、当归、肉桂、附子各10克。

肾精亏虚引起的眩晕,在用补肾药物的基础上多加天麻、菊花、钩藤等平肝治标的药物。

4.**痰浊内蕴**　眩晕,头昏重如裹,胸闷,恶心,时吐痰涎或呕吐,困倦多寝,食少纳呆,苔白腻,脉濡缓。治则:燥湿祛痰,健脾和胃。方用半夏白术天麻汤:半夏、白术、橘红、天麻各10克,茯苓20克,甘草6克。水煎服。呕吐甚者,加代赭石20克,竹茹10克,生姜5片。胸闷不食,加白蔻仁10克,砂仁6克。眩晕剧烈或呈颠倒旋转性眩晕,加泽泻、钩藤各15克,磁石30克。痰浊久郁化热,伴见头目胀痛,心烦口苦,苔黄腻,脉弦滑,宜用温胆汤加黄连、黄芩、天竺黄等消化痰热。

5.**瘀血阻络**　眩晕,头痛,或失眠健忘,心悸,精神不振,面色或唇色紫黯,舌有紫斑或瘀点,脉弦涩或细涩。或有头部外伤史。治则:活血化瘀通络。通窍活血汤加减:赤芍10克,川芎、桃仁、红花各10克,大枣10个,葱白6克,麝香1g(绢包),黄酒250克,将前七味水煎,再加黄酒煎两沸,分2次服。

6.外邪袭于脑络　有外邪感冒病史,眩晕,头痛恶风,或头重如裹,或伴颈项不适,苔薄白,脉浮弦。治则:祛风除湿,活血通络。方用羌活胜湿汤(方见头痛门中)加川芎、红花各 10 克。宗祛风先活血,血行风自灭之意。

清代陈修园将眩晕病因病机概括为风、火、痰、虚四字。古人有"诸风掉眩,皆属于肝","无虚不作眩","无痰不作眩"之说,治疗有标本缓急之分。治标有清热、降火、化痰、平肝、潜阳、熄风、祛风、除湿、活血、通络等。治本有益气、养血、补肾、养肝、健脾等。

治疗眩晕,临床也常用针灸法。各种虚证眩晕急性发作,可艾灸百会穴。肝阳上亢眩晕,针刺太冲、风池、行间等穴,用泻法。气血亏虚者,刺脾俞、肾俞、关元、足三里等穴,用补法。肝肾亏虚者,刺肝俞、肾俞穴,用补法。痰湿内阻者,刺内关、丰隆、解溪等穴,用泻法。

眩晕急性发作,应卧床休息,低盐饮食,可口服乘晕宁、安定、西比灵(盐酸氟桂利嗪)等,或山莨菪碱、川芎嗪、低分子右旋糖酐等肌肉注射或静脉滴注。

第四节　中风

【定义】

中风病是在人体气血内虚的基础上,多因劳倦内伤、忧思恼怒、嗜食厚味及烟酒等诱发,以脏腑阴阳失调,气血逆乱,直冲犯脑,致脑脉痹阻或血溢脑脉之外为基本病机,临床以突然昏仆,半身不遂,口舌㖞斜,言语謇涩或不语,偏身麻木为主症,具有起病急、变化快的特点,好发于中老年人的一种常见病、多发病。

【范围】

西医学中急性脑血管病,尤以颈内动脉系统的脑血管病为主。凡以急性起病,神昏或昏仆、半身不遂、口舌㖞、言语障碍、偏身麻木为主要临床表现的脑血管病,包括出血性、缺血性脑血管病,均可参照本节辨证论治。

【病因病机】

(一)病因

1.气血亏虚　高年之体,阴气自半,气血亏虚,或见消渴等大病久病之后,元气耗伤,脏腑阴阳失调,气虚则血运不畅,虚气流滞,脑脉瘀滞不通;阴血亏虚则阴不制阳,阳亢于上,阳化风动,夹痰湿、瘀血上扰清窍,致脑脉受损;或再遇诱因则气血逆乱,直冲犯脑,发为本病。

2.劳欲过度　烦劳过度,阳气升张,亢奋不敛,引动风阳,内风旋动;或纵欲伤精,水亏于下,火旺于上,肝阳亢奋发为本病。

3.情志所伤　七情失调,肝失调达,肝气郁结,气机郁滞,血行不畅,瘀结脑脉;五志过极,大怒伤肝,肝阳暴亢,或心火暴盛,风火相煽,血随气逆,上冲犯脑。临床以暴怒伤肝为多见。至于忧思悲恐、情绪紧张等常为本病的诱发原因。

4.饮食不节　嗜食肥甘醇酒,脾胃受损,脾失健运,聚湿生痰,郁久化热,引动肝风,夹痰上扰,可致病发。尤以酗酒诱发最烈。

5.气候变化　本病一年四季均可发生,但发病常与气候骤变有关。入冬骤冷,寒邪入侵,血瘀寒则凝,易致血瘀于脑脉而发病;或早春骤然转暖之时,厥阴风木主令,内应于肝,风阳暗动,亦可导致本病发生。

(二)病机

1.发病　多呈急性发病,活动状态(尤在用力不当或情绪激动时)、安静或睡眠状态均可发病。发病后多病情变化迅速,在短期内病情发展至严重程度,亦有呈渐进性加重或阶段性加重。部分患者有头晕、头痛、手足麻木或无力、一过性言语不利等先兆症状。

2.病位　在脑髓血脉,与心、肝、脾、肾有密切关系,可引起全身多脏腑功能紊乱。

3.病性　为本虚标实,上盛下虚。急性期,多以标实为主,恢复期及后遗症期,多虚实夹杂,或以本虚为主。标实不外乎风、火、痰、气、血;本虚为气血阴阳不足,以阴虚、气虚较多见,肝肾阴虚为其根本。

4.病势　若初起时,仅见半身不遂、口舌㖞、舌强言謇,神志清醒,则清窍尚未蒙塞,病情尚轻,经治疗可好转或痊愈;若病情进一步发展渐至神昏,或初起即有神昏,清窍不开,则病情危笃,经有效治疗,有可能好转或痊愈;若随病情自然进展,神昏日重,甚或合并呕血、便血、厥脱、高热、抽搐等变证、坏证,多难救治。

5.病机转化　在疾病的发展过程中,病机转化迅速是中风病的主要特点。其病机转化决定于内风、邪热、痰浊、瘀血等病邪与人体正气相争及其消长变化的结果。急性期,邪气盛,脑脉痹阻或血溢于脑脉之外,清窍蒙塞,如果正气不衰,经辨证论治,内风息、邪热清、痰浊化、瘀血祛,神明逐渐恢复,半身不遂诸症亦可逐渐减轻。如平素体弱,正气先衰,或邪气过盛,气血逆乱,窍闭不开,脏腑功能紊乱,则正气耗伤,终至元气败脱,阴阳离绝。恢复期,虽然病邪大减,但正气亦大伤,已无神昏窍闭,但由于正气虚衰,其半身不遂诸症仍然存在,尤其是年老体衰、肾精大伤、髓海空虚之人,易见呆痴之症。

中风初起时,内热征象多不明显,但内风煽动,痰浊、瘀血内蕴,阳气郁积,多有化热趋势。内热既盛，一则灼伤正气，二则炼液为痰，三则化风迫血，从而加重气血逆乱上冲之势。这在中风的病机转化中是值得重视的问题。

在中风病的发病和演变过程中，风和火是体现中风病疾病层面的证候要素，其发展变化与疾病的变化密切相关，而痰、瘀是体现证候层面的证候要素。

【诊断与鉴别诊断】

(一)诊断标准

1.病名诊断

主症：偏瘫、神识昏蒙、言语謇涩或不语、偏身感觉异常、口舌㖞斜。

次症：头痛、眩晕、瞳神变化、饮水发呛、目偏不瞬、共济失调。

急性起病，发病前多有诱因，常有先兆症状。

发病年龄多在 40 岁以上。

具备两个主症以上，或一个主症两个次症，结合起病、诱因、先兆症状、年龄即可确诊；不具备上述条件，结合影像学检查结果亦可确诊。

根据中风病的病理特点，中风分为缺血性中风和出血性中风，前者主要指缺血性脑血管病；后者主要指出血性脑血管病。

2.病类诊断

(1)中络：偏身麻木或一侧手足麻木，或有一侧肢体力弱，口舌㖞斜，言语不利者。

(2)中经：半身不遂，口舌㖞，舌强言謇或不语，偏身麻木，而无神志昏蒙者。

(3)中腑：半身不遂，口舌㖞，舌强言謇或不语，偏身麻木，神志恍惚或迷蒙者。

(4)中脏：神昏或昏愦，半身不遂，口舌㖞。神志清醒后，多有舌强言謇或不语。

临床多按有无神志昏蒙而分为中经络和中脏腑两大类证候辨证论治。

3.分期分级

(1)分期

①急性期：发病后 2 周以内，中脏腑者最长至 1 个月。

②恢复期：发病 2 周或 1 个月至半年以内。

③后遗症期：发病半年以上。

(2)分级

①轻度：中络、中经。

②中度：中腑。

③重度：中脏。

4.证候诊断

(1)证候分类标准

①风痰火亢证

主症:半身不遂,口舌㖞,言语謇涩或不语,感觉减退或消失,发病突然。

次症:头晕目眩,心烦易怒,肢体强急,痰多而黏,舌红,苔黄腻,脉弦滑。

②风火上扰证

主症:半身不遂,口舌㖞,言语謇涩或不语,感觉减退或消失,病势突变,神识迷蒙。

次症:颈项强急,呼吸气粗,便干便秘,尿短赤,舌质红绛,舌苔黄腻而干,脉弦数。

③痰热腑实证

主症:半身不遂,口舌㖞,言语謇涩或不语,感觉减退或消失。

次症:头痛目眩,咯痰或痰多,腹胀便干便秘,舌质黯红,苔黄腻,脉弦滑或偏瘫侧弦滑而大。

④风痰瘀阻证

主症:半身不遂,口舌㖞,言语謇涩或不语,感觉减退或消失。

次症:头晕目眩,痰多而黏,舌质黯淡,舌苔薄白或白腻,脉弦滑。

⑤痰湿蒙神证

主症:半身不遂,口舌㖞,言语謇涩或不语,感觉减退或消失,神昏痰鸣。

次症:二便自遗,周身湿冷,舌质紫黯,苔白腻,脉沉缓滑。

⑥气虚血瘀证

主症:半身不遂,口舌㖞,言语謇涩或不语,感觉减退或消失。

次症:面色㿠白,气短乏力,自汗出,舌质黯淡,舌苔白腻或有齿痕,脉沉细。

⑦阴虚风动证

主症:半身不遂,口舌㖞,言语謇涩或不语,感觉减退或消失。

次症:眩晕耳鸣,手足心热,咽干口燥,舌质红瘦,少苔或无苔,脉弦细数。

(2)证候量化诊断标准

①风证

a.起病:48小时达到高峰(2分);24小时达到高峰(6分);病情数变(6分);发病即达高峰(8分)。

b.肢体:两手握固或口噤不开(3分);肢体抽动(5分);肢体拘急或颈项强急(7分)。

c.舌体:舌体颤抖(5分);舌体喎且颤抖(7分)。

d.目珠:目珠游动或目偏不瞬(3分);正常(0分)。

e.脉弦:是(3分);否(0分)。

f.头晕头痛:头晕或头痛如掣(1分);头晕目眩(2分)。

②火热证

a.舌质:舌红(5分);舌红绛(6分)。

b.舌苔:薄黄(2分);黄厚(3分);干燥(4分);灰黑干燥(5分)。

c.大便:便干便难(2分);便于三日未解(3分);便干三日以上未解(5分)。

d.神情:心烦易怒(2分);躁扰不宁(3分);神昏谵语(4分)。

e.面目呼吸气味:声高气粗或口唇干红(2分);面红目赤或气促口臭(3分)。

f.发热:有(3分);无(0分)。

g.脉象:数大有力或弦数或滑数(2分)。

h.口中感觉:口苦咽干(1分);渴喜冷饮(2分)。

i.尿短赤:有(1分);无(0分)。

③痰证

a.痰:口多黏涎(2分);咯痰或呕吐痰涎(4分);痰多而黏(6分);鼻鼾痰鸣(8分)。

b.舌苔:腻或水滑(6分);厚腻(8分)。

c.舌体:胖大(4分);胖大多齿痕(6分)。

d.神情:表情淡漠或寡言少语(2分);表情呆滞或反应迟钝或嗜睡(3分)。

e.脉象:滑或濡(3分)。

f.头昏沉:有(1分);无(0分)。

g.体胖臃肿:是(1分);否(0分)。

④血瘀证

a.舌质:舌背脉络瘀张青紫(4分);舌紫黯(5分);有瘀点(6分);有瘀斑(8分);青紫(9分)。

b.头痛:头痛而痛处不移(5分);头痛如针刺或如炸裂(7分)。

c.肢体:肢痛不移(5分);爪甲青紫(6分)。

d.面色:脸下青黑(2分);口唇紫黯(3分);口唇紫黯且面色晦黯(5分)。

e.脉象:沉弦细(1分);沉弦迟(2分);涩或结代(3分)。

[附加分]:高黏滞血症(5分)

⑤气虚证

a.舌质舌体:舌淡(3分);舌胖大(4分);胖大边多齿痕或舌痿(5分)。

b.体态声音:神疲乏力或少气懒言(1分);语声低怯或咳声无力(2分);倦怠嗜卧(3分);鼻鼾息微(4分)。

c.汗:稍动则汗出(2分);安静时汗出(3分);冷汗不止(4分)。

d.二便:大便溏或初硬后溏(1分);小便自遗(2分);二便自遗(4分)。

e.肢体:手足肿胀(2分);肢体瘫软(3分);手撒肢冷(4分)。

f.心悸:活动较多时心悸(1分);轻微活动即心悸(2分);安静时常心悸(3分)。

g.面色:面白(1分);面白且面色虚浮(3分)。

h.脉象:沉细或迟缓或脉虚(1分);结代(2分);脉微(3分)。

⑥阴虚阳亢证

a.舌质舌体:舌体瘦(3分);舌瘦而红(4分);舌瘦而红干(7分);舌瘦而红干多裂(9分)。

b.舌苔:苔少或剥脱苔(5分);光红无苔(7分)。

c.神情:心烦易怒(1分);心烦不得眠(2分);躁扰不宁(3分)。

d.热象:午后颧红或面部烘热或手足心热(2分)。

e.头晕目眩:有(2分);无(0分)。

f.盗汗:有(2分);无(0分)。

g.耳鸣:有(2分);无(0分)。

h.干燥:咽干口燥或两目干涩或便干尿少(2分)。

i.脉象:弦细或细微(1分)。

评分:每一证候的得分是将诊断这一证候的各项所得最高分相加而成,满分均为30分。得分≥7分为证候诊断成立。7～14分为轻度,15～22分为中度,≥23分为重度。

(二)鉴别诊断

1.痫病　起病急骤,突然昏仆倒地,但痫病之神昏多为时短暂,移时自行苏醒,醒后如常人,多伴有肢体抽搐,口吐白沫,四肢僵直,两手握拳,双目上视,小便失禁,而一般无半身不遂,口舌㖞斜等后遗症,发病者以儿童、青少年居多,且有多次相似发作的病史可寻。中风昏仆倒地,其神昏症状重,持续时间长,多难以自行苏醒,多遗留明显后遗症。但应注意的是少数中风先兆发作的患者,与痫病的发作表现相似,如年龄在40岁以上,首次发作者,应注意观察,并进行脑电图、头颅CT等必要的检查,以资鉴别。

2.厥病　突然昏仆,不省人事,但厥病之神昏时间短暂,同时常伴有四肢逆冷,一般移时苏醒,醒后无半身不遂,口舌㖞斜,言语不利等后遗症。中风神昏症状重,持续时间长,多难以自行苏醒,醒后多遗留后遗症。

3.痉病　四肢抽搐,项背强直,甚至角弓反张为主症,病发中亦可伴有神昏,但痉病之神昏多出现在抽搐之后,中风病多病起即有神昏,而后出现抽搐;痉病者抽搐时间长,中风病抽搐时间短,痉病者无半身不遂、口舌㖞斜等中风特有的症状。

4.痿病　肢体瘫痪,活动无力,但痿病之瘫痪多起病缓慢,以双下肢瘫或四肢瘫多见,或见有患肢肌肉萎缩,或见筋惕肉䐈,中风病的肢体瘫痪起病急骤,且以偏瘫不遂为多见;痿病起病无神昏,中风病常有不同程度的神昏。

5.口僻　口眼㖞斜、目不能闭、口角流涎为主要临床表现,起病突然,一年四季均可发生,春秋两季多见,青壮年多发,发病前多有明显的局部受凉、风吹等诱因。与中风的发病年龄、病因、临床表现等明显有别。中风也有以口眼㖞斜为主要表现者,但多以中老年人为主,且多伴言语謇涩或不语、偏身麻木或神昏等症。

【辨证论治】

(一)辨证要点

1.辨病期　发病后一个月内为急性期;发病一个月以上至半年以内为恢复期;发病半年以上为后遗症期。

2.辨轻重　偏身或一侧手足麻木,或兼有一侧肢体力弱,或兼有口舌㖞斜者为中络证;以半身不遂,口舌㖞斜,舌强言謇不语,偏身麻木为主症,而无神识昏蒙者为中经证,中络证、中经证病情均属轻度。以半身不遂,口舌㖞斜,舌强言謇或不语,偏身麻木,神识恍惚或迷蒙为主症者为中腑证,病情属中度。以半身不遂,口舌㖞斜,舌强言謇或不语,偏身麻木,神昏或昏愦者为中脏证,病情严重。

3.辨闭脱　凡见神昏或恍惚,牙关紧闭,口噤不开,两手握固,大小便闭,肢体拘紧属闭证。闭证而见面赤身热,气粗口臭,躁扰不宁,舌苔黄腻,舌质红绛,脉弦滑数,属阳闭;闭证而见面白唇黯,静卧不烦,四肢不温,痰涎壅盛,舌苔白腻,舌质淡黯,脉滑缓,属阴闭。凡见昏愦,目合口张,鼻鼾息微,手撒遗尿,脉象虚弱无力或脉微欲绝,属脱证。

4.辨病性　急性期多以标实证候为主。若素有头痛、眩晕等症,突然出现半身不遂,甚或神昏,抽搐,肢体强痉拘急,属内风动越;若病后咯痰较多,或神昏而喉中痰鸣,舌苔厚腻,属痰浊壅盛;若面红目赤,口干口苦,甚或项强身热,躁扰不宁,大便秘结,小便黄赤,则以邪热为主;若见肢体拘挛疼痛,痛处不移,舌质紫黯,有瘀斑瘀点,面色黧黑,多属血瘀。恢复期及后遗症期多属本虚标实、虚实夹杂,若见肢体瘫软,手足肿胀,气短自汗多属气虚;若兼有畏寒肢冷,多为阳气衰微的表现,若心烦少寐,口干咽干,手足心热,舌红少苔,多属阴虚内热。

(二)治疗原则

中风急性期标实突出,急则治其标,当以祛邪为主。常用醒神开窍、平肝息风、清化痰热、化痰通腑、活血通络等治疗方法。闭证当以祛邪开窍醒神法治疗;脱证则以扶正固脱为法;内闭外脱者,醒神开窍与扶正固脱可以兼用。恢复期与后遗症期多为虚实夹杂,治宜扶正祛邪,常用育阴息风、益气活血等法。

(三)分证论治

1.风痰火亢证

症舌脉:半身不遂,口舌喝斜,言语謇涩或不语,感觉减退或消失,头晕目眩,发病突然,心烦易怒,肢体强急,痰多而黏,舌红,苔黄腻,脉弦滑。

病机分析:由于肝肾阴虚,肝阳偏亢,阴阳失衡,上盛下虚,平素出现头晕头痛、耳鸣眼花、少眠多梦、腰腿酸软等症,或表现为面部烘热、心中烦躁、易怒、走路脚步不稳等,若遇诱因触动即使肝阳暴涨,内风动越,风盛化火,风火上扰清窍,横窜经络。风火相煽,上扰清窍,可见眩晕头痛、面红耳赤、口苦咽干、心烦易怒等症;邪热充斥三焦,可见尿赤便干;风火内窜经络,气血逆乱,可见半身不遂、口舌喝斜、舌强言謇或不语、偏身麻木等症。舌质红或红绛是阴液不足的表现,舌苔薄黄系风阳化热,脉弦有力则为肝风内盛的象征。

治法:平肝泻火通络。

方药运用:

(1)常用方:

清开灵注射液:40ml 加入 0.9％氯化钠注射液 250ml 中,静脉滴注,每日 1～2次,10～14 天为 1 个疗程。适用缺血性、出血性中风病急性期有风痰火亢表现者。

苦碟子注射液:40ml 加入 5％葡萄糖注射液或 0.9％氯化钠注射液 250ml 中,静脉滴注,每日 1～2 次,10～14 天为 1 个疗程,用于缺血性中风病急性期有风痰火亢表现者。

天麻钩藤饮加减。药用天麻,钩藤,石决明,夏枯草,黄芩,栀子,川牛膝,杜仲,桑寄生,甘草。

方中天麻、钩藤平肝息风为君药,石决明镇肝潜阳助君药以平息肝风,为臣药;栀子、黄芩、夏枯草清肝泻火,杜仲、桑寄生补益肝肾,以滋水涵木,僵蚕息风通络,川牛膝引亢逆之血下行,共为佐药;甘草调和药性,为使药。

(2)加减:头痛头晕者,加菊花、桑叶;心烦易怒者,加丹皮、赤芍;便干、便秘者加大黄。一般可根据病情调整其用量,于急性期可每日 1 剂,分 2 次服,或每日 2 剂,分 4 次服用。

(3)临证参考:本证以邪热、痰浊、瘀血等邪实为主,故以祛邪为先。病情重者,多需采用综合措施积极抢救。患者窍闭神昏、口噤不开者,口服汤剂困难,则需用静脉滴注、鼻饲、灌肠等多途径给药,进行救治。

2.风火上扰证

症舌脉:半身不遂,口舌㖞斜,言语謇涩或不语,感觉减退或消失,病势突变,神识迷蒙,颈项强急,呼吸气粗,便干便秘,尿短赤,舌质红绛,舌苔黄腻而干,脉弦数。

病机分析:本证多表现为阳闭轻证。平素多有眩晕、麻木之症,是由肝肾阴虚,风火上扰,风痰阻络而成,本证在阴虚阳亢的基础上,遇激烈的情绪变化,风火相煽上扰清窍,即见神识恍惚、迷蒙;风火炽盛夹痰浊、血瘀窜扰经脉故见半身不遂而肢体强痉拘急;风火上攻而清浊升降失常,以致胃肠腑气不畅故见便干便秘。舌质红绛是阴虚火旺的表现,舌苔黄腻而干可知风火痰浊亢盛,脉弦滑大数是邪实病重、风火痰瘀猖獗之征象。

治法:清热息风,开窍醒神。

方药运用:

(1)常用方:

清开灵注射液:40ml 加入 0.9％氯化钠注射液或 5％的葡萄糖注射液 250ml 中,静脉滴注,每日 1～2 次,10～14 天为 1 个疗程。适用于缺血性、出血性中风病急性期有风火上扰表现者。

苦碟子注射液:40ml 加入 5％葡萄糖注射液或 0.9％氯化钠注射液 250ml 中,静脉滴注,每日 1～2 次,10～14 天为 1 个疗程,用于缺血性中风病急性期有风火上扰表现者。

羚羊角汤合天麻钩藤饮加减。药用羚羊角,天麻,钩藤,石决明(先下),黄芩,栀子,天竺黄,川牛膝,丹参,生大黄(后下)。

方中羚羊角为清肝息风之要药,是为君药;天麻、钩藤平肝息风,石决明镇肝潜阳,助君药以平息肝风,为臣药;栀子、黄芩、天竺黄清肝泻火,牛膝引亢逆之血下行,丹参凉血活血,共为佐药;甘草调和药性,为使药。诸药清热息风,使风降火息,气血下归,清窍得开,病情转稳。

(2)加减:夹有痰浊者,加石菖蒲、远志、郁金;头痛甚者,加菊花、夏枯草;呕吐者,加半夏、旋覆花、代赭石。

(3)临证参考:风阳火邪上扰神明是本证的基本病机。邪热上扰神明,进一步发展有邪闭心窍之趋势。因此,祛邪以防闭窍是治疗的关键。待病情稳定,神志恢复,治疗重点则当调理气血,以促进半身不遂等症的好转。风火之邪易夹血上逆,每加用凉血降逆之品,以引血下行。

　　3.风痰瘀阻证

　　症舌脉:半身不遂,口舌㖞斜,言语謇涩或不语,感觉减退或消失,头痛目眩,咯痰或痰多,腹胀便干便秘,舌质黯红,苔黄腻,脉弦滑或偏瘫侧弦滑而大。

　　病机分析:中年以后,阴虚则内风易动,气虚则痰湿内生,风痰相搏,进而壅滞经脉,致使血行不畅而生血瘀,此属风痰瘀血痹阻脉络发为中风,头晕目眩之症,可于未发之前即有,发病之后加重,或发病以半身不遂为主,自觉症状较少。舌质黯乃血瘀之象。舌苔黄腻为内蕴痰湿,脉弦为肝阳亢肝风动的表现,脉弦滑为中风常见的脉象。

　　治法:活血祛瘀,化痰通络。

　　方药运用:

　　(1)常用方:

　　醒脑静注射液:20ml 加入 0.9％氯化钠注射液或 5％葡萄糖注射液 250ml 中,静脉滴注,每日 1 次,10～14 天为 1 个疗程。适用于缺血性、出血性中风病急性期有风痰瘀阻表现者。

　　化痰通络汤加减。药用茯苓,半夏,天竺黄,胆南星,天麻,丹参,香附,酒大黄。

　　方中天麻平肝息风,半夏、茯苓、天竺黄、胆南星清化痰热,丹参活血化瘀,共为主药,辅以香附疏肝理气,调畅气机,行气活血,助脾化湿,大黄通腑泄热,以防腑实形成而加重病情。

　　(2)加减:若半身不遂重者可加天仙藤、伸筋草、鸡血藤以增强活血通络之力;或言语謇涩明显者可酌加石菖蒲、玉蝴蝶。痰多质黏者加浙贝母、黄芩等;瘀血重,舌质紫黯或有瘀斑者,加桃仁、红花、赤芍以活血祛瘀;舌苔黄腻、烦躁不安等有热象者,加黄芩、栀子以清热泻火;头痛、眩晕者,加菊花、夏枯草以平肝泻火。

　　(3)临证参考:可据症、舌、脉,以分辨内风、痰浊、瘀血的轻重程度,决定平肝息风、化痰通络、活血化瘀等药物的使用,一般以化痰、活血化瘀为主。风痰互结,瘀血阻滞,日久易从阳化热,故临证时用药不宜过于燥烈,以免助热生火。如病久体虚者,又当佐以扶正之品。

　　4.痰热腑实证

　　症舌脉:半身不遂,口舌㖞斜,言语謇涩或不语,感觉减退或消失,头痛目眩,咯痰或痰多,腹胀便干便秘,舌质黯红,苔黄腻,脉弦滑或偏瘫侧弦滑而大。

病机分析：本证以突然半身不遂为主症，兼症、舌苔、脉象对判别证候的属性极为重要。素有血瘀又蕴痰湿、气血不足，遇情志劳累等诱因使气机逆乱于心胸，进而痰湿郁积中焦而化热，痰热阻滞，升降失职渐致腑气不通；或见于肝阳素盛又兼饮食不节、嗜酒过度或劳倦内伤致使脾失健运，聚湿生痰，痰郁化热，内蓄痰热，遇到情志火极，内风动越，则内风夹痰夹火窜扰经脉，痰热阻滞使胃肠气机失于顺降而成腑实，进而影响气血的运行布达。风夹痰浊、瘀血窜扰经络，而引起半身不遂、偏身麻木、口舌㖞斜；痰热夹滞阻滞中焦，传导失职，升清降浊受阻，腑气不通而便干便秘；脾运力薄清阳不升可见头晕、眩晕，并见痰多等症。舌苔黄、黄腻、脉弦滑均属痰热。偏瘫侧脉弦滑而大，说明偏瘫侧痰湿阻络，正邪交争。

治法：化痰通腑。

方药运用：

（1）常用方：

清开灵注射液：40ml加入0.9％氯化钠注射液250ml中，静脉滴注，每日1～2次，10～14天为1个疗程。适用于缺血性、出血性中风病急性期有痰热内盛表现者。

苦碟子注射液：40ml加入5％葡萄糖注射液或0.9％氯化钠注射液250ml中，静脉滴注，每日1～2次，10～14天为1个疗程，用于缺血性中风病急性期有痰热内盛表现者。

星蒌承气汤加减。药用大黄（后下），芒硝，胆南星，全瓜蒌，天竺黄，丹参。

方中大黄泻热通腑，荡涤肠胃，为君药；芒硝软坚通便，助君药急下通腑之功，为臣药；瓜蒌化痰通便，胆南星、天竺黄清热涤痰，丹参活血通络为佐药。

（2）加减：热象明显者，加栀子、黄芩；年老体弱津亏者，加生地黄、麦冬、玄参。

（3）临证参考：正确掌握和运用通下法是治疗本证的关键。针对本证腑气不通而采用化痰通腑法，一可通畅腑气，祛瘀通络，敷布气血，使半身不遂等症进一步好转；二可清除阻滞于胃肠的痰热积滞，使浊邪不得上扰神明，气血逆乱得以纠正，达到防闭人脱之目的；三可急下存阴，以防阴竭于内，阳脱于外。掌握通下的时机，也是很重要的，一般认为，腑气不通即可使用本法治疗，不必等到痰热腑实已成，痞、满、燥、实、坚诸症悉备才用。舌苔黄腻、脉弦滑、便秘是本证的三大主要特征。芒硝、大黄剂量一般以10～15g为宜，以大便通泻、涤除痰热积滞为度，不宜过量，待腑气得通，再改用其他治疗方法。

5.痰湿蒙神证

症舌脉：半身不遂，口舌㖞斜，言语謇涩或不语，感觉减退或消失，神昏痰鸣，二便自遗,周身湿冷,舌质紫黯,苔白腻,脉沉缓滑。

病机分析:本证患者多素体阳虚阴盛,正气不足内蕴湿痰,再遇肝风触动,导致风夹湿痰上壅清窍而成内闭之证。因湿痰属阴,邪从阴化故成阴闭,症见痰涎壅盛、面白唇黯、四肢不温、半身不遂而肢体松懈瘫软,舌质黯淡是血瘀滞涩,正气不足的象征。

治法:温阳化痰,醒神开窍。

方药运用:

(1)常用方

参麦注射液:40ml 加入 25% 葡萄糖注射液 40ml 中,静脉推注,15 分钟 1 次,直至厥脱恢复。可同时灌服参附汤。

涤痰汤加减。药用石菖蒲,远志,半夏,陈皮,枳实,茯苓,竹茹,胆南星。

方中石菖蒲辛苦而温,芳香而散,豁痰辟秽,开窍醒神为君药;半夏、陈皮、茯苓健脾燥湿化痰,助君药豁痰开窍之功,远志豁痰利窍。辅助君药共为臣药,枳实、胆南星、竹茹行气化痰清热,可防痰浊郁而化热为佐药;甘草调和诸药为使药。

(2)加减:寒象明显者,加桂枝以温阳化痰;若汗出不止者,加山黄肉、黄芪、龙骨、牡蛎以敛汗固脱;兼有瘀滞者,加丹参。

(3)临证参考:中风若发病急、病情重,或治疗不当,表现为元气败脱,神明散乱的脱证,属中风危候,当采用综合治疗措施进行抢救。痰湿属阴邪,非温阳通达不能除之,治疗多选辛开温化之剂,但不可过用温燥及辛香走窜之品。如有化热倾向者,当佐清泄之剂。脱证常由闭证转化而来,若治疗及时,正气渐渐恢复,正邪交争也能使脱证转化为闭证。在闭、脱转化的过程中,常可见到闭、脱互见的证候。若闭证中出现了汗出、遗尿等脱证症状,是病情有转重的趋势。若脱证经急救出现肢体强痉、脉转弦滑,是正气渐复正邪相争的征象。

6.气虚血瘀证

症舌脉:半身不遂,口舌㖞斜,言语謇涩或不语,感觉减退或消失,面色㿠白,气短乏力,自汗出,口角流涎,心悸,便溏,手足肿胀,舌质黯淡,舌苔白腻或有齿痕,脉沉细。

病机分析:本证所见气短、乏力、自汗出,通常被称为气虚的三大主症。面色㿠白是中气不足,不能荣华于颜面的表现;口角流涎,既因脾虚湿盛,又有气弱唇缓的缘故;心悸为心气虚,便溏为脾气虚;手足肿胀多在中风 2 周后出现,此因气虚血阻,手足筋脉、肌肤失于气血的温煦、濡养。舌质黯淡为气虚血瘀之象,脉沉为阳气不足的征象。

治法:益气活血。

方药运用：

(1)常用方

参麦注射液合丹参注射液：参麦注射液 40ml 加入 5％葡萄糖注射液或 0.9％氯化钠注射液 250ml 中,静脉滴注;灯盏花素 50mg 加入 5％葡萄糖注射液或 0.9％氯化钠注射液 250ml 中,静脉滴注,每日 1 次,14 天为 1 个疗程。适用于缺血性中风病急性期有气虚血瘀表现者,也适用于缺血性、出血性中风病恢复期有气虚血瘀表现者。

补阳还五汤加减。药用炙黄芪、当归、红花、川芎、桃仁、赤芍、地龙。

方中重用黄芪补益元气为君药;当归养血和血,取血为气母之意,助君药补益气血为臣药;红花、桃仁、川芎、赤芍活血化瘀通络,赤芍性寒,亦可防诸药甘温太过而伤血,地龙搜剔经络之邪共为佐药。

(2)加减:气虚明显者,加党参、太子参;言语不利者,加远志、石菖蒲、郁金以祛痰利窍;心悸喘息,加桂枝、炙甘草;肢体麻木者,加木瓜、伸筋草、防己以舒筋通络;肢体瘫软无力者,加川断、桑寄生、杜仲、牛膝;小便失禁者,加桑螵蛸、益智仁;血瘀重者,加莪术、水蛭等破血通络之品。

(3)临证参考:本证多见于恢复期和后遗症期。根据气虚的程度决定黄芪的用量,一般用量在 15～45g,重者可用至 75g。如急性期仅有气短乏力之症,而血瘀络阻突出,且有血瘀化热之趋,暂不宜重用黄芪,可改用太子参、生山药、茯苓等甘平益气之品。本方尤多用于风痰瘀血、痹阻脉络证经调治转化为气虚血瘀证,此类证的治疗除服用益气活血方药外,应配合针灸、推拿疗法和加强肢体功能锻炼,以促进偏瘫恢复。

7.阴虚风动证

症舌脉:半身不遂,口舌喎斜,言语謇涩或不语,感觉减退或消失,眩晕耳鸣,手足心热,咽干口燥,舌质红瘦,少苔或无苔,脉弦细数。

病机分析:本证是由肝肾阴虚,肝阳偏亢形成上实下虚之证,又因情志刺激,化火灼阴,进而内风旋动,夹痰窜扰脉络而致半身不遂诸症。头晕耳鸣、失眠烦躁、手足心热是心、肝、肾阴液不足,虚火妄亢所致。舌质红绛少苔、无苔当属阴虚,黯红者属阴虚血虚,脉弦主肝风,脉细主血少,数脉为里热。

治法:育阴息风。

方药运用：

(1)常用方:

生脉注射液:60ml 加入 0.9％氯化钠注射液或 5％葡萄糖注射液 250ml 中,静脉滴注,每日1次,14天为1个疗程。适用于缺血性、出血性中风病急性期或恢复期有气阴虚表现者。

镇肝熄风汤加减。药用牛膝、代赭石、生龙骨、牡蛎、龟甲、白芍、玄参、天门冬、明天麻、钩藤、白菊花、甘草。

方中重用牛膝引血下行,折其亢阳,并能补益肝肾,是为君药;代赭石、龙骨、牡蛎皆质重性降之品,助善降逆潜阳,镇息肝风,与君药合用,则镇肝潜阳息风作用更强,故为臣药;佐以龟甲、玄参、天冬、白芍滋养阴液,养阴配阳,使阴能治阳而肝风平息,天麻、钩藤、菊花平肝息风,甘草调和诸药为使药。

(2)加减:夹有痰热者,加天竺黄、竹沥、川贝母以清化痰热;心烦失眠者,加黄芩、山栀子以清心除烦,加夜交藤、珍珠母以镇心安神;头痛重者,加生石决明、夏枯草以清肝息风;口角抽动,手足拘挛抽搐,或恢复期有肢体强痉拘急者,加全蝎、天麻、僵蚕息风止痉。

(3)临证参考:风动之因在于阴液不足,故急当治其标,待标实一去即当扶正,滋阴敛阳以固其本。还需注意肝为刚脏,性喜条达而恶抑郁,故临床证时宜加麦芽、茵陈以顺应肝胆升发之性。因滋阴潜镇之品易碍胃气,故宜适当选用健脾养胃之品。本证可见于急性期,也可见于恢复期。在急性期若及时给予滋阴息风之剂,迅速平息内风,于1~2周后即可进入恢复期,并且预后较好。恢复期见阴虚风动证多由肝阳暴亢,风火上扰证转变而来,也有少数病例由痰热腑实证经治腑气已通,痰浊渐消,而邪热更炽,灼伤阴液,致使内风旋动转化为阴虚风动证。恢复期的阴虚风动证,精神护理最为重要,遇有情志刺激,心肝火旺即可触动内风,发为复中,若反复中风2次以上,预后不佳,致残率高。

(四)其他治疗

1.中成药

(1)神昏:中脏腑属痰热内闭清窍者,用清开灵注射液40~80ml加入5%葡萄糖注射液或0.9%氯化钠注射液250ml中静脉滴注,或用醒脑静注射液10~20ml加入5%葡萄糖或0.9%氯化钠注射液250ml中,静脉滴注,或用安宫牛黄丸、局方至宝丹鼻饲,每次1~2丸,每6~8小时1次。中脏腑属痰湿蒙塞清窍者,以苏合香丸1~2丸鼻饲,每6~8小时1次。中脏腑属元气败脱,神明散乱证者,急以参附汤灌服,或用参麦注射液40ml加入5%葡萄糖注射液或0.9%氯化钠注射液250ml中静脉点滴。必要时需结合西医学手段积极抢救。

(2)痰多:用竹沥水,每次10~100ml,每日2~3次。清热镇惊,润燥涤痰。用于咳嗽痰多,脑卒中舌强,气喘胸闷,以及小儿痰热惊风等症。

（3）腑实

新清宁片：每次 3～5 片，每日 3 次。清热解毒，活血化瘀，缓下。用于内结实热，喉肿，牙痛，目赤，便秘，下利，感染性炎症，发热等症。

复方芦荟胶囊：每次 1～2 粒，每日 1～2 次。清肝泻热，润肠通便，宁心安神。用于心肝火盛，大便秘结，腹胀腹痛，烦躁失眠。

（4）高血压：用牛黄清心丸，每次 1 丸，每日 1 次。清心化痰，镇惊祛风。用于神志混乱，言语不清，痰涎壅盛，头晕目眩，癫痫惊风，痰迷心窍，痰火痰厥。

（5）半身不遂、肢体麻木、语謇、口歪

①属血瘀证者

血栓心脉宁胶囊：每次 4 粒，每日 3 次。芳香开窍，活血散瘀。用于中风属气滞血瘀证者。

灯盏花素注射液：50mg 加入 5％葡萄糖注射液 250ml 中，静脉滴注，每日 1 次。活血祛瘀，通络止痛。用于瘀血阻滞，脑卒中偏瘫，肢体麻木，口眼㖞斜，言语謇涩等。

脉络宁注射液：10～20ml 加入 0.9％氯化钠或 5％葡萄糖注射液 250ml 中，静脉滴注，每日 1 次，10～14 天为 1 个疗程。清热养阴，活血化瘀。用于中风及后遗症等。

②属痰热证者

清开灵注射液：40～80ml 加入葡萄糖 250～500ml 静脉滴注。清热解毒，化痰通络，醒神开窍。用于热病神昏，脑卒中偏瘫，神志不清。

苦碟子注射液：40ml 加入 5％葡萄糖注射液或 0.9％氯化钠注射液 250ml 中，静脉滴注，每日 1～2 次，10～14 天为 1 个疗程，活血止痛，清热祛瘀。用于治疗中风痰热、风火、瘀热证。

③属气虚血瘀证者

生脉注射液：60ml 加入 0.9％氯化钠或 5％葡萄糖注射液 250ml 中，静脉滴注，每日 1 次，14 天为 1 个疗程。益气养阴固脱。用于中风急性期气阴亏虚，阴气欲脱之证。

参麦注射液：40ml 加入 0.9％氯化钠或 5％葡萄糖注射液 250ml 中，静脉滴注，每天 1 次。补气生津，止渴固脱。用于各种原因所致的气虚、津亏，表现为眩晕、晕厥、自汗、心悸、口渴、脉微等厥证、虚证。

消栓再造丸：水蜜丸每次 5.5g，大蜜丸每次 1～2 丸，每日 2 次。活血化瘀，息风通络，补气养血，消血栓。用于气虚血滞，风痰阻络引起的中风后遗症。

2.针灸

(1)神昏:属闭证可针人中,或十宣放血;属脱证可灸关元、气海、神阙20分钟。

(2)半身不遂:上肢:针肩髎、曲池、外关、合谷等;下肢:针环跳、委中、阳陵泉、足三里、太冲等,亦可针头部运动区的相应部位。

(3)言语謇涩或不语:针刺廉泉、哑门等。

(4)口歪:针刺迎香。

3.推拿　推拿适用于中风急性期或恢复期的半身不遂,尤其是半身不遂的重证。其手法为推、擦、按、捻、搓、拿、擦。取穴有风池、肩井、天宗、肩髃、曲池、手三里、合谷、环跳、阳陵泉、委中、承山。以患侧颜面、背、四肢为重点。

4.外治法　中药煎汤熏洗,直接作用于患侧肢体,有舒筋活络、缓解疼痛、减轻肿胀等多种作用,对缓解痉挛同样有很好的效果。

(1)适应证及方药:熏洗疗法主要适用于中风偏瘫的恢复期和后遗症期。根据患肢肌张力的不同选用不同的药物。对于肌张力增高手足拘挛者,选用伸筋草、透骨草、豨莶草、白芍、生甘草、木瓜、萆薢、汉防己、桑桂枝、红花、川乌、川椒等;而肌张力低下手足弛缓者,选用生黄芪、小茴香、鸡血藤、紫石英、苍术、红花、透骨草等。

(2)熏洗方法:对于中风偏瘫的患者主要以熏洗患侧局部为主,分上肢熏洗和下肢熏洗。在药液温度较高时,先以蒸气熏患肢,或以药液浸湿毛巾敷于患肢,主要是肩、肘、腕、手及髋、膝、踝关节等处。当药液温度下降到能浸浴时(一般为37~44℃左右),再将患侧主要是手足浸浴。浸浴的时间为20~30分钟。一剂药液可反复加热使用5~6次。

5.功能锻炼

(1)肢体训练:急性期即应把患者的肢体置于功能位,并定期翻身,做被动运动。随着恢复,应循序渐进地进行综合训练。

(2)语言训练:应当鼓励患者讲话,按照语言发育的顺序依次耐心的练习,要持之以恒,循序渐进。

(3)唇角流涎者,应每日坚持鼓腮、示齿等动作,并自我或由他人按摩患侧面颊。

【转归与预后】

中风病患者的转归与预后取决于其体质的强弱、正气的盛衰、病情的轻重以及诊疗的正确及时与否、调养是否得当等。

中风病位在脑髓血脉。起病即见神昏者多为邪实窍闭,病位深,病情重;如昏愦不知,瞳神异常,甚至出现呕血、抽搐、高热、呃逆等,则病情危重,若正气渐衰,多难救治;以半身不遂、口舌㖞斜、言语謇涩为主症而无神昏者病位较浅,经治疗可逐渐恢复。但大约 3/4 的中风患者遗留言语不利、半身不遂、偏身麻木、饮水呛咳等后遗症。如毒损脑络,神机失用则可渐致反应迟钝,神情淡漠而发展为痴呆。若治疗不当,或阴血亏虚,阴不敛阳可再发中风。

【护理与调摄】

急性期患者宜卧床休息,中脏腑者头部可稍高,且尽量少活动;痰涎壅盛者,频繁呕吐者,使其取侧卧位,并可拍患者后背,帮助排痰,必要时吸痰;伴有抽搐者,宜加床栏,以防其坠床,以咬牙垫防舌咬伤,床单宜平整。密切观察病情变化,注意神志、瞳孔、呼吸、脉搏、血压的情况。尤其是中脏腑患者要密切观察病情,以了解闭、脱的转化。保持呼吸道通畅和肠道的通畅。勤翻身拍背,做好口腔、呼吸道、皮肤、导管护理,防止口腔、肺部、皮肤及泌尿系感染。注意偏瘫急性期患者的良肢位的设定,对于抑制肢体痉挛、预防肩关节半脱位、早期诱发分离运动等起到重要作用。患者神志转清或病情稳定后,即尽早进行系统、正规的言语及肢体功能的康复训练,可配合针灸、推拿等中医传统方法,语言不利者,宜加强语言训练,以循序渐进为原则。

【预防与康复】

(一)预防

中风病是临床常见的、多发的内科急症之一,且复发率高。本病的发生常为多种致病因素长期作用的结果,发病前常有诱发因素,因此预防本病的发生具有重要意义。预防本病要从以下几个方面入手。

1.加强体育锻炼,强壮正气　"正气存内,邪不可干"。平时宜生活规律,起居有常,饮食有节,忌食肥甘厚味、辛香炙烤之物,调畅情志,保持心情舒畅,适当增减衣服,防止外感,并结合个人情况,经常进行太极拳、内养功等锻炼,以增强体质。

2.药物预防

(1)风阳上扰者,用潜阳息风煎加味。药用羚羊角、珍珠母、龟甲、天麻、葛根、玳瑁、生槐花、天竺黄、生地黄、秦艽、胆南星,水煎服。肝肾阴虚者,加服六味地黄丸;便干便秘者,加肉苁蓉、阿胶、胡麻仁。一般服至症状消失,减量,再巩固一段为宜。

(2)痰浊阻滞者,用化痰通络汤或半夏白术天麻汤加减。药用法半夏、郁金、天麻、白术、陈皮、丝瓜络、旋覆花。本方用量一般取常用量,直至症状消失为止,改服人参健脾丸巩固。

(3)肾虚血瘀者,用补肾活络汤加减。药用何首乌、枸杞子、益母草、麦冬、白蒺藜、黑豆、丹参、黄精。本方用量不宜太大,至症状改善后,改服丸剂调治。

（4）气虚血瘀者,用补阳还五汤加味。药用生黄芪、生白术、当归身、川芎、红花、党参。本方药用量,黄芪宜重用,一般 15～45g 左右,1 个月服药 10 天为 1 个疗程,渐至症状消失,再巩固一段为宜。

3.气功预防　患者根据自己的具体情况,选用适当的功法练习。

4.心理调治　经常保持心情愉快,增强战胜各种困难的决心和信心、毅力。适当参加各种有益身心健康的文艺活动等。

（二）康复

康复治疗应贯穿中风病发生发展的始终,早期康复,效果更好。主要内容如下。

1.食疗康复

（1）黄芪猪肉羹:适用于气虚血亏,肾精不足者。每次取黄芪 30g,大枣 10 枚,当归 10g,枸杞子 10g,瘦猪肉 100g,精盐少许。先将猪肉洗净切薄片,与黄芪、当归、大枣、枸杞子一并入锅,加水适量炖汤。肉将熟时,加入少许精盐调味而成。食肉喝汤,可常食之。

（2）薏苡仁粥:适用于痰热互结而致瘫肢拘挛,不得屈伸,大便秘结,言謇,口苦烦躁,苔腻者,每次取薏苡仁 30g,冬麻子 15g,先用水研冬麻子取汁,后将薏苡仁捣碎,入汁煮粥,空腹食之,早晚各 1 次,5～7 天为 1 个疗程。

（3）羊肚粥:适用于肝肾亏虚,痰瘀留滞者。每次取用羊肚 1 具洗净,粳米 100g,姜、葱、豉、椒、蒜五味适量。先将羊肚切成大块与粳米煮粥,下五味调适,空腹食之。

2.功能训练　功能训练主要针对患者遗留的半身不遂、语言障碍和唇缓流涎而设。

（1）肢体训练:在急性期即应当把患者的肢体置于功能位,并定期翻身,清洁皮肤,适当地轻揉患肢;并进行肢体的被动训练。此时,除按上肢、下肢规定的康复动作训练外,还需注意动作要轻柔,和缓,不可勉强拉扯,以免伤及肢体的肌肉和关节。双侧肢体做同样的动作。还要依照先上肢后下肢,先大关节后小关节的顺序练习。对神志清醒患者,要在被动训练的基础上,进行主动训练,一定要按照医生的要求,定时完成每天规定的动作和次数。对动作不规范者,医护人员要及时予以纠正。一般经过一段时间的综合训练,大多数患者就可在他人的帮助下起床下地或行走,但要掌握循序渐进的原则。合理选用各类助行工具,也是非常必要的,可使足下垂、膝后屈得以减轻。

（2）语言训练：待患者神志清醒后，即当鼓励患者讲话，若患者言语障碍，要首先向患者交待清楚病情，动员其配合治疗，并与之约定一些必要的信号，如喝水则张口，不喝水则摇头等，有书写能力者，可令其写出要求，然后即开始语言训练。先教患者发"啊"、"喔"等元音，而后逐渐成词，最后成句。语言康复必须有耐心，掌握循序渐进的原则。

（3）唇缓流涎者的训练：每日坚持做鼓腮、示齿等动作，并自我或由他人按摩患侧。

第五节　失眠

失眠又称不寐，是指经常不能获得正常睡眠而感痛苦的一种症候。失眠即睡眠量减少，表现入睡困难或过早清醒等。病情轻重不一，重者可整夜不能入睡，并伴有精神症状。精神症状明显者，可按精神异常辨证治疗。

【疾病诊断】

失眠可由神经功能紊乱引起，亦可由某些器质性病变而致，临床上最常见的是神经系统功能紊乱所引起的失眠。

容易引起失眠的疾病还有以下几种：

1.贫血　包括各种类型的贫血。表现失眠、头痛、头晕、耳鸣、眼花、畏寒、乏力倦怠、食欲减退、恶心、呕吐、腹胀、消化不良、心悸、气短、皮肤黏膜苍白，严重者有浮肿。叩诊心脏扩大，听诊心尖区收缩期杂音。实验室血常规检查、红细胞比积测定等可协助确诊。

2.甲亢　失眠，性情急躁，易激动，多言，面部潮红，手心热，有汗，食欲亢进，体重明显减轻，往往有持续性低热，眼球外突，颈前弥漫性肿大。体检可听到血管杂音，心律不齐。化验血清 T_3、T_4 增高。

3.皮质醇增多症　肾上腺糖皮质激素分泌过多所致。主要表现向心性肥胖，满月脸，皮肤可有紫纹，常有痤疮，体毛增多、增粗。女子月经减少或停经，男子阳痿，性欲减退，可伴有烦躁、失眠或抑郁、记忆力减退等。化验尿 17-羟明显高于正常，X 线检查可协助诊断。

此外，肝炎、胃炎、消化性溃疡等慢性疾病均可引起失眠。临床上还要注意区别饮茶、饮酒、饱餐、兴奋等引起的暂时性失眠。

【辨证治疗】

失眠的病因病机大致可分为外感和内伤两方面。外感病主要指各种热病，外感病中的失眠属于实证。内伤病主要指阴阳失调,气血不足,气机郁结,痰热内结等,其中虚证较多。失眠又称不寐,古人称不得眠、目不瞑、夜不瞑等。

1.心脾两虚　患者难以入睡,或睡中多梦,易醒,醒后再难以入睡,心悸,神疲乏力,面色萎黄,口淡无味,或食后腹胀,不思饮食,舌淡苔薄白,脉缓弱等。女子可伴有崩漏、月经过多等。此型多见于体质虚弱而有神经官能症者,以及更年期综合征、贫血或大手术之后者。治则:补益心脾,养血安神。归脾汤为主方,可常服归脾丸或人参归脾丸。

2.心胆气虚　失眠,睡中做恶梦,易于惊醒,终日惕惕,胆怯心悸,遇事善惊,气短,倦怠乏力,舌质舌苔正常,脉弦细或动数。治则:益气安神定志。安神定志丸为主方:人参、远志各10克,茯苓、茯神各15克,石菖蒲、龙齿各12克。水煎服。

3.阴虚火旺　失眠,入睡困难,心烦乱不安,口干口渴,咽燥,或伴手足心热,或口舌生疮,舌尖红少苔,脉细数。此型多见于神经官能症、更年期综合征、外感后引起的失眠等。治则:滋阴降火,清心安神。用黄连阿胶汤:白芍12克,黄连、黄芩、阿胶(冲)各10克,鸡蛋黄一个。先将鸡蛋黄在碗中搅拌,再将上面煎好的药汁,趁热冲入碗中,分2次温服。虚烦不寐者还可用酸枣仁汤,酸枣仁30克,茯苓20克,川芎、知母各10克,甘草6克。水煎服。

4.肝郁化火　失眠、性情急躁易怒,或伴头痛,面红目赤,口苦咽干,小便黄赤。大便秘结,舌红苔黄,脉弦数。此型多见于高血压、脑动脉硬化、神经官能症等。治则:疏肝泻热安心神。龙胆泻肝汤加减:龙胆草、柴胡、生地、当归各12克,山栀、泽泻、黄芩各10克,车前子30克(包),木通、甘草各6克,可加龙骨、牡蛎各15克。水煎服。

5.肝气郁滞　因情志刺激后,失眠,胸肋胀闷,善叹息,嗳气不舒,烦躁或抑郁悲伤,苔薄白,脉弦细。见于某些精神病、神经官能症、更年期综合征等。治则:疏肝理气解郁。柴胡疏肝散加味:柴胡、白芍、川芎、香附各12克,枳壳10克,甘草6克,加合欢皮12克,夜交藤、炒枣仁各15克。水煎服。

6.痰热内扰　失眠,心烦,胸脘部发热,口苦目眩,胸闷,恶心,嗳气,痰多,头重、头晕,舌质红,苔黄腻,脉滑数。此型多见于某些精神病、肝炎、胆囊炎、胃炎等。治则:化痰清热,宁心安神。黄连温胆汤为主方。黄连、枳实、竹茹、半夏、陈皮各10克,茯苓15克,甘草、生姜各6克,大枣10枚。水煎服。可加山栀、竹叶各10克。症状较轻,仅有心烦、睡眠不佳,可轻用灯心草、淡竹叶各10克,炒枣仁15克。水煎代茶饮。

7.胃气不和　失眠,脘腹胀满或胀痛,时有恶心、呕吐,嗳腐吞酸,大便臭秽,苔黄腻,脉弦滑。此型多见于胃炎、溃疡病、消化不良等。治则:和胃消食化滞。保和丸为主方:神曲、焦山楂、炒麦芽、莱菔子、茯苓各 10 克,半夏、陈皮、连翘各 6 克。水煎服。

8.血液瘀滞　失眠经久不愈,伴胸痛或胸闷,口唇青紫或舌有瘀斑,舌质暗,脉弦细或细涩。女子可见月经量少,色黑,经期错后。治则:活血化瘀安神。血府逐瘀汤为主方。当归 10 克,生地 10 克,桃仁 10 克,红花 10 克,枳壳 10 克,赤芍 10 克,柴胡 10 克,甘草 6 克,桔梗 6 克,川芎 10 克,牛膝 6 克。水煎服。

轻症失眠可单用酸枣仁 15 克,捣碎水煎,晚上临睡前顿服。对于失眠证的治疗,除用药物外,还要注意精神调摄,生活有规律,加强锻炼,也可做气功来调节气机,养心安神,方能达到更好的效果。

第四章　脾胃病中医特色研究

第一节　脾与五脏的关系及其辨证施治的论述

《伤寒论》中虽没有直接论述脾与五脏相关,没提及五脏相关的名称,但其组方运用,体现了脾与五脏的相关内容。

一、脾与心

脾与心通过经脉密切联系。《灵枢·经脉》篇中曰"脾足太阴之脉……其支者,别上膈,注心中。"又说"足阳明之经……属胃散之脾,上通于心。"张仲景在《伤寒论》中治疗心病时,没单纯着眼于从心论治,而常用补脾之法,即心病从脾论治。如"伤寒二三日,心中悸而烦者,小建中汤主之。""此伤寒二三日,心中悸而烦",在《医宗金鉴》中解释为"伤寒二三日,未经汗下,即心悸而烦,必其人中气先虚,虽有表证,亦不可汗下。盖心悸阳已微,心烦阴之弱……",认为心中悸为素体先虚,以里气虚为先,心气不足、气血双亏、复感寒邪而成。小建中汤即桂枝汤倍芍药加饴糖而成。桂枝汤意在调脾胃,合阴阳,芍药配甘草,酸甘化阴,加饴糖温养脾胃。全方体现了补脾以治心。又如"伤寒脉结代,心动悸,炙甘草汤主之。"炙甘草汤证是真气内虚,心气阴阳俱虚之证,方中大剂量甘草,大枣,人参皆为补脾之品。

小建中汤(伤寒论):桂枝三两(去皮),甘草二两(炙),大枣十二枚(劈),芍药六两,生姜三两(切),胶饴一升(现代用麦芽糖代替),上六味以水七升,去渣,内饴,更上微火消解,温服一升,日三服。呕家不可用建中汤,以甜故也。(计量换算)

炙甘草汤(伤寒论):甘草四两(炙),生姜三两(切),人参二两桂枝三两(去皮),生地黄一斤(酒洗),阿胶二两,麦门冬半斤(去心),麻仁半升,大枣三十枚(劈),上九味,以清酒七升,水八升,先煮八味,取三升去渣,内阿胶烊化,温服一升,日三服,一名复脉汤。

后世医家受其影响,治心重视补脾。《脾胃论》中指出:"夫饮食入胃,阳气上行,津液与气入于心,贯于肺……今饮食损胃,劳倦伤脾,脾胃虚则火邪乘之而生大热,当先于心分补脾之源。"因气虚血不足,不能养心出现心悸、怔忡者,从脾论治。因脾为后天之本,生化气血的源泉,代表方剂归脾汤。

归脾汤(济生方),白术三钱,人参三钱,黄芪三钱,当归三钱,炙甘草三钱,茯神三钱,酸枣仁三钱,木香三钱,龙眼肉五枚(去壳),生姜五片(切),大枣五枚(劈),水煎服。

广州中医药大学邓铁涛研究所,邓铁涛教授在治疗冠心病时,亦强调从脾治心。认为冠心病的本虚以心虚为主,就心虚而言,与脾的关系极为密切。心气虚主要表现为心主血脉的功能低下,而要提高心的功能,则有赖于气血的濡养。脾为后天之本,气血生化之源,补脾可以从根本上起到益心的效果,通过健脾补益心之气血,运用调脾护心法治疗冠心病取得了满意的效果。

冠心病是一个本虚标实之证,正虚(心气虚和心阴虚)是本病的内因,痰与瘀是本病的继发因素。气虚、阴虚、痰浊、血瘀构成了冠心病病机的四个主要环节。

冠心病的本虚以心虚为主,就心气虚而言,则与脾的关系甚大,心气虚主要表现是主血脉的功能低下,而要提高其功能,则有赖于气与血对心得以濡养。脾为后天之本,气血生化之源,脾主升运,能升清阳,从根本上起到益气养心之效,故邓老强调补益心气重在健脾。脾胃健运,则湿不聚,痰难成,亦为除湿打下基础。

治疗冠心病属气虚痰浊者,邓老喜用温胆汤加参。基本方是橘红6g,法半夏10g,茯苓12g,甘草5g,枳壳6g,竹茹10g,丹参12g,党参15g,豨莶草10g,方中用党参补气扶正;丹参活血化瘀;豨莶草通经络,现代研究豨莶草有降压和舒张血管的作用。温胆汤除痰利气,条达气机,邓老使用该方时,喜用橘红代陈皮,以加强开胸之力;轻用竹茹,不在清热,意在除烦宁心,降逆消痞;用枳壳代枳实,意在宽中又防枳实破气伤正。因本病是标实本虚之证,只顾通阳,并非久宜,故加党参益气固本,标本同治。该方用党参一般不超过15g,多用反致补滞,不利于豁痰通瘀。加减法:脾气虚弱可合四君子汤;气虚明显加黄芪、五爪龙或人参6g(另炖),或嚼服人参1.5g,兼阴虚不足可合生脉散;如心绞痛明显可合失笑散或三七末冲服;兼高血压加决明子、珍珠母;兼高血脂症加山楂、何首乌、麦芽;兼肾阳虚加淫羊藿;兼血虚者加黄精、桑寄生、鸡血藤。

二、脾与肺

手太阴肺经"起于中焦",脾与肺是相互络属关系。二者生理病理密切相关。生理上脾肺是相互关系,土生金,脾为肺之母。《素问·经络别论》曰:"饮食入胃,游溢精气,上输于脾,脾气散精,上归于肺,通调水道……"。脾之阴液上输于肺,才能使肺得于滋养。"土之生津,全在津液以滋之"。"脾为至阴之脏"脾又需借助于肺的作用,由肺来升提布散。病理上,母病及子,脾病常及肺。《伤寒论》中太阴主脾土,若太阴虚寒,土不生金,则咳喘痰多而稀,纳差便溏。此乃脾病及肺的体现。脾为生痰之源,肺为贮痰之器,脾主运化,若太阴虚寒,脾失健运,水湿不运,停聚为痰。上犯于肺,则见咳嗽痰多清稀。再如肺开窍于鼻,鼻塞、流清涕,经常反复发作者(包括过敏性鼻炎),只要出现脾虚的症状,即应从脾论治,后世以参苓白术散主之。

参苓白术散(局方):人参,茯苓,土炒白术,陈皮,炙甘草,山药各二斤,炒扁豆一斤半,莲子肉,砂仁,炒薏苡仁,桔梗各半斤,共为末,早晚各6~8克。

本方异功散+山药、莲子肉补益脾胃,扁豆、薏苡仁健脾渗湿,砂仁理气和胃,桔梗能载药上行,还能防止辛温香燥的药物伤脾阴,从而补土生金。

《伤寒论》中治肺痰时重视治脾。如"火逆上气,咽喉不利,上逆下气,麦门冬汤主之"。脾为肺之母,土能生金。若脾阳虚损不能润金,则津燥生热,虚火上炎,而见咽喉干燥不利。张仲景重用麦门冬润肺养胃并清虚热,加用人参、大枣、粳米滋脾以润肺,体现了培土生金。

阴:麦门冬汤(金匮):麦门冬七升,半夏一升,人参三两,甘草二两,粳米三合,大枣十二枚,上六味,以水一斗三升,煮取六升,温服一升,日三夜一服。

喻嘉言云:"此胃中津液干枯,虚火上炎之证,治本之良法也。于麦门冬、人参、甘草、粳米、大枣大补中气,大生津液队中,增入半夏之辛温一味,以利咽下气,非半夏之功,实善用半夏之功,擅古今未有之奇矣"。

阳:甘草干姜汤治疗"肺痿吐涎沫而不咳者,其人不渴,必遗尿,小便数"之肺痿虚证。方中炙甘草、干姜振奋脾胃,使中气得健,脾气得运,化生气血而荣则肺金,体现了从脾治肺的思想。

甘草干姜汤(伤寒):甘草四两,干姜二两,上两味以水三升,煮取一升五合,去渣,分温再服。

方中甘草为君,用量倍于干姜,取甘守津回之意。干姜温肺脾,使气能化津,水谷归于正化,则吐涎自止。《金匮·辑文》说:"此证虽云肺中冷,其源本尝不由脾胃虚乏,故主此方,盖于大病嗟后喜唾者,主以理中汤意略同。"因此甘草干姜汤中,可加入人参、白术、大枣、茯苓之类药品,则效力更佳。

三、脾与肾

张仲景在《伤寒论》中治肾兼顾治脾,如治"腹痛,小便不利,四肢沉重疼痛。自下利者"又如"心下悸，头眩，身𬌗动"之肾阳虚水泛证，以真武汤治之。方中白术、茯苓之相伍，正是通过健脾以制水，从而有利于肾气主水。少阴肾气的充实壮大，有赖于后天水谷精微的供养。肾气充足，以脾气强盛为前提。脾虚、肾气亦不能充实，此为脾虚及肾。故少阴发病多见吐、利、手足逆冷。又如 388 条"吐利汗出，发热恶寒，四肢拘急，手足厥冷者，四逆汤主之。"389 条"既吐且利，小便复利而大汗出。下利清谷，内寒外热，脉微欲绝者，四逆汤主之。"四逆汤方中生附子壮下焦元阳，临床用制附子，逐在里之阴寒，干姜既助附子回阳，又可温运脾阳以救助肾阳，炙甘草通过补益脾气达到温肾，使肾有气化之机。

真武汤(伤寒)：茯苓三两，芍药三两，白术二两，生姜三两(切)，附子一枚(炮去皮破八片)，上五味以水八升，煮取三升，去渣，温服七合，日三服。

若小便利者去茯苓；若下利者，去芍药，加干姜；若呕者去附子加生姜，足前为半斤；若咳者加五味子半升，细辛、干姜各半。

四逆汤(伤寒)：甘草二两，干姜两半，附子一枚(生用去皮，破八片)，上三味以水三升，煮取一升三合，去渣，分温再服，强人可大附子一枚，干姜三两(强人：体质壮实的人。大附子一枚，大：即大剂量(倍量)，即用附子两枚)。

四、脾 与 肝

肝脾二脏在生理上、病理上密切相关。如《难经·七十七难》"见肝之病，则知肝当传之于脾，故当先实其脾气。"《金匮要略·脏腑经络先后病》说："见肝之病，知肝传脾，当先实脾……脾实则肝自愈。"张仲景治肝病兼顾理脾，如经方中的名方小柴胡汤"伤寒二三日，中风、往来寒热、胸胁苦满、嘿嘿不欲饮食、心烦喜呕、或胸中烦而不呕、或渴、或腹中痛、或胁下痞硬、或心下悸、小便不利、或不渴、身有微热、或咳者，小柴胡汤主之。"小柴胡汤治疗少阳病，方中柴胡、黄芩疏解少阳，以治寒热往来、胸胁苦满，人参、半夏、姜、枣、炙甘草调补脾气。通过调补脾以滋肝，使肝气疏泄，发挥正常功能。《张氏医通》云："其中人参、甘草补中者，以少阳气血皆薄，全赖土膏滋养，则木气使得发荣。即是胃和则愈之意。用姜、枣和胃者，不过使表里之邪，仍从肌表而散也。"《伤寒论》第 102 条曰"伤寒。阳脉涩，主气血虚；阴脉弦，病在少阳。法当腹中急痛，先与小建中汤；不嗟者，小柴胡汤主之。"此中焦虚寒，土虚木盛，腹中急痛，先以小建中汤温中健脾，调补气血。方中重用饴糖，佐以甘草、大枣之缓急以补中，意在是脾胃充实，而使肝胆之气无以相乘，即脾实肝病自愈之意。服小建中汤仍不解，则与小柴胡汤和解少阳之邪气。又如吴茱萸汤主治"干呕、吐涎沫、头痛"之厥阴肝寒证，方中除了吴茱萸、生姜温肝散寒降逆之外，更用人参、大枣以补脾气。肝血才能充沛。肝体不燥而疏泄正常,才能刚柔相济。故曰"食气入胃,散精于肝",才得以发挥肝的正常功能,治肝的同时,兼顾理脾。《内经》云:"厥阴(肝病)不治,救之阳明(胃经)。"论厥阴治法,"有调其中气,使之和平。"所谓调其中气,即调理脾胃之气,而肝气自和平也。"木赖土荣",清代著名温病学家叶桂:"有治肝不应,当取阳明之说。"

小柴胡汤(伤寒论):柴胡半斤,黄芩三两,人参三两,半夏半升(洗),甘草三两(炙),生姜三两(切),大枣十二枚(劈),上七味,以水一斗二升,煮取六升,去渣,再煎取三升,温服一升,日三服。

若胸中烦而不呕者去半夏、人参,加瓜蒌一枚;若渴者去半夏,加人参(合前成四两半),若腹中痛者去黄芩,加芍药三两;若胁下痞硬者,去大枣,加牡蛎四两;若心下悸,小便不利者,去黄芩,加茯苓四两;若不渴,外有微热者,(临床用小柴胡汤,发热者不用参)去人参,加桂枝三两,温服微汗愈;若咳者,去人参、大枣、生姜,加五味子半升、干姜二两。

吴茱萸汤(伤寒论):吴茱萸一升(洗),人参三两,生姜六两,大枣十二枚(劈),上四味以水七升,煮取二升,去渣,温服七合,日三服。

痛泻要方(原名白术芍药散)(景岳全书):白术(土炒)三两,白芍(炒)二两,陈皮(炒)两半,防风二两,或煎或丸或散,久泻者加炒升麻18g,(现代用法参照原方比较)酌定用量,作煎剂煎服。

主治:肠鸣腹泻,大便泄泻,泻后仍腹痛,舌苔白薄,脉两关不调,弦或缓,脾虚木乘。泻责之脾,痛责之肝,脾责之虚,脾虚肝实,故令痛泻,白术燥湿健脾,白芍养血泻肝,陈皮理气醒脾,防风散肝舒脾,四药配伍可以补脾土而泻肝木,调气机以止痛泻。若久泻清阳不升,加升麻升清阳而止泻。

逍遥散(太平惠民和剂局方):柴胡(去苗),当归(去苗微炒),白芍,白术,茯苓(去皮)各两,甘草五钱,生姜(切),薄荷少许,共为末,丸剂每日2次,每次6～9g。同煎至七分去渣,不拘时,现代用药参照上面剂量水煎。柴胡疏肝解郁;当归、白芍养血柔肝,白术、茯苓健脾祛湿,使气化有权,气血有源,炙甘草益气补中,缓急止痛;生姜、薄荷辛味能散,助柴胡散肝解郁。

主治:肝郁血虚,寒热往来,头痛目眩,口干咽燥,神疲食少,大便稀,月经不调,乳房作痛,脉弦而虚。

加减:

1.逍遥散＋丹、栀,加味逍遥散;主治:肝郁血虚、化火生热,烦躁易怒,自汗盗汗,口干,小便涩痛。

2.逍遥散＋生地或熟地，黑逍遥散；功效：疏肝、健脾、养血、调经；主治：肝脾血虚，临经腹痛。

后世的逍遥散、痛泻要方即是疏肝健脾的代表方。

人体是一个有机的整体，各脏腑组织之间存在着密切的关系，生理上相互关联，病理上相互影响。脾与五脏相互关联，治脾可以治五脏。虽然《伤寒论》中未直接提及，但临证用药已有体现，而张仲景治脾之法勿忘顾护脾阴。如小建中汤（芍药甘草酸甘化阴）、麦门冬汤（重用麦门冬养阴）的应用。《金匮要略·血痹虚劳病脉证并治第六》中说："虚劳诸不足，风气百病，薯蓣丸主之。"虚劳诸不足，抗病力薄弱，易受外邪侵袭，张仲景采用薯蓣丸治之。

薯蓣丸（金匮要略）：薯蓣三十分，当归，干地黄，豆黄卷，甘草各二十八分，川芎，麦冬，芍药，白术，杏仁各六分，人参七分，柴胡，桔梗，茯苓各五分，阿胶七分，干姜三分，白薇二分，防风六分，大枣百枚为膏，二十一味，末之，炼蜜和丸如弹子大，空腹酒服一丸，一百丸为一剂。

方中主药薯蓣即山药，是补益脾阴之要药，实为滋脾阴以安五脏。

山药：性味甘、平，归肺脾二经；功效：补脾胃、益肝肾；临床应用：①用于脾胃虚弱：食少体倦、泄泻及妇人白带等症；②用于肺虚久咳症；③用于肾虚梦遗、滑精、小便频数症。

山药性平不燥，作用缓和，为一味平补脾胃之佳品，不论脾阴虚、脾阳虚均可应用。

山药原名薯蓣，补而不滞，不热不燥，能补脾气而益胃阴，故为培补脾胃、性质平和的药物，至于它补肺益肾的作用较弱，一般只能作为辅助之品。

张仲景的脾阴思想，对后世医家有重要的指导意义。张锡纯对脾阴进行了较详细的论述。张锡纯在《医学衷中参西录》中引用了陈修园的精辟论述。"脾为太阴，乃三阴之长，故治阴虚者，当以滋脾阴为主，脾阴足，自能灌溉诸脏腑也。"脾阴为营阴之本，临床治疗中均要顾及脾阴。药疗、食疗均有佳效。

目的：

1.旨在提示脾胃为后天之本，气血生化之源，中枢的重要性，临床上气血不足者责之于脾胃；但脾又主运化水湿，出现湿困脾胃、运化失常者也要重视健脾、醒脾、化湿。

2.通过脾与五脏的关系分型，提示临床辨证施治的重要性，重点学辨证，辨证明确，方法自然就产生了，其次才是学习经验。

第二节　浙贝母在脾胃病中的应用

胃病患者,时有呕吐之症。若胃脘畏寒喜暖,漉漉有声,头眩而呕,吐出多量液体,轻者数日一吐,重者每日必呕,均属胃中痰饮。由于中阳不振,水谷入胃不易消化,水反为湿,湿留成饮。加以胃中之液下入小肠不易,潴于胃中,随胃气上逆而吐出,是以小溲渐少,形体日瘦。

此症可见于消化性溃疡伴有幽门不完全梗阻之患者,凡有胃下垂者,亦易罹此。仲景"诸呕吐,谷不得下者,小半夏汤主之""胃反吐而渴欲饮水者,茯苓泽泻汤主之"。《金匮·呕吐哕下利病》,均为有效之方。

小半夏汤系诸种呕吐之通用基本方。茯苓泽泻汤(茯苓、泽泻、白术、桂枝、甘草、生姜)包含苓桂术甘汤,又是五苓散之类似方,功擅祛饮止呕而利小便。余尝以上述两方为主,治疗溃疡病引起幽门不完全梗阻20多例。其中茯苓、泽泻各用20～30克,并配以通草加强通利之功,加蜣螂以祛瘀散结,或再加红花活血,大多获效,使呕吐止而诸症改善,小溲随之增加。药须浓煎,于吐后约10～20分钟服之。

如属住院患者,亦可用胃管插入,抽尽胃中潴留液后,注入药液,拔去胃管。嘱病人右侧卧,腰臀部稍垫高,以利药液充分作用于幽门病位。若病人呕吐较多,胃气不降,可令其在服药前后嚼生姜数片,舌上知辛为度,吐去姜渣,以防其吐。

病重而幽门不完全梗阻较甚者,每日加用云南白药1～2克,入药液中调匀后服用,或从胃管中注入。一般投药5～7剂,呕吐可得以改善或控制。饮食以半流质少量多次为宜。若10剂不效,呕吐不减轻,提示幽门梗阻病变较重,必要时应考虑外科手术治疗。此法亦寓有诊断性治疗之意。

关于前述《金匮》茯苓泽泻汤,古人立方意在以利水之品祛饮而止吐。然结合幽门病理改变,凡服药有效者,可能因药物作用于梗阻部位,改善或消除组织中之水肿,使幽门管得以通畅,胃中内容物下入小肠,才能使小便增加。故其机理可能是由于茯苓泽泻汤先消除幽门梗阻组织中的水肿,然后达到利小便的目的。古方之意深,古方之效良,值得进一步研究。

景岳化肝煎善清肝热,与左金丸配用,可治肝胃郁热之胃脘胀痛。方中浙贝母一般多用以治疗肺疾痰嗽,按《本草正》早载"入足阳明、厥阴",《本草正义》列述其多种功用,认为"无非清热泄降四字,足以赅之"。转引《别录》:"疗腹中结实,心下满……苦泄散结,皆能主之。"近代以其能制酸,与乌贼骨配伍,研成粉剂,治疗胃、十二指肠溃疡病。但从杨老临床经验体会,浙贝母既能制酸,而对慢性萎缩性胃炎有郁热而胃酸少者,贝母亦能增酸,似有双向作用,关键在于用药的配伍。

　　肝胃郁热证,浙贝母可与黄芩、丹皮、白芍、黄连、蒲公英等配伍。中虚(脾胃气虚)胃寒而多酸者,可在党参、黄芪、茯苓、炙甘草、桂枝、白檀香(或沉香)、煅乌贼骨或瓦楞子等方中加入浙贝母。同阴不足而兼气滞者,北沙参、麦门冬、川石斛、泽泻、佛手片(或花)橘皮等药与浙贝母时用。寒热兼夹者,亦可据症加入此药。不少患者症状较著,改善迟缓,一经加用浙贝母而治效明显。

　　例如:2016年8月12日诊张某,女,26岁。患浅表性胃炎急性活动,胃脘隐痛、灼痛已历1年,嘈杂不适,深感痛苦。视其舌苔薄白,诊脉弦而数,口干而欲热饮。病属胃脘痛,寒热夹杂,杨老阅前诊诸方,似无不合,乃加入浙贝母10克,不意服后很快见效。服5剂脘痛减轻,10剂后疼痛基本消失,但大便微溏,如入炒山药、炒白术,药后大便正常。共服25剂,脘痛未作。随访年余,偶有小发作,服前方数剂即可控制。用药仅差一味,治效即不相同,亦可见景岳立方用药之妙。

第三节　乌梅丸在胃肠疾病中的应用

一、试述乌梅丸证与慢性萎缩性胃炎和溃疡性结肠炎

　　慢性萎缩性胃炎(CAG)系临床常见病,被 WHO 列为胃癌癌前状态之一,目前尚少满意疗法。我们通过临床发现,乌梅丸证与 CAG 和溃疡性结肠炎有吻合的方面,本文就此问题探讨如下。

　　1.乌梅丸出自东汉张仲景的《伤寒论》,用于治疗寒热错杂之蛔厥证,另在《金匮要略》也见论述,列蛔厥条下,主治相同。正是由于此,加之乌梅丸对蛔虫性疾病有确切疗效,古今医家多从治蛔解释,将其列为治蛔专方,高等中医药院校《方剂学》教材,亦将其列在"驱蛔剂",仔细分析《伤寒论》原文及后世的应用,不难发现,乌梅丸绝非治蛔专方,而当属厥阴病提纲之主方。《伤寒论》326 条"厥阴之为病,消渴,气上撞心,心中疼热;饥而不欲食,食则吐蛔。下之,痢不止。"338 条"蛔厥者,乌梅丸主之,又主久利。"

　　第一,从方剂的药物组成看,乌梅丸的 10 味药物,只有花椒有杀虫驱蛔作用,且不是主药。君药乌梅,只有安蛔之力,且因其味酸性涩,尚有敛肝柔肝,生津止渴,涩肠止痢,敛肺止咳等诸多功效。辛温之花椒、细辛、附子、干姜、桂枝,苦寒之黄连、黄柏,甘平之人参、当归相合,共奏疏调肝脏,补益脾土,温阳补虚,祛寒清热,和调阴阳,制虫安蛔之功,而决非驱蛔之一途径。

第二，从乌梅丸出处看，《伤寒论》326条，为厥阴病提纲，反映了厥阴病寒热错杂的病机特性，其中"下利"与"吐蛔"不是必备之证，结合证状分别为误下和强食所致。而338条"蛔厥者乌梅丸主之，又主久痢。"此二证均系厥阴病变证，此为纠偏之举。此吐蛔与下利虽属厥阴病变证，然其实质还是从厥阴病基本病机上衍生而来的，仍属寒热错杂，只不过是出现了几个特殊症状而已。因此乌梅丸当属厥阴病之主方，其主证仍是厥阴病提纲所述之主证，仲景不言者，这是常态，知常达变之法，是《伤寒论》的又一特色。

第三，从乌梅丸的配伍看，全方反应出酸苦辛甘法的特征，酸以柔肝、辛以舒肝调中、苦以清热、降胃泻浊、甘则和缓、调补气血，正符合厥阴之病机。

第四，从目前临床看，现代对乌梅丸的应用已远远超出了蛔厥、蛔虫性疾病。据有关报道，以本方治疗内外妇儿诸科多种疾病皆有较好的疗效。（30余种）

分析这些疾病，病证虽复杂，但基本证候所反应的病机如寒热错杂、肝脾（胃）不和、厥阴经气不充所致阴阳气血不相接顺等，均属厥阴病提纲证所列的病机范畴。

如上所述，乌梅丸并非仅为治蛔厥而设，其功效全面，其常证为厥阴病之主证，对此古代医家有所述。如清代医家柯琴即云"仲景此方，本为厥阴诸证之法。王叔和编于吐蛔条下，令人不知有厥阴主方。观其用药与诸证相符，岂止吐蛔一证耶。"陈灵石亦云："此为厥阴病之总方，注家所谓蛔得酸则静，得辛则伏，得苦则下，犹浅之乎则乌梅丸也。"此说甚为透彻，颇合情理。

2.乌梅丸证与CAG特征相符

（1）主证一致：乌梅丸证为厥阴病提纲证，而CAG在病变的过程中亦多围绕肝脾（胃），可出现与之相似的证候，如心中热痛（胃脘痛、胃脘嘈杂），气上撞心（撑胀饱闷、胃脘痞闷不舒、嗳气），消渴（口干欲饮），饥而不欲食（胃中嘈杂似饥，纳差食少，食后不舒），食则吐蛔（恶心欲吐）等。

（2）病机吻合：二者在主要得病机上存在着吻合之处，主要体现在以下几个方面：

①在病性上，二者均表现出寒热错杂、虚实可见之特征。

寒热互化及并存，乌梅丸证的主要特征即为寒热错杂，而CAG属于慢性疾病寒热互相转化，或由寒而热、寒热并存、或由热而寒，寒热错杂。

虚实演变及多样化：乌梅丸的另一个病性特征即虚实互见，其中有阴阳、气血互损，对照CAG之病机，亦同样存在着上述病机。一般而言，CAG初期多为实证，久病不愈，反复发作，脾胃虚损，可由实转虚。脾胃虚寒者，易受寒邪或运化无权，又可饮食停滞，故临床表现为虚实夹杂之证。就 CAG 病理变化而言，亦符合虚实并见这一特征。首先是固有腺体的萎缩，胃黏膜色淡，以灰色或灰白色为主调，粘膜变薄，粘膜下血管显露，胃壁蠕动较弱等，符合脾胃虚弱的证象；同时又有胃黏膜充血、水肿、呈花斑状，甚至可出现糜烂、充血、溃疡，常见肠化生及不典型增生等。属中医之瘀、痰、热之范畴。

CAG 不仅存在着虚实互见，且在阴阳、气血方面亦存在着多样化。

其一是气血俱病：病初因气血寒热互见，之气机升降失常，胃气壅滞，脾气虚弱，病在气分。病久则由气入血，气滞血瘀，形成瘀血疼痛。从 CAG 病理变化而言，初起腺体萎缩，粘膜变薄，色调不匀等，继之出现不典型增生，粘膜表面粗糙不平，呈颗粒或结节突起，粘膜下赤丝血缕等。再如病理活检，既可见固有腺体的萎缩，甚至消失，又可见肠上皮化生、异型增生等。从分子生物学角度来看，其发展演变过程中，既有胃黏膜 DNA 的损伤，又有在此基础上的 DNA 自发合成加快，细胞呈过度增殖状态等，同样符合中医关于由气入血（瘀），由轻转重的变化。同时就虚实而言，胃为多气多血之腑，初病邪多伤气，出现脾胃气虚之证，多见纳呆、乏力等，久则化源匮乏，血不自生，出现血虚之证。临床可见 CAG 患者多伴贫血，从现代医学而论，一则由于患者食欲较差，摄入量不足，再则由于腺体萎缩，盐酸分泌减低或缺乏，加之吸收不良，结果造成缺铁性贫血，或恶性贫血，与上述论述一致。

其二是阴阳互损：阴阳互根为用，任何一方虚损久久不复，必然导致另一方受累，从而出现阴阳俱损之机。CAG 由于病程长，这一病机尤为突出，或初为寒证，损伤阳气，脾胃气虚，阳不化阴，久致阴津不足；或初为热证，损伤阴津，阳失化源，久致阳虚，从而出现阴阳俱损之证。就临床而论，CAG 患者每有胃酸分泌不足，甚或缺如，符合胃阴不足之机，又因其消化不良，脾胃运化无力；同时 CAG 患者每见形体消瘦、面色灰垢少华或面色萎黄、面容憔悴、目睛少神，精神萎靡不振、少气乏力、眼球活动呆滞等阴阳气血俱亏之象，因此现象与病情密切相关，一般而言，病程长，病情转重之时，这一证象尤为明显。

②在病位上，二者皆属于胃、肝、脾的病变，乌梅丸的主要病机肝木横克脾为病机，对照 CAG 同样也存在着这一特征。

基本病变在胃：CAG 的病变基础是局限性或广泛性的胃有腺体萎缩，数量减少，伴有不同程度的胃分泌功能低下，而其临床表现，亦多围绕胃脘部的疼痛、痞闷不舒、食后不舒等出现，属中医"胃脘痛"、"痞证"等病之范畴。

肝木常易横克胃土，出现胃脘疼痛，对此，诸多医家已有充分认识，情绪低落、或情志不畅的人群，患 CAG 的较多，在论治过程中，又常因情绪波动而加重等，说明肝脏功能正常与否,对 CAG 的发病及预后至关重要。肝病不仅是导致 CAG 发病的重要因素,也是导致 CAG 病情加重、病程延长的因素之一。

脾虚运化无力:脾胃互为表里,经络互相络属,生理上的密切联系,必然导致病理上的相互影响。就 CAG 而言,病初或饮食不节、过食生冷、感受寒邪或久病脾虚运化失司,症见胃脘不适,食少纳差等,继之以脾虚不复后天失调,疾病由气及血,导致血亏、寒生,进而影响肾阳,致全身气血不足,阴阳俱亏。临床表现每见面色由白转为青黑,纳呆腹胀,头晕乏力,甚则消瘦肢冷,身体抵抗力下降,腰痛膝软等全身多系统病变。由此可见,脾虚(生寒)既是疾病的初起始动原因之一,又是本病加重、恶化的重要环节,不可等闲视之。

(3)病势一致:乌梅丸证为寒热错杂,虚实互见之证,治疗当寒热并用,阴阳气血双调,理肝、调脾、益胃,不可误下,若误用攻下,则下寒更重,故云:"若下之,则痢不止"。而 CAG 因病程较久,正虚明显,苦寒攻下,当属禁忌,已是人所共知,此不赘述。

(4)治法贴切:乌梅丸所体现的治法为酸苦甘辛复法,其寒热并用、阴阳气血同调、理肝、调脾、益胃,此对 CAG 的治疗,确为贴切。

①CAG 病机复杂,治难单一,法当复合:如上所述 CAG 由于病程较长,不等同于一般胃脘痛。临床多表现为寒热交错,虚实并见,肝脾胃俱病,阴阳气血失调的病理变化。因此治法上,就要求针对这一特殊病机,采取相应的综合措施,否则清热有增寒之弊,散寒存助火之忧,攻邪虑其伤正,扶正恐其资邪,补气常常动血,养血每每损气,补阳有恐耗阴,而滋阴又怕伤阳,种种弊端不一一说了。我们在临床发现,CAG 患者大部分在接诊前均已经经过中西医多方治疗,而疗效欠佳,使用综合复法后,起效迅速且无明显不良反应。究其病机:寒热并用,清热且不助寒,散寒而不生火;攻补兼施,祛邪而不伤正,扶正而不助邪;阴阳双调,壮阳不伤阴,滋阴不损阳;气血齐补,则补气行气而不动血,养血活血而不伤气。且热去有助于寒解,阳升而阴复,阴复而阳旺,邪去正复,正复有助于祛邪,气行血行,气足则血生,血活则血通,血复而气有所依,更切合 CAG 复杂病机。

②酸苦甘辛,扶正达邪,切中关键。辛苦同用,辛开苦降,寒暄中州。CAG 的主要表现为胃脘疼痛,心下胀满不舒,其病机关键在于中焦气机停滞,痞阻不通,故治疗之目的旨在促进中焦升降,气机之通,从而恢复中交枢纽功能,故在用药上,当择促其升降者用之。辛味之药具有辛散温通之效,能升能散,可开结滞,燥痰湿,畅利心胸之机,促进升、清;苦味之药具有趋下、沉降、清热、解毒之功,多入于胃,而降胃之浊气。辛苦配伍,辛开苦降,升清降浊,脾胃升降有序,自无壅滞之弊,不但解

决了"不通则痛",且也使机体纳化功能恢复有望,饮食一入,水精四布,化气生血,正盛邪却。

酸辛相配,柔肝疏肝,调木扶土,肝体虚用亢,郁而横犯,在 CAG 中占有重要位置。肝体阴而用于阳,故恰当酸辛并举,体用双调,以酸之收,合于甘味,酸甘化阴,以实肝体,柔肝用,阴长而阳潜,体实而用调,以辛之散升,助肝气条达,疏肝正常则无克脾犯胃之忧。酸、辛二味,一为顺乎肝性,促其气机条达,肝气舒展;一为收敛肝气,柔润肝体,防其过亢。一实肝体,一助肝用,二者相合,柔肝体、滋肝阴、缓肝急、平肝气(过亢之气),而无郁滞肝气之弊;畅肝气、解肝郁、助肝用、而无太过之忧,使肝气柔和,疏泄有度,不能克脾犯胃。

酸苦泄热,辛温散寒,祛除邪气,CAG 中湿热与寒邪交错,不仅是疾病发生的始动原因,而且亦是导致病情恶化的重要因素,因此铲除病邪,是正气恢复的前提,由于寒热二邪属性相反,故当寒热并用。酸苦之味多有清热燥湿之功,又有降泄胃浊之效,即"酸苦涌泄为阴之意",二者相合,育阴清热,对 CAG 患者因热邪久羁,灼伤胃阴之机颇有贴切,即可补胃津之不足,又能消弥散之邪热,使热去阴生,有利于热气修复。辛温之品,辛可走散,畅肝理脾,温能散寒,对寒邪之恋,脾阳不足之CAG 最为适宜。是二组相合,清热酸苦得辛温之助,凉而不寒,无助寒之忧,散寒之辛温得酸苦之助,温而不热,无助热之虑,更得酸以入肝,平木柔体,使热去寒散,病自向愈。

辛甘化阳,酸甘化阴,扶助正气,如上述所述 CAG 的过程中,普遍存在着阴阳气血俱虚之机,对此,辛、酸、甘味相互配合,具有良好的效果。辛味多温走窜不定,流动不居,既能温补阳气,又可助肝脾升发,开中焦结气,以推动中焦气机。惟其性走窜,多具刚烈,用之恐耗阴津,故与甘味合之,则辛温助阳,通达阳气之性不变,而庶免刚烈之性。并且甘入脾胃,与辛味相合,使其甘缓留中,作用更具针对性。一则可补中阳虚,再则可散中焦寒邪。酸入肝,与甘味相伍,酸可生津,甘可缓急,调肝护土,酸甘化阴,以复阴亏,护胃柔肝,缓急止痛。与辛相合,无腻脾碍胃,阻滞气机之弊。辛甘化阳,得酸甘则升阳、补阳,助阳无伤阴之忧,可达阴阳双修之效。

甘缓和中,调补脾胃,顾护气血:

CAG 病程较长,治疗亦需长期服药(6 个月以上),故当以顾正。甘味之品"能补、能和、能缓,"辛之太过,易助火伤阴,苦寒过极,伤阳败胃,以甘味配伍,使其功能不改性情缓和,对慢性疾患,尤最重要。再者甘味入脾,多有益气助血之功,因脾气恢复,化源充足,故甘味之品,对 CAG 久病体虚,脾胃不足,确有殊功,脾胃气复,化源充足,阴阳气血速复,正胜邪却,邪去正自安,况且甘又能缓急止痛,对消除症状,改善患者生存状态,良有益处。

3.乌梅丸与 CAG 颇为切合

其一,乌梅丸系酸苦辛甘复法的典范,配伍严谨,切合 CAG 之病机。方中药物均为治疗胃脘痛的常用之品,此不赘述。

其二,乌梅丸中的药物均对 CAG 病理变化有针对性,主要表现在以下几个方面:

(1)抗菌作用:现代研究证实,CAG 与 HP 感染有关,HP 在 CAG 中普遍存在,且于 CAG 病变程度密切相关,提示是一种致病菌。乌梅丸中诸多药物均有不同程度的抗菌作用,尤其是黄连,单用已用于治疗 CAG 疗效显著,从而有望通过抑菌和杀灭 HP 达到治愈的目的。

(2)抗炎作用:CAG 的基本病变之一,固有膜的炎性反应,一般而言,凡病属活动期者,均有炎症细胞浸润。乌梅丸中全部药物均有不同程度的抗炎作用,通过这些药物的作用,有望达到预期的治疗目的。

(3)免疫调节作用:现代研究证实,CAG 与免疫功能失调有关,乌梅丸中的许多药物,如:桂枝、附子、干姜、当归、黄连等均有不同程度的免疫调节作用,有利于炎症的消散,和增生的逆转。如上所述,乌梅丸的组成药物,对 CAG 病理改变有针对性,从而为临床应用奠定了基础。

(4)乌梅丸对 CAG 确有疗效,实践证明:

①乌梅丸对 CAG 有肯定疗效,主要体现在改善临床症状,减轻和逆转局部病理变化。

②其作用机理与下列因素有关:杀灭致病菌(HP),祛除病因,减轻了对胃粘膜的有害刺激。刺激胃黏膜产生内源性粘膜细胞保护物质,从而保持了胃黏膜的完整,减轻了炎症反应。加强胃粘膜屏障功能,提高胃黏膜血流量,从而有利于胃粘膜的完整和修复,减轻或逆转病理变化。调整胃肠激素,抑制了胃粘膜的过度增生,且可调整免疫系统。减轻腺体破坏、上皮增生和肠化生,从而有利于病变的修复和逆转。

二、乌梅丸对溃疡性结肠炎的治疗

溃疡性结肠炎(UC)是以腹泻、粘膜脓血便、腹痛、里急后重为主要症状,以结肠粘膜慢性炎症和溃疡形成为病理特点的一种慢性炎症性肠病。被世界卫生组织(WHO)列为现代难治病之一。

UC 属中医"泄泻""痢疾""休息痢"的范畴,乌梅丸示中医学临床实践中常用于治疗 UC 病的有效良方。

中医认为 UC 病位在肠,涉及脾、胃、肝、肾。

病因病机为先天禀赋不足,后天功能不健,在此基础上外邪(以湿邪为主)、饮食不节或忧思、恼怒等致脾胃损伤,传导失司,水湿内停,损伤肠络,血败肉腐,化为脓血而下。病程日久,正虚邪恋,形成本虚标实,寒热错杂之证。乌梅丸治蛔厥,亦治下利。《伤寒论》338 条指出"蛔厥者,乌梅丸主之,又主下利。"

方中重用乌梅醋渍以涩肠固脱止泻,桂枝、蜀椒、细辛、干姜、附子辛热温脏散寒,黄连、黄柏清利湿热,当归、人参调补气血,合用则有祛除寒热,调补气血,涩肠止痢之功,故适用于寒热错杂、气血亏虚的久泻久痢之证。

三、厥阴证之提纲

326 条厥阴之为病,消渴,气上撞心,心中疼热;饥而不欲食,食则吐蚘。下之,痢不止。

消渴:指渴而多饮。

气上撞心:即气上冲心。是指病人自觉有一股气从上腹上冲心胸部的症状。

吐蚘:蚘即蛔字。吐蛔即呕吐蛔虫。

厥阴病,阴阳错杂,阴阳交争,厥热往来。本条系上热下寒,消渴,气上撞心;心中疼热为上热,饥而不欲食,食则吐蛔为下寒,证见寒热错杂,治宜辛苦并投。若以上热为实而下之,则下寒益甚,故利不止。

338 条伤寒脉微而厥,至 7、8 日肤冷,其人躁无暂安时者,此为脏厥,非蚘厥也。蚘厥者,其人当吐蚘。今病者静,而复时烦着,此为脏寒。蚘上入其膈,故烦,须臾复止,得食而呕又烦者,蚘闻食臭出,其人常自吐蚘。蚘厥者,乌梅丸主之。又主久利。

脏厥:脏寒而厥,烦躁,无暂安时,且厥而肢冷。

蚘厥:因蛔而厥,时作时止,有暂安时,厥在四肢。

藏寒:指脾胃虚寒。

又主久利:《千金翼方》只作为细注,喻嘉言曰"脏厥者,正指肾而言;蛔厥者,正指胃而言也。曰脉微而厥,则阳气衰微可知,然未定其脏厥、蚘厥也。惟肢冷而躁无暂安,乃为脏厥,脏厥用四逆汤及灸法,其厥不回者,主死。若蚘厥则时厥时止,未为死侯。乌梅丸中酸苦辛温互用,以安蛔温胃益虚。久利而便脓血亦主者,能解阴阳错杂之邪故也。"

乌梅丸方：

乌梅 300 枚，细辛 6 两，干姜 10 两，黄连 16 两，附子 6 两(炮去皮)，当归 4 两，蜀椒 4 两(出汗)，桂枝 6 两(去皮)，人参 6 两，黄柏 6 两。

上十味药共筛，合治之，以苦酒(醋)渍乌梅一宿，去核，蒸之五斗米下，饭熟捣成泥，和药令相得，内臼中，与蜜杵二千下，丸如梧桐子大，先食饮服十丸，日 3 服，稍加之二十丸。禁生冷，滑物，臭食等。

细辛 6g，干姜 10g，附子 6g，蜀椒 4g，桂枝 6g＝32。

黄连 16g，黄柏 6g＝22。

人参 6g。

当归 4g。

两＝3g。

乌梅 300 枚。

第四节　三七在胃病中的应用

北京大学医学部第三临床医学院消化科

北京中医药大学东直门医院病理科

从三七对胃癌前病变大鼠胃液分泌功能、胃粘膜保护因素影响等方面，进行了探讨研究。研究发现三七对慢性萎缩性胃炎、癌前病变有较好的疗效。

给药方法：造膜结束灌胃三七粉 0.6g，另有对照组，治疗、观察 12 个周。

研究发现：三七能有效地治疗大鼠胃粘膜的萎缩性病变，并能逆转腺上皮的不典型增生和肠上皮化生，同时大鼠总酸度及总酸排出量增多，胃蛋白酶排出量也增加，表明三七在修复大鼠胃粘膜病变的同时，亦显著的改善了大鼠的胃液功能。

胃粘膜血流量是胃粘膜重要的防御机制之一，它不仅可以为胃粘膜细胞带来氧气和营养物质，还可以带走代谢废物和其他损伤因子，从而减少对胃黏膜病变的损害。当胃粘膜发生损伤时，充足的血流量有利于胃粘膜病变的修复。临床研究发现观察到慢性萎缩性胃炎患者胃粘膜血流量较非萎缩性胃炎患者明显降低，并推测可能是慢性萎缩性胃炎发病和难治的重要原因之一。三七能显著增加病变大鼠胃粘膜血流量，提示可能是其治疗胃癌前病变的途径之一。现代药理研究表明，三七皂苷能显著抑制低浓度高脂血清所引起的体外培养的平滑肌细胞增殖，抑制实验动物血小板聚集，加速小鼠脑膜微血管中红细胞运行的速度，以及直接的扩张血管作用。实验中所观察到的三七对病变大鼠胃粘膜血流量的增加作用可能是上述几种机制所产生的综合效应。

结合上述实验,重温三七的性味、归经、功能及主治和现代药理研究。

三七:甘、微苦、温;

归肝、脾经;

功效:化瘀止血、活血定痛;

临床常用于各种内外出血和跌打损伤瘀滞疼痛。

现代研究:

1.三七水浸液及提取物有止血作用。能缩短家兔的凝血时间,近年研究发现三七有明显的抗凝作用,能抑制血小板聚集,促进纤溶,并使全血粘度下降。

2.黄酮甙有增加冠脉血流量的作用。静注三七提取物可使心肌耗氧量下降;三七注射液、皂甙及黄酮均有降压的作用。前二者并能抑制小鼠吸入氯防诱发的心室纤颤。

3.三七总皂苷有显著的镇痛作用,且能明显抑制巴豆油所致的小鼠耳部炎症。

4.三七皂苷对某些真菌有较强的抑制作用,对金葡菌、大肠杆菌,也有一定的抑制作用,并有保肝和消退黄疸作用,对糖代谢有双向调节作用、抗衰老作用。

5.三七须根总皂苷有雄激素样作用及抗炎、抗溃疡作用。

注射用血塞通,主要成分是三七总皂苷;

注射用血栓通,主要成分是三七总皂苷。

第五节　平衡中焦法治疗反流性食管炎

本病由于气、郁、寒、热、食、瘀、虚等致中焦失衡以致升降失常或寒热不适或虚实错杂所致。《温病条辨》中指出:"治中焦如衡,非平不安"。强调平衡中焦法辨治而疗效显著。

一、升降并调,以通降为主

反流性食管炎病变部位虽在食管,却关乎中焦脾胃,中焦脾胃为气机升降的枢纽。叶天士认为"脾宜生则健,胃宜降则和"。健脾升清阳,则四旁得其养;胃和降浊阴,则生化有其源。不升则气滞不畅,不降则传化无由,均可壅郁食道而致本病。但考虑临床上的主要表现关乎胃之通降,因胃为市,无物不受,易被邪距,邪气犯胃,胃失和降,脾也从而不运。若一旦气滞、血瘀、湿阻、食积、痰结、火郁等,从而产生实滞;若脾胃虚弱,传化失司,升降失调。清浊相干,郁滞内生,从而产生虚滞。

不论是虚滞还是实滞，均可郁而不通，上犯食道。滞者宜通之，逆者宜降之。故对因升降失调所致的反流性食管炎，治疗当以通降为主。实滞而逆者，宜祛邪通降为主，不可误补；虚滞而逆者，宜补而通降为主，又不可壅补。

例如：病人胸骨后疼痛窒闷，咽中如有物梗塞，口苦，大便秘结，舌苔黄腻，脉象濡滑。食管及胃镜提示：食管中下端粘膜见条索状新鲜充血、水肿，食管下端粘膜并见有斑块状红色糜烂，胃底及胃体粘膜散在斑块状充血。辨证与辨病相结合：证属湿热壅滞，郁而不通，上犯食管，且以实滞为主。治宜清利湿热、祛邪通降为要。药用厚朴、半夏、石菖蒲辛能开湿，黄连、栀子、枳实苦能降火清热，豆豉清膈中热，大黄通腑去滞，药证相和，故能取效。

二、寒热相适，以清热为要

反流性食管炎局部病变主要是通过食管粘膜的炎症、溃疡、出血等。究其原委多为火郁上攻所致。胃属阳明，乃"两阳合明"，有阳气旺盛之意，是多气之经，凡病邪距之吞易化热。正如朱丹溪所云："大凡心膈之痛，须分新久，若明知身受寒气，口吃寒物而得病者，于初得之时，当以温散或温利之药；若病得久则成郁，郁久则蒸热，热久必生火，若欲行温散温利，宁无助火添病耶？"叶天士在《临证指南医案》说："盖胃者，汇也，乃冲繁要道，为患最易。虚邪、贼邪之乘机窍发，期间消长不一，习俗辛温香燥之治，断不容一例漫施，然而是病，其要何在？所云初病在经，久病在络，以经主气，络主血。"阳明火郁热攻可致局部食管粘膜的炎症、充血、水肿，火炎冲灼络脉则溃疡出血。

例如：病人证见胃脘并胸骨后灼热疼痛、反酸、口苦、纳少、便结，舌红苔黄，脉弦滑数。

胃镜示：食管中下端粘膜见有条索状新鲜充血、水肿，胃底、胃体及胃窦粘膜广泛充血水肿，辨证与辨病相结合。

证属胃热火郁，火郁上攻，治宜泄热降火和胃。药用左金丸、栀子、淡豆豉清热解郁，大黄、黄连、蒲公英清胃降火，半夏降逆和胃，元胡、川楝子理气止痛，药证相符，所以易痊愈。

三、虚实兼顾，其虚宜通补

反流性食管炎患者，大多病程较久才求治于中医，其病理特点常虚实错杂，治当虚实兼顾。若虚与正气虚馁为本，多因虚中夹滞，亦易通补为要。即在补益当中加入通调气，有寒、热、痰、食、瘀之药，使补而不壅，通无伤正。应用通补方法治疗气虚、阴虚之食管炎时，要注意调节通与补的比例，标实较重的，加大通调药物之量。本虚较重的，减少通药比重。

例如：证见胸后烧灼样疼痛反复发作多年，痛不喜按，胃脘胀满、嗳气反酸、口干而苦，但不欲饮，喜饮冷食，但食后痛重，身体倦怠，大便溏薄，形体消瘦，面色萎黄，舌胖有齿痕，苔黄白相兼、厚腻，脉沉弦细。

胃镜示：食管中下端部广泛充血水肿，胃粘膜及十二指肠球部广泛充血水肿。辨证与辨病相结合。

证属脾虚湿滞，食积郁热，邪气上犯，为虚中夹实之象。治宜虚实兼顾，寓通于补。法拟健脾化湿，通滞降逆。

本病证型错杂，既有口苦、苔黄、喜冷饮似热证；痛不喜按、苔厚、脉弦似实证；病程较长，形瘦少食，身倦脉细又似虚证。初看确难辨证，然审证求因，盖脾主运化，病久脾虚生湿；胃主受纳腐熟，病久胃虚食滞，阳气被遏，郁热停滞。若补气健脾易增壅滞，消食化湿多损中气；纯清则伤脾碍湿，纯温又助郁火。治宜虚实兼顾，寓通于补。法拟健脾化湿、通滞降逆。用香砂六君子汤合温胆汤加减，加左金丸制酸，旋覆花、代赭石降逆。

第五章　肝胆病证

第一节　黄疸

黄疸是以身黄、目黄、尿黄为主要特征的一种疾病,是指皮肤、巩膜与黏膜因胆红质沉着所致的黄染,其时血清总胆红质含量常在2毫克％以上。

【疾病诊断】

黄疸一症,西医根据其发病机制分为肝细胞性黄疸、阻塞性黄疸、溶血黄疸及胆红质代谢缺陷所致的黄疸。肝细胞性黄疸主要由急慢性病毒性黄疸型肝炎,各种原因引起的肝硬化,肝癌,传染性单核细胞增多症,钩端螺旋体病,回归热,疟疾,伤寒,波浪热,粟粒性结核,化学品及药物中毒等引起肝细胞损害而出现黄疸,一般都有明显的消化功能障碍,如恶心呕吐、纳呆、腹胀、腹泻、乏力等。肝功能损害,谷丙转氨酶明显升高,黄疸指数升高。尿胆红素阳性,尿胆原增多。

阻塞性黄疸主要指总胆管结石,胰头癌及胆管、胰管、壶腹部癌,肝胆管癌,胆囊癌,急慢性胰腺炎、原发性胆汁性肝硬化、肝癌,妊娠期特发性黄疸等。试验室检查:早期肝功可正常,血清直接胆红素增高,尿三胆试验阴性,部分梗阻时尿胆原可阳性,丙谷酰肽酶及谷丙转氨酶中度升高。B超检查有重要意义。溶血性黄疸主要见于先天性家族性溶血性贫血、自家免疫性溶血性贫血、蚕豆黄、恶性疟疾、误输异型血等。可出现寒战、发热、腰背部疼痛等急性溶血的临床表现,一般黄疸较轻,伴有不同程度的贫血,网织红细胞增多。血清总胆红素增高,以间接胆红素为主。尿中胆红素阴性,尿胆原增加。胆红质代谢功能缺陷所致的黄疸临床上少见,多为遗传性。

1.**病毒性肝炎**　包括甲型、乙型、丙型等肝炎病毒传染而致的肝细胞变性、坏死及肝脏间质炎性浸润。临床症状主要是黄疸、发热、乏力、纳减、恶心、厌油腻。体征有肝脏肿大、肝区触痛或叩击痛,巩膜及皮肤黄染等。肝功异常,谷丙转氨酶增高,黄疸指数升高,尿三胆阳性,超声波检查可协助诊断。

2.**酒精中毒性肝炎**　长年饮烈性酒,最近有酗酒,又出现食欲不振、黄疸、恶心呕吐、乏力、体重减轻、腹痛等。查体：肝肿大，触痛，有时脾肿大，或伴有未能解释的发热。血清胆红质增高，血清白蛋白减少与球蛋白增多，血清絮状反应阳性，谷草转氨酶升高而谷丙转氨酶常为正常。不少病例血清碱性磷酸酶与血糖升高，白细胞增多。

3.肝硬变　各种病因如肝炎、酒精中毒、血吸虫病、胆汁性和心源性等引起肝脏细胞广泛破坏、变性、坏死，纤维组织再生而发生硬化。可有食欲减退、恶心、呕吐、腹胀、腹泻、易疲乏、体重减轻、鼻衄等，有的可并发黄疸。体检：肝脏肿大或缩小，质地坚韧，脾肿大，面容清瘦或黧黑，蜘蛛痣或肝掌。实验室检查：清球蛋白比例倒置，肝功能絮状试验和谷丙转氨酶可正常。病情严重者即失代偿期，表现门静脉高压和肝功能损害两大症候群。可并发上消化道出血、肝昏迷、腹水等。B超肝脏可协助诊断。

4.肝癌　无论原发性或继发性肝癌，均可引起肝内或肝外阻塞性黄疸。病初可表现为进行性食欲减退，消瘦，乏力，肝区疼痛等类似肝炎、肝硬化的症状，明显的腹胀、黄疸、腹水或胸水，进行性肝肿大，质地坚硬，实验室检查：甲胎蛋白阳性多提示原发性肝癌。超声波检查、放射性同位素肝扫描可协助诊断。

5.胰头癌　以男性为多见，发病多在 40～60 岁，表现进行性阻塞性黄疸，常伴有上腹持续性钝痛，常向左腰背部放射。厌食，乏力，体重迅速下降，全身情况于短期内恶化。肝肿大与胆囊胀大，较晚期可触及腹部肿块。X 线钡餐检查，尤其腹部B 型超声波检查可协助诊断。

6.胆石症　包括胆囊结石、胆囊管结石、总胆管结石、肝胆管结石。女性发病多于男性，尤以中年肥胖、多产妇女最多见。平时大多无症状，在饱餐或高脂肪饮食后更为明显。有时胃脘部灼热、嗳气、腹胀、右上腹痛，重者可发生胆绞痛，胆绞痛发作后可出现轻度黄疸及发热。查体右上腹压痛及叩击痛，有时可扪及肿大触痛的胆囊。X 线平片、胆囊造影及 B 超可帮助确诊。

7.急性胰腺炎　可出现轻度黄疸，急性发作的上腹部持续性剧痛，可阵发性加重，伴恶心呕吐，但无腹泻，可有低热，但无寒战。查体多有上腹或左上腹压痛，但无肌卫表现。实验室检查：白细胞数偏高，血淀粉酶与尿淀粉酶增高。如是出血坏死型则症状明显加重，黄疸明显。

8.其他急性全身性感染所致的黄疸　某些急性全身性感染，如大叶性肺炎、疟疾、伤寒、急性粟粒型结核等均可并发黄疸。黄疸多为轻度，其原因由于肝实质损害或溶血，或两者兼有，急性传染病有各自独特发病规律和症状特点，临床诊断不难。一旦并发黄疸，常提示病情较重。

其他疾病引起的黄疸临床较少见，但诊治黄疸应详细询问病史和检查，方不致误诊和漏诊。

【辨证治疗】

辨证黄疸，根据其证候性质首先分为阳黄和阴黄。阳黄起病迅速，病程短，黄色鲜明如桔子色或体黄如金，多属热证、实证。阴黄起病较缓，病程长，黄色晦暗或黧黑，多属虚证寒证。

1.**湿热蕴结兼表证**　黄疸初起，轻度目黄、身黄、尿黄。发热恶寒，头身疼痛，体重倦怠乏力，脘闷不饥，恶心欲呕，苔薄腻，脉浮弦或浮数。此型多见于病毒性肝炎初期、急性胆囊炎等。治则：清热化湿解表。麻黄连翘赤小豆汤加味：连翘12克，赤小豆30克，梓白皮15克，生姜、甘草各6克，麻黄、杏仁、大枣各10克。可加薄荷、藿香各10克，茵陈20克。水煎服。服药后发热恶寒，头身疼痛表证一罢，解表药物即应撤去，不可再投。

2.**热重于湿**　身目俱黄，黄色鲜明，发热口渴，或见心中懊侬，腹部胀满，口干而苦，恶心欲吐，小便短少黄赤，大便秘结，舌苔黄腻，脉弦数或弦滑。此型多见于传染性黄疸型肝炎。治则：清热化湿解毒。方用茵陈蒿汤加味：茵陈30克，栀子12克，大黄10克。可加柴胡10克，板蓝根、车前草各30克。水煎服。服药后大便稍溏，排便次数日达1～2次为宜，如药后大便不溏，可加重大黄用量，有助于黄疸的消退。

3.**湿重于热**　身目俱黄，但不甚鲜明，头身困重，胸脘痞闷，恶心、呕吐，食欲减退，腹胀，或大便溏垢，舌苔厚腻微黄，脉弦滑或濡缓。治则：利湿化浊，佐以清热。用茵陈四苓散加味：茵陈30克，茯苓20克，白术、猪苓各12克，泽泻10克。可加藿香、蔻仁、木通各10克，车前草30克。水煎服。

4.**热毒炽盛**　起病急骤，黄疸迅速加深，高热烦渴，呕吐频作，脘腹胀满，疼痛拒按，大便秘结，小便短少，烦躁不安，甚则神昏谵语，或见衄血、便血、或肌肤出现瘀斑，舌质红绛，苔黄燥，脉弦滑数。此型多见于暴发型传染性肝炎、亚急性传染性肝炎及其他急性全身性感染所致的黄疸。治则：清热解毒，泻火凉血。犀角散加味：水牛角粉15克，黄连10克，升麻、栀子各12克，茵陈30克。加生地、玄参各15克，丹皮、赤芍各12克。水煎服。出血者，可加地榆炭、茜草根、柏叶炭各15克。神昏谵语者可配服安宫牛黄丸。

5.**肝胆湿热瘀结**　黄疸胁痛，发热烦躁，口干苦，胃纳呆滞，恶心呕吐，腹部胀满，大便秘结，小便短赤，苔黄燥，脉弦滑数。此型多见于胆石症、蛔虫梗阻、肿瘤等阻塞性黄疸。治则：疏利肝胆，清热化湿。大柴胡汤加味：半夏、枳实、大黄各10

克,柴胡、黄芩各 12 克,白芍 15 克,生姜 6 克,大枣 10 个。可加郁金、鸡内金各 10 克,金钱草 20 克,茵陈 30 克。水煎服。

6.肝郁气滞血瘀　身目发黄而晦暗,面色黧黑,胁下有症块胀痛,皮肤可见赤纹丝缕,或有鼻衄、吐血、便血。舌质紫暗或有瘀斑。脉弦涩或细涩。此型多见于肝硬化、肝癌等引起的黄疸。治则:活血化瘀,疏肝理气。治宜鳖甲煎丸:鳖甲 90 克(炙),射干、黄芩、鼠妇、干姜、大黄、桂枝、石韦、厚朴、瞿麦、紫葳、阿胶各 25 克,柴胡、蜣螂(洗净炒)各 45 克,白芍、牡丹皮、䗪虫各 40 克,蜂房 30 克,赤硝 90 克,桃仁 15 克,人参、半夏、葶苈子各 10 克。取灶下灰 1500 克,黄酒 5000 克,浸灰内滤过取汁,煎鳖甲成胶状,其余 22 味共为细末,与鳖甲胶放入炼蜜中和匀为小丸,每服 3 克,每日 3 次。肝癌病人可加半枝莲、败酱草、薏苡仁、白花蛇舌草等。

7.寒湿阻遏　黄疸色晦暗,脘闷腹胀,食欲减退,大便溏薄,神疲畏寒,口淡不渴,苔白腻,舌质淡体胖大,脉沉细而迟。此型多见于慢性肝炎等。治则:健脾和胃,温化寒湿。茵陈术附汤加味:茵陈 30 克,白术 12 克,炙甘草、干姜各 10 克,附子 15 克,肉桂 6 克(或不用)。可加茯苓 20 克,薏苡仁 30 克,厚朴 10 克。水煎服。

8.脾虚血亏　面目及肌肤发黄,黄色较淡,尿黄,肢软乏力,心悸气短,纳呆便溏,舌淡苔薄,脉濡细。此型多见于慢性肝病、溶血性黄疸等。治则:健脾益气养血。香砂六君子汤加味:党参 20 克,茯苓 20 克,白术 12 克,甘草、陈皮、木香、半夏(可不用)各 6 克,砂仁 10 克,再加黄芪 15 克,当归 12 克,苡仁 20 克,阿胶 10 克(烊化)。水煎服。可虚实并治,在用上方基础上再加茵陈 30 克,加强退黄作用。

以上 8 型,前 5 型属阳黄,后 3 型属阴黄。单方可用茵陈 30 克,大枣 10 枚,水煎代茶饮。除用药物治疗外,应注意饮食和护理,饮食宜新鲜清淡,忌饮酒和辛辣刺激食物,注意休息,保持乐观情绪,切忌抑郁而伤肝,妨碍病体的康复。

第二节　胁痛

【定义】

胁指侧胸部,即由腋以下至第十二肋软骨部分的统称,故胁痛系指一侧或两侧胁肋疼痛为主要表现的病证。常因气滞、血瘀、湿热及实火,或肝之阴阳不足致肝络不畅,气血失养所致。

【范围】

西医学中的急性肝炎、慢性肝炎、肝硬化、肝癌、肝脓肿、肝囊肿、肝血管瘤、肝寄生虫病、胆囊炎、胆石症、胆道蛔虫症、肋间神经痛、胸膜炎及胸膜肥厚粘连、妇女围绝经期综合征、神经症等疾病中出现以胁痛为主的症状时,可参考本节辨证论治。

【病因病机】

(一)病因

1.**外邪侵袭** 湿热、疫疠或寒湿之邪侵犯肝胆经脉,肝胆失于疏泄条达,少阳、厥阴经脉不畅而致胁痛。

2.**情志内伤** 情志抑郁或暴怒伤肝,均可致肝失条达,疏泄不利,气阻络痹而致胁痛。

3.**劳欲、劳倦过度** 劳欲过度耗伤肝肾精血;劳倦伤脾,中焦运化水谷乏力,气血化生乏源;或久病体虚,精血俱亏,肝肾不足,脉络失养而致胁痛。

4.**瘀血内积** 外伤或强力负重,致胁肋受伤,瘀血停留,阻塞胁络而致胁痛;或黄疸、积聚等经久不愈,肝脾受伤,气机郁滞,瘀血内积,胁络塞滞而为胁痛。

5.**痰浊郁火** 饮食不节,过食肥甘厚味醇酒,或过食生冷,遏伤脾阳,脾失健运,痰浊中阻,气机郁滞,肝胆疏泄失司而致胁痛。痰浊阻于中焦,胆腑通降不能,胆汁排泄不畅,内郁而化热生火,湿浊热邪交蒸日久煎熬,结成砂石,阻滞胆道而致胁肋剧痛。

(二)病机

1.**发病** 浊实之邪阻滞胆道所致胁痛,起病多急,如感受外邪、外伤或砂石(虫体)所致胁痛,发病急骤且疼痛较重。因精血亏虚,胁络失养,或虚中夹实所致胁痛,起病较缓,如劳欲过度,情志所伤者,发病缓慢而疼痛较轻。

2.**病位** 以肝胆二经为主,兼及脾胃、肾。

3.**病性** 有虚有实,或虚实并见。但疼痛在于气血不行,不通则痛,故临床以实证或虚实夹杂为多见。实证以气滞、血瘀、湿热等浊邪为主;虚证多为阴血不足、肝肾亏虚或阴阳俱亏。

4.**病势** 病之初期多以气滞或湿热为多见,进而出现气滞血瘀,气郁化火,灼伤阴津之变;或出现湿热化火、气津两伤,湿热未尽、肝肾阴亏,甚至湿痰瘀阻、脾肾不足之变。气血阴阳演化之中,由肝胆而及脾胃,进而及肝肾、脾肾。

5.**病机转化** 胁痛病机转化表现在邪实积聚与正气耗损两方面。邪实的积聚,一是由气及血,即肝气郁结日久不解,致肝郁气滞,进而可致血行不畅,瘀血内停,肝血瘀阻,甚则形成癥积;一是由湿热蕴积肝胆,化火生毒,熏灼肝体,炼液为痰,致痰火毒瘀内蕴之胁痛重证;或湿热久羁,脏腑失和,湿浊痰毒内生,恋积于肝,进而致痰湿毒瘀迁延肝胆之杂证。正气耗损，即由实转虚之变。肝胆湿热、肝胆实火或肝郁化火，火热灼伤阴液，及肝血瘀阻，瘀血不去，新血不生，均可致肝阴亏虚；火热灼津耗气，或肝郁乘脾，日久可致脾气虚弱，肝阴亏耗，久竭肾精，致肝肾阴虚，又气阴两伤，或阴损及阳，则可成肝阳虚或肝脾肾阳虚之证。

【诊断与鉴别诊断】

（一）诊断依据

1.一侧或两侧胁肋疼痛为主要临床表现。疼痛性质可表现为刺痛、胀痛、隐痛、闷痛、灼痛或窜痛。

2.常因情绪改变、进食油腻、劳累受凉等原因而诱发，并反复发作。

3.理化检查：可结合血常规、肝功能、甲胎蛋白（AFP）、胆囊造影、B超、CT等检查。

（二）鉴别诊断

1.胃脘痛　以上腹胃脘部近心窝处经常发生疼痛为主症。痛时可牵连胁背，尤其是肝气犯胃证的胃脘痛，发作时常可攻痛连胁，但仍以胃脘部疼痛为主症。常兼见胸脘痞闷，恶心呕吐，纳差嘈杂，嗳气或吐酸，或吐清水，大便溏薄或秘结，甚至呕血、便血等。胁痛以一侧或两侧胁肋疼痛为主症。

2.胸痹心痛　胸部闷痛为主，时可牵及胁背，其疼痛性质及部位与胁痛不同。胸痹心痛一般以前胸、心前区为主，疼痛为刺痛或压榨样痛，多伴有胸部憋闷、呼吸欠畅，且一般呈发作性，严重者胸痛持续时间较长，胸痛彻背，短气喘息，肢冷汗出，面色苍白或青紫，唇紫，手足青至节。胁痛以一侧或两侧胁肋疼痛为主症，多无呼吸欠畅、手足青至节等症状。

3.悬饮　悬饮为饮停胸胁之病证，以饮邪停聚之一侧或双侧胸胁胀痛为主，疼痛一般持续不解，且于呼吸、咳唾、转侧时加重，并见肋间饱满，并有咳嗽、咯痰等肺系症候，与胁痛迥异。

【辨证论治】

（一）辨证要点

1.辨外感和内伤胁痛　外感胁痛，起病较急，大多为湿热病邪侵犯肝胆，临床多伴有恶寒、发热等表证，且多同时并见恶心、呕吐或黄疸等症状，舌红，苔白腻或黄腻，脉浮数或弦数。内伤胁痛，起病较缓，无发热、恶寒等表证出现，多由肝气郁结，瘀血阻络或肝阴不足等引起。

2.辨胁痛性质　胁痛病性有虚有实。若胁痛以胀痛为主，走窜不定，时痛时止，随情志变化而增减，多属肝郁气滞，气阻络痹所致；若胁痛以刺痛为主，部位固定,入夜痛甚,或因跌仆闪挫所致者,为胁络受损,瘀血停着,若胁下可扪及癥块,触之坚硬者,多为气滞血瘀,瘀滞积久不散所致;若胁痛重着,痛有定处,触痛明显,伴口苦心烦,胸闷恶心,发热烦躁,或自身小便发黄,为湿热蕴结肝胆所致;若右胁剧痛如绞,痛彻肩背,或伴黄疸、发热或呕吐蛔虫,多为砂石或蛔虫阻滞胆道,病属湿热;若出现胁肋掣痛,心急烦躁,口苦,尿黄,则为气郁化火;若胸胁胀痛,右胁痞肿,纳差,舌淡,苔白滑,脉弦迟,则为肝郁夹寒;若胁肋隐痛,心烦口干,伴头晕目眩,舌红少苔,则病属阴血亏损;若胁痛隐隐,但绵绵不绝,疲劳后可使疼痛加重,按之反较舒适,多属血不养肝,络脉失养所致;若胁肋隐痛悠悠不休,遇劳加重,畏寒肢冷,舌淡苔白,则属阳虚,肝络失养。

3.辨胁痛病位　肝居胁下,经脉布于两胁,胆附于肝,胁痛之病位主要在肝胆,但常与脾胃和肾有关。胸胁疼痛,不论一侧、两侧,呈胀痛、刺痛,或灼痛、坠痛、隐痛,或痛如刀割,痛彻肩背,位均居肝胆二经;但若胁痛伴嗳气频作,恶心呕吐,胃脘胀闷则为肝气犯胃,病位在肝胃;胁痛若伴肠鸣,腹胀,便溏泄泻,为肝逆乘脾,位在肝脾;若胁痛牵引腰背,呈坠痛、隐痛,悠悠不休,遇劳而发,则由肝及肾,位在肝肾。

(二)治疗原则

胁痛的基本治则是调理气血,疏通经络,恢复脏腑功能。对实证胁痛,据邪之不同而予或利湿解毒清热,或理气活血,祛瘀通络等祛除邪气法为主,使经络得以通畅。对虚证者,以扶正为主,阴阳气血俱充,阴平阳秘,气血调达,经络自得荣养。虚实并见者,据虚实之轻重、缓急,补泻兼施,或以补为主,补中有通,或以通为主,通中兼补。

(三)分证论治

1.肝气郁结证

症舌脉:胁肋胀痛,走窜不定,疼痛常与情志不畅有关,随情志变化而加重或减轻,多伴有胸闷太息,食少嗳气,脘痞腹胀等症,舌淡红,苔薄白,脉弦。

病机分析:忧郁、恼怒伤肝,肝失疏泄,肝气失于条达,肝气郁滞,胁络受阻则症见胁肋胀痛;气属无形,时聚时散,故疼痛走窜不定;因情志变化直接影响气机条达,故疼痛随情志变化而增减;气郁气滞则症见胸闷太息;肝气郁结,横逆乘脾犯胃则症见脘痞腹胀,食少嗳气;脉弦为肝郁之象。

治法:疏肝解郁,理气止痛。

方药运用:

(1)常用方:柴胡疏肝散加减。药用北柴胡、陈皮、枳壳、制香附、川芎、延胡索、白芍、炙甘草。

方中北柴胡辛散,疏肝解郁,以遂其条达之性,为君药;陈皮、枳壳、制香附行气疏肝,活血止痛,与主药相伍以增强疏肝解郁之力为臣药;川芎辛温走窜,活血行气,祛瘀止痛,延胡索通络行气止痛,白芍、炙甘草酸甘化合,养阴柔肝,缓急止痛,二者与川芎共为佐药。诸药相伍,疏肝理气,活血止痛则肝气郁滞证除。

(2)加减:胁痛重者,加川楝子、郁金;肝胃不和,嗳气脘胀者,加代代花、竹茹、半夏;肝郁脾虚,脘痞腹胀者,加白术、茯苓、厚朴;肝郁夹食见胁胀痛,稍食则胀甚,嗳腐吞酸,嗳食臭味,苔黄腐者,去白芍、香附、川芎,加半夏、黄芩,或用平胃散加焦神曲、党参;肝郁夹热见口苦,咽干,心烦,目眩者,去香附、川芎,加山栀、菊花、桑叶。

(3)临证参考:肝为体阴用阳之脏,故辛温香燥之疏肝理气药,不宜多用、久用、重用。用量过大,疗程过长,可耗气伤阴,所谓过犹不及。对久治不愈者,应酌加白芍、鸡血藤、生地、当归、枸杞子等药以养肝之体则肝用自疏。对胁痛轻者,可选佛手、香橼皮、玫瑰花、合欢花、白蒺藜、橘络等力薄性缓之品。

朱丹溪曾说:"气血冲和,百病不生,一有怫郁,诸病生焉。"七情过度所伤,肝气郁结,气机郁滞,可兼致湿、食、痰、热、火、血郁。

肝郁夹上述诸邪致胁痛,临床每每多见,治疗应在疏理肝气的同时,宜据证分别予健脾化湿、消食导滞、理气化痰、轻宣清热、行气化瘀之品施治。此外,还可见因肝阳不足,疏泄不及所致肝郁夹寒证,症见胸胁胀痛,右胁痞肿,纳差,舌淡,苔白润,左关弦迟,治疗以抑肝散加味,药用当归、川芎、钩藤、柴胡、白术、茯苓、法半夏、橘红、炙甘草。坚持服用月余,胁痛、右胁痞肿常可获愈。

2.肝血瘀阻证

症舌脉:胁肋刺痛,痛处不移,入夜尤甚,或见胁下癥积,赤丝红缕及朱砂掌,舌质紫黯或见瘀点瘀斑,脉沉弦涩。

病机分析:气郁日久,气滞血瘀,或跌仆损伤,强力负重,致瘀血停着,痹阻脉络,故胁痛如刺,痛处固定不移,入夜疼痛更甚;瘀血停滞,积久不散,则渐成癥块;舌质紫黯,或见瘀点瘀斑,脉沉弦涩,均属瘀血内停之征。

治法:活血化瘀,通络止痛。

方药运用:

(1)常用方:膈下逐瘀汤加减。药用当归、川芎、赤芍药、桃仁、红花、五灵脂、制香附、枳壳、乌药、延胡索。

方中当归、赤芍、川芎养血行血为君;桃仁、红花、五灵脂功擅化瘀通络,五灵脂并可祛瘀滞而止疼痛,共为臣药;佐以制香附、乌药、延胡索、枳壳行气舒肝止痛,以气行则血行,可助祛瘀之力。诸药相伍,行血祛瘀而不伤血、耗血,气血同调,相得益彰,共奏活血化瘀,通络止痛之功。

(2)加减:血瘀化热者,加大黄、丹皮、栀子;胁下有癥块者,加穿山甲、鳖甲、三棱、莪术、地鳖虫等,或配合服用大黄䗪虫丸、鳖甲煎丸;正气渐衰者,加人参或党参、黄芪。

(3)临证参考:跌仆闪挫而致瘀血内停,胁肋疼痛者,可用复元活血汤,另服三七粉或云南白药、七厘散等成药。若胸胁胀满刺痛,痛处不移,口渴欲热饮,得热饮稍舒,舌质黯紫,脉细涩时,用旋覆花汤加味,常用旋覆花、茜草、葱白、合欢花、柏子仁、丝瓜络,以通阳和血,行气散滞。若见胁痛如刺,卧着不安,剧则呼吸不利,腹胀,食则痛剧,脉涩之肝络不和、络实之证,治以辛温通络,常用药物有荜茇、半夏、川楝子、延胡索、吴茱萸、高良姜、蒲黄、茯苓、桂枝、当归须、淡姜渣。若兼血瘀痛久不移,邪正交结,可加䗪虫、蜣螂,若症属虚寒,可加枸杞子、肉苁蓉、胡桃、鹿角霜。邪伏络脉,必须以辛香温通,躁动络中伏邪,络脉才能畅和。邪在络久化热化燥者,以辛润为法,取旋覆花汤加当归尾、桃仁、红花、柏子仁、生地、麻仁等。

本证患者大多病程较长,正气渐虚,故呈虚中夹实之证,除注意扶正外,活血化瘀药用量不宜过大,必须用量大时也不宜久服,以免伤正。

3.肝胆湿热证

症舌脉:胁肋灼热胀痛,胁下痞块拒按,面目身黄,脘痞腹胀,纳差厌油,小便黄赤,舌苔黄腻,脉滑数或弦数。

病机分析:感受湿热疫疠之气或过食肥甘,嗜饮酒浆,酿湿生热,熏蒸肝胆,以致肝脉闭阻,胆道不畅,故右胁胀痛、灼痛,触之痛剧;木郁克土,脾胃受纳运化失常则纳差厌油,脘痞腹胀;若湿热蕴结肝胆,胆汁外溢则可见面目身黄,小便黄赤;舌苔黄腻,脉弦数或滑数,为肝胆湿热之征。

治法:清利肝胆湿热。

方药运用:

(1)常用方:龙胆泻肝汤加减。药用龙胆草、栀子、黄芩、泽泻、车前子、赤芍、延胡索、当归、生地黄、北柴胡。

方中以大苦大寒的龙胆草为君,清泻肝胆湿热;臣以苦寒之黄芩、栀子,既可清泻肝热,又能燥其湿邪;佐以泽泻、车前子通利水道,使湿热之邪从小便而出,肝胆有热,易伤阴血,故以当归、生地养血育阴,标本兼顾,赤芍、延胡索理气活血,通络止痛,亦为佐药;肝经有邪则木失条达,故用少量柴胡以疏之而为使。全方配伍严谨,选药精当,共奏清利肝胆湿热之效。

（2）加减：便秘者，加大黄；大便不爽者，加炒枳壳、生白术，白术用量 30g 以上；腹胀明显者，加枳实、厚朴、大腹皮；小便黄赤者，加白茅根、滑石；有黄疸者，加茵陈、金钱草、秦艽、丹参等。

（3）临证参考：为使湿热之邪有出路，服药后务须保持大小便通畅。适当饮水可有利湿热清除。大黄的用法用量，应据患者体质强弱、病情轻重、排便情况而定，不可过用，以防苦寒伤阳，以通为度。

肝胆湿热证若湿重热较轻者，宜减龙胆草、黄芩、栀子用量，加健脾化湿之白术、茯苓、砂仁、枳壳；肝胆湿热兼胆胃不和者，可选蒿芩清胆汤加减；若为蛔虫入胆，肝胆湿热证者，宜以连梅安蛔汤加减，常用胡黄连、乌梅、黄柏、川椒、雷丸、槟榔、川楝子、延胡索。

若湿热化火成毒，致胁痛加剧，黄疸日益加深，甚或热毒入营或热入心包者，须积极救治。

4.肝胆实火证

症舌脉：起病多急，胁肋绞痛或切痛，按之痛甚，并连及肩背，可因暴饮暴食、过食肥甘而诱发或加重，兼见肋下痞块，发冷发热，面目俱黄，口苦纳差，恶心欲呕；尿黄便秘，舌红苔黄，脉弦实有力。

病机分析：肝胆湿热蕴久化火，或日久结成砂石，或蛔虫残体阻滞胆道，肝胆疏泄失常，经脉络脉不畅则右胁绞痛、切痛，并可连及肩背；肝胆实火蕴结不解，少阳经气郁滞则口苦恶心欲呕；阳明腑实不通则便秘；砂石、虫体阻滞胆道，肝胆实火内蕴，胆汁外溢则面目俱黄；舌红苔黄，脉弦实有力为实火内盛之征。

治法：清泄肝胆实火。

方药运用：

（1）常用方：大柴胡汤加减。药用北柴胡、黄芩、郁金、大黄、枳实、清半夏。

方中北柴胡、黄芩疏肝利胆，和解清热，以除少阳之邪，用以为君；郁金疏肝理气，助柴、芩以疏利肝胆气机，大黄、枳实泻阳明热结，通腑以助肝胆实火之清泄，用以为臣；清半夏辛开苦降，降逆止呕，理气和胃，用以为佐。诸药相伍，效专力宏，共奏清泄肝胆实火之功。

（2）加减：砂石阻滞，绞痛发作者，加海金砂、茵陈、金钱草、威灵仙等；热毒壅盛者，加蒲公英、金银花、野菊花、黄连、黄柏等；蛔虫所致者，配合乌梅丸；胁痛剧者，加川楝子、三棱、莪术、姜黄等。

（3）临证参考：本证患者若出现外科急腹症征象时，应立即转外科手术治疗，不可贻误时机。

"不通则痛"。本证若属结石阻滞致绞痛发作者,当重用大黄通里攻下,或加芒硝。对呕吐难以服药的患者,可先予服用生巴豆末100mg及时导泻,服药4小时未排便者,可续用一次,务使便通呕止,再以大柴胡汤为主治疗。

本证非结石阻滞所致者,治疗宜以通降为主。常用大黄10～30g,黄芩15g,郁金20～60g,威灵仙20～60g,姜黄10～20g,蒲公英30～90g,金钱草20～40g,鸡内金10～15g。可酌情配伍木香、厚朴等理气药物,有助于疏通气机,排石止痛。茵陈亦常选用,用量可至50～100g。本证用药中病即止,尤其芩连苦寒之属,过用可伤及中阳,当须注意。

5.肝肾阴虚证

症舌脉:胁肋隐痛,痛势悠悠,绵绵不休,头晕目眩、目涩,口干咽燥,五心烦热或午后潮热,舌红少苔,脉弦细数。

病机分析:湿热或实火久羁,气滞血瘀日久化热,过用辛香温燥、渗湿利尿之品,劳欲过度或失血过多致精血亏损,或素体阴血亏损,均可导致肝肾阴亏,肝血不足,血虚、阴虚不能养肝、柔肝之体,肝之脉络失养则胁肋隐痛,其痛悠悠,绵绵不休;精血亏虚不能上荣则头晕目眩,两目干涩;阴虚生内热,故口干咽燥,五心烦热,午后潮热;舌脉亦为阴虚兼内热之象。

治法:滋阴养血,柔肝止痛。

方药运用:

(1)常用方:一贯煎加减。药用生地黄、枸杞子、沙参、麦冬、当归、川楝子。

方中生地、枸杞子滋养肝肾之阴,用为君药;沙参、麦冬养阴清热,润燥生津止渴,当归养血行血,共用为臣;川楝子疏肝理气助肝胆疏泄条达之性,发其郁遏之气,与当归相伍行血和络止痛力胜,用以为佐使。诸药相伍,以补为主,补中寓疏,养肝体以助肝用,共奏滋阴养血,柔肝止痛之功。

(2)加减:阴虚重者,加阿胶、鸡子黄、女贞子、旱莲草、白芍;腰腿酸软者,加何首乌、山萸肉,或配合六味地黄丸;骨蒸潮热者,加丹皮、地骨皮、银柴胡、白薇;舌光红无苔者,加天花粉、玉竹、乌梅、石斛;神疲乏力者,加人参或太子参;心烦失眠者,加五味子、酸枣仁、丹参;若兼气虚气短不足以息,难以平卧,乏力等,可于上方加生黄芪并佐少量知母。

(3)临证参考:本方药以滋阴养血为主,临证可酌加合欢花、白蒺藜、佛手、玫瑰花等配合川楝子理气止痛,且可避免养阴药滋腻碍胃之弊。滋阴药质地致密,宜文火慢煎。

本证为阴亏兼有气滞之胁痛,若见阴亏气滞而风阳上浮,阴亏气滞并血瘀,阴亏气滞而兼风动、火升、痰生诸证,治疗宜滋阴同时予潜阳、化瘀、息风、清火、祛痰诸法并用。

6.肝阳虚证

症舌脉:胁肋隐痛或胀痛,绵绵不休,劳则加重,神疲乏力,胆怯忧郁,或惊恐不安,面淡不华或面色晦滞,畏寒肢冷或兼有少腹冷痛,阴囊湿冷,小便清长,舌淡苔白,脉沉迟少力。

病机分析:肝肾阴虚,阴损及阳;误用或过用寒凉攻伐之品,阳气受挫;年老体弱,真阳渐衰;素体阳虚,阳气不能温煦推动,肝经气血凝滞闭阻,均可致胁肋隐痛,或胀痛绵绵;肝经行于少腹、阴囊,肝阳虚衰,气血不能温煦经脉、四肢,则见四肢、少腹冷痛,阴囊湿冷;肝阳不足,肝魂不振则惊恐不安、胆怯;疏泄不及则气郁,致忧郁,神疲短气;舌脉为气虚衰弱之象。

治法:温补肝阳,养血和肝。

方药运用:

(1)常用方:暖肝煎加减。药用肉桂、小茴香、枸杞子、当归、乌药、沉香、茯苓、生姜。

方中以肉桂、小茴香温阳散寒暖肝温肾,行气止痛,用为君药;当归、枸杞子补血养肝滋肾,柔肝补肝以助肝用,使肝之筋脉柔和,共用为臣;乌药、沉香顺气降逆,温经散寒止痛,茯苓、生姜散寒除湿以助阳气温运,共用为佐。诸药相伍,温补肝肾治其本,行气逐寒治其标,使下元得温,寒凝气滞得散,则胁痛自止。方中用药尚有阴阳同补,以使温阳而不伤阴,补阴而不凝滞,可谓相得益彰。

(2)加减:神疲乏力者,加人参或党参、黄芪;阳虚甚者,加吴茱萸、鹿角、巴戟天、山萸肉、木瓜等。

(3)临证参考:肝体阴而用阳,肝阴肝血常易耗损,故附子、肉桂等大辛大热之品应慎用,临证宜先以小剂量试用为妥,或选用温而不燥的仙灵脾、菟丝子、肉苁蓉、巴戟天,并佐以山萸肉、酸枣仁、木瓜、枸杞子、女贞子、旱莲草以阴阳双补,体用两助,肝之升发赖脾土以温升,若土虚木郁,阳用衰微,可选用人参或党参、黄芪、白术,以健脾运脾。

(四)其他疗法

1.中成药

(1)舒肝丸:每服1丸,每日2次。适用于胁痛属肝气郁滞者。

(2)加味逍遥丸:每服1袋,每日3次。适用于胁痛属肝郁脾虚者。

(3)龙胆泻肝丸:每服1袋,每日2次。适用于胁痛属肝胆湿热者。

(4)复方灵芝冲剂:每次5g,每日2次。用于慢性肝炎、慢性迁延性肝炎之胁痛等症。

2.单验方

(1)舒肝片:香附300g,川木香、十大功劳、虎杖、田基黄各150g,金钱草、红孩儿各175g,淀粉适量,硬脂酸镁适量,将上药制成片。每次8片,每天3次,3个月为1个疗程。用于慢性肝炎之胁痛、脘胀等症。

(2)太子参100g,三七100g,郁金150g,五味子60g,共研细末,水泛为丸,每日5g,每日服2次。用于脾虚肝郁之胁痛。

(3)土茯苓、白花蛇舌草、薏苡仁、茵陈、半枝莲、蒲公英、板蓝根各适量,水煎服,每日2次。用于湿热中阻之胁痛。

(4)藿香、酒黄芩、杏仁、橘红、旋覆花、代赭石、党参、焦白术、草蔻各适量。用于慢性迁延型乙型肝炎,胃失和降之证。

3.食疗方

(1)生地、枸杞子、黑芝麻、山楂、玫瑰花、佛手各适量,煎汤作羹饮。用于阴虚肝郁之胁痛。

(2)山药、茯苓、生薏苡仁、杏仁、香橼、橘红,各适量入粥。用于脾虚肝郁胁痛。

4.注射液

(1)复方丹参注射液:本品20~30ml,加入5%葡萄糖注射液中静脉滴注,每日1次。用于瘀血胁痛。

(2)清开灵注射液:20~60ml加入5%葡萄糖注射液中静脉滴注,每日1~2次。用于湿热型胁痛。

(3)生脉饮注射液:以20~60ml加入250~500ml 5%葡萄糖注射液中静脉滴注。治气阴不足型胁痛。

5.针灸疗法 取至阳、肝俞、胆俞、期门、足三里、太冲、丘墟等穴,每次选其中3~5穴。肝脾肿大者加刺痞根(第一腰椎棘突下旁开三寸半,肝肿大针右侧,脾肿大针左侧)、肝俞、脾俞,每次选其中1~2穴。

【转归与预后】

胁痛的转归及预后与证型有关。肝气郁结证,一般症情较轻,多可治愈。肝郁化火,耗伤阴液,可致心阴、肝阴虚证。木郁克土可致肝胃不和、肝郁脾虚,若肝郁气滞致血行不畅,气滞血瘀,则可转为肝血瘀阻证,且气滞可致津液内停成痰,痰气互结或痰瘀内阻,则病证较为复杂,缠绵难愈。

肝血瘀阻证,初期症情较轻者,经治病情可痊愈,较重者经合理调治,病情可控制、稳定,部分因痰瘀互结或瘀血经久不消,正气渐衰可转为癥积、臌胀。肝胆实火证,砂石难消,部分需转外科治疗。肝胆湿热者,经妥善调治大多可痊愈。肝阴虚、肝阳虚证,耐心精心调养用药,多可向愈。

胁痛一般预后较好。部分可因正虚邪毒滞留,或因失治、误治而渐转为癥积、臌胀病,则预后不佳。

【护理与调摄】

对胁痛患者首先要注意观察患者有无发热,有无黄疸,腹部有无触痛及肿物,胁痛性质如何等,并注意大小便情况。其次,要对患者予以安慰、鼓励,解释并消除疑虑,使患者情绪稳定、乐观。此外,饮食护理亦很重要,实证患者宜食清淡易消化之食品,虚证者宜食富于营养的滋补之品,胁痛属热者忌食辛辣肥甘,属寒者忌食生冷。

调摄方面主要应使患者注意调养心神,调节劳逸,寒温适宜,调节饮食,切忌过食膏粱厚味或饮食辛辣、酒浆之品。

【预防与康复】

针对原发病因,预防胁痛可从以下几方面着手,精神内守,减少不良的精神刺激和过度的情志活动;起居有常,防止过度劳累;饮食有节,切勿过食肥甘之品,勿嗜饮酒浆;适当进行体育锻炼,强健体魄,慎避外邪。

胁痛的康复可通过气功、针灸、穴位注射、按摩及音乐疗法、呼吸疗法诸方面,协助药物治疗,以捉早日康复。

第三节　　胆胀

【定义】

胆胀是以右胁痛胀,口苦,善太息,多伴有胃脘胀满,并反复发作为特征的一种疾病。多由七情所伤、饮食不节等因素致肝胆疏泄失职,脾胃升降乖逆,胆腑壅胀而成。

【范围】

西医学中急性胆囊炎、慢性胆囊炎急性发作、急慢性胆管炎、胆道功能失调症、胆汁瘀积症、胆石症等,如具有胆胀特点者,可参考本节辨证论治。

【病因病机】

本病因情志所伤,饮食失节,劳逸失度,寒温不适及六淫外袭致肝失疏泄,胆失通降或脾胃升降失司,胆汁瘀结或胆络瘀滞,胆腑壅胀而成。

（一）病因

1.情志所伤,以过怒及过度忧思为主　怒为肝志,过怒伤肝,忧思则气聚气结,肝郁脾损,或恐惧不除,久则伤胆,均可使肝胆疏泄失职,经络不畅,胆汁瘀结而致胆腑壅胀。

2.饮食失节　过食油腻、生冷、甘咸之品,嗜酒过量或饥饱失调,伤及脾胃,脾胃运化失司,食湿内郁则土壅木郁,肝胆失于疏泄,胆失通降,胆汁内结不畅而致胆腑壅胀。

3.劳逸失度　劳心过度伤及心脾,劳力过度则可伤气,过度房劳可伤及肝肾精血。肝脾肾虚损为本病发病的体质因素。胆汁乃肝之余气所化,肝气不足,胆汁排泌障碍,瘀滞胆腑而成胆胀。而肝肾不足,可致经脉失养,胆腑失和而致胆胀。脾胃为过劳、过逸、过食损伤,受纳运化失司,则食、湿、痰阻滞中焦,脾胃气机升降失司,肝胆疏泄失常,胆失通降,胆汁郁结而致胆壅腑胀。

4.六淫外袭　六淫之中以寒邪、湿邪致本病为多。外邪或由皮毛、肌腠而入,或由口鼻而入,或借饮食内犯,直趋中道,潜入募原,横犯肝胆,寒湿凝滞,肝胆气血经脉失畅而发为胆胀。其他外邪亦可诱发或加重本病。

此外,还有因蛔厥之疾致邪气内淫,少阳升发失常,胆失通降,胆络瘀滞而成者。

（二）病机

1.发病　胆胀病一般发病可急可缓。病经者起病较急;病腑者发病较缓,但病程较长。往往先病其经,病程较短;后病及腑,病程久而易反复发作。

2.病位　主要在肝胆,与脾胃关系密切,后期可病损及肾。

3.病性　病性多实,以气滞为主。常可兼湿、热、痰、瘀。

4.病势　胆胀病总的趋势是由气及血,由肝胆及脾胃,进而及肾,终致肝脾肾俱虚。

5.病机转化　胆胀病初期多为肝胆疏泄失职而致肝胆气滞证,或肝胆气逆、胆胃不和证。肝胆气滞,木不疏土,脾气受困,或木郁克土,脾失健运,湿痰内阻,可致肝郁脾困、肝郁痰阻证。气滞郁久化热可致肝胆郁热,郁热克犯脾土,可致湿热内阻,胆腑壅滞。病久入络或由气及血可致肝胆气滞血瘀,瘀久不除,正气受损,可转化为正虚邪留。肝胆郁热证,湿热日久耗伤阴精可致肝肾阴虚证。阳虚脾弱,寒凝血脉,肝气郁结,胆腑通降不能,又可致阳虚郁滞之胆胀证。少数胆胀患者,气滞血瘀较重,复因湿热蕴积,可致热毒内炽之危候。

【诊断与鉴别诊断】

（一）诊断依据

1.右胁痛胀，口苦或有善太息，脉弦。多伴有脘腹胀满或胀痛、食少纳呆等症。

2.有反复发作病史。

3.B型超声波、X线胆囊造影、十二指肠引流、胰胆管造影等检查可有阳性发现。

（二）鉴别诊断

1.胁痛　胁痛是一类以两胁疼痛为主要表现的疾病。胆胀则是一种以右胁痛胀，口苦，善太息、脉弦等为主要表现的疾病。胁痛可包含胆胀。

2.胆瘅　胆瘅以口苦、呕苦为主症，一般无右胁痛胀及善太息。《素问·奇病论》说："口苦者……病名胆瘅。……此人者，数谋虑不决，故胆虚，气上逆而口为之苦"。

3.胃脘痛　胃脘疼痛部位主要在心窝（即上腹部位），胆胀病疼痛部位在右胁。

【辨证论治】

（一）辨证要点

1.辨病机　胆胀病病机以气滞为主。右胁胀满或胀痛，善太息，即属气滞；右胁灼痛，口苦口臭，小便黄赤，舌红苔黄腻，属气滞化热；口吐痰涎，胸膈满闷，形体肥胖，属气滞痰阻；右胁胀痛，脘痞腹胀，舌苔白腻，属气滞脾困湿阻；右胁刺痛，痛处固定，舌质紫黯，属气滞血瘀；右胁隐痛，头晕目眩，腰膝酸软，舌红少苔，病性属阴虚；畏寒肢冷，神疲气短，大便溏薄，舌淡苔白，病性属阳虚。

2.辨病位　右胁痛胀，口苦，善太息，位在肝胆；脘腹胀满，食少纳呆，胸闷泛痰，大便失常，病及脾胃；头晕目眩，腰酸耳鸣，盗汗，咽燥口干，病损及肾。

3.辨起病缓急，病经病腑　病经者起病多急，常由外邪骤袭或过食肥甘引起，多突然发病，证见寒热往来，口苦咽干，右上腹胀痛拒按，伴有恶心呕吐，吐甚则呕胆汁等。病腑者，起病多缓，可由经病及腑，证见腹胀，右胁内及上腹绵痛不休，或时作时止，多牵及右肩胛下酸楚，或见腰酸，伴有嗳气、矢气、胃中灼热、大便时干时溏等症。

（二）治疗原则

胆胀病发病机理主要为肝胆疏泄失职，胆失通降，胆汁瘀积而成。故治疗以疏肝利胆，理气通降为主。根据痰阻、血瘀、正虚之偏重，又宜相兼采用祛痰、活血、扶正之法。

（三）分证论治

1.肝胆气滞证

症舌脉：右胁胀满或胀痛，甚则痛涉右肩背，脘腹胀满，胸闷嗳气，口苦，善太息，情志抑郁，食少纳呆，妇女乳房胀痛，舌红或淡红，苔薄白，脉弦。

病机分析：饮食不节或七情所伤，致肝失疏泄，胆失通降，肝胆气滞，故见右胁胀满或胀痛，并善太息以舒达郁滞之气；胆胃失于和降，胆气上逆则口苦；胃气壅滞则胃脘胀满或胀痛，食少纳呆；苔薄，脉弦为气滞之征。

治法：疏肝利胆，理气通降。

方药运用：

（1）常用方：柴胡疏肝散加减。药用北柴胡、枳壳、香附、川芎、生白芍、生甘草。

方中北柴胡疏肝解郁，枳壳行气消滞，泄热降浊，二者一升一降，调畅气机，用以为君；川芎、香附行气活血，通络止痛，香附兼可疏肝解郁和脾理中，用为臣药；生芍药酸苦微寒，养肝柔肝缓急，柔肝体而助肝用，并可抑制诸气药之燥散，使理气而不耗气，温通而不过燥，芍药与甘草合用，有舒肝缓急和中止痛之效以为佐药；生甘草调和诸药，用为使药。诸药升降并用，气血同调，体用兼治，共奏疏利肝胆，理气和降之功。

（2）加减：胁痛甚者，加延胡索、川楝子；大便秘结者，加酒大黄、槟榔或元明粉；大便溏薄者，加薏苡仁、茯苓；腹胀满者，加大腹皮；脘腹痞闷，舌苔白腻者，加厚朴、苍术、陈皮或藿香、佩兰；食少纳差者，加焦麦芽、焦山楂、鸡内金；口苦心烦甚者，加山栀子、黄芩、龙胆草；头晕目眩明显者，加菊花、钩藤。胆中有砂石者，加鸡内金、金钱草、海金砂。

（3）临证参考：柴胡疏肝散加减，为临床治疗以气滞为主证的理想有效方剂。临证所见气滞兼夹湿、痰、食、热等诸邪合病者为多。常多伴胃脘胀痛，便秘腹胀，治疗应加强和胃理气通便。解除胃气壅滞，腑实不通，对胆胃和降，至关重要。

本类患者多伴情志抑郁，因此，除药物治疗外，应进行心理疏导，睡眠欠佳者，应解郁安神，用合欢皮、清半夏、生龙牡较好。睡眠差日久，纳食不香，心情抑郁者，用百合30g、生麦芽10～15g、合欢皮15g、生地黄10g治疗效佳。有些患者对胁痛胁胀不予重视，而多注重胃病症状，治疗还应重点疏肝利胆，理气以治胃。

2.肝胆气逆证

症舌脉：右胁胀满或胀痛，伴脘腹胀闷，嗳气频作，呕苦，恶心呕吐，急躁易怒，大便不畅，少腹痛胀，舌红苔白或薄黄，脉弦。

病机分析：素体肝旺，复因情志所伤，肝胆气郁、气逆，胆胃不和，胆气上逆则口苦呕逆;木郁土壅,肝胃失和,胃气壅滞则脘腹胀闷,胃气上逆则嗳气频作,脘胀不食;肠胃传化失司,气机乖逆则大便不畅,少腹痛胀;胁胀满痛为肝胆气滞之症;苔薄,脉弦为气病之象。

治法:抑肝降逆,利胆和胃。

方药运用:

(1)常用方:旋覆代赭汤加减。药用旋覆花、代赭石、清半夏、生姜、党参、生白芍、郁金、香附。

方中旋覆花苦温降气止呕,代赭石甘寒质重,镇冲降逆兼可平肝清火,二者合用镇降肝胆逆气以为君药;清半夏辛苦温,止呕降逆,和胃化痰,生姜辛散,止呕逆而散痰结,二者合用降逆止呕,和胃化痰,助君药调理肝胆脾胃,以为臣;党参补气益中,于镇降逆气之中顾护中气,郁金行气活血解郁,利胆清热,香附解郁行气消滞,疏肝利胆,生白芍柔肝敛阴养肝体,以防肝胆之气亢逆,共为佐药。诸药合用于镇降与疏利之中,使胆胃和降,肝胆之气调畅。

(2)加减:胃脘痞闷,舌苔白腻者,加苍术、厚朴、藿香;呕吐痰涎稀水者,加苏梗、瓜蒌;呕吐苦水,胃脘烧心或疼痛者,加左金丸;胃脘冷痛者,加毕澄茄、苏梗;口苦甚,舌苔黄腻者,加黄连、厚朴,减生姜、半夏用量;心烦易怒甚者,加栀子、丹皮、夏枯草;胁痛甚者,郁金加重量并用姜黄,或可加重白芍用量,配以甘草缓急止痛;大便不畅,少腹痛胀者,加生白术(重用)、炒枳实、枳壳、乌药;若舌红,口干者,加生牡蛎、木瓜,减半夏、生姜、党参;嗳腐、纳少者,加炒白术、炒枳实、山楂。

(3)临证参考:本证可重用代赭石、半夏;如气逆较甚,还可加重白芍、郁金、川楝子用量;如烦躁不安,气逆不下,可酌情选用镇心安神之品。

若肝胆气逆,肝胃不和,症见泛呕酸水,右上腹隐痛或不痛,脉象缓,舌质红润者,可用温胆汤加吴茱萸、木瓜、乌梅以清胆和胃,柔肝敛降,理气止呕。

3.肝胆郁热证

症舌脉:右胁灼热而胀痛,口苦口渴,心烦失眠,胃脘痞满热痛,小便黄赤,大便秘结,舌红苔黄,脉弦数。

病机分析:肝胆气滞郁积,气有余便是火,日久可致肝胆郁热,而见右胁灼热胀痛;胆热上扰则口苦,心烦失眠;肝气犯胃,胃失和降,胃气壅滞化热亦可见胃脘痞满热痛;郁热灼津则口渴;胃肠热灼津少则大便秘结;热邪下干则小便黄赤;舌红、苔黄、脉弦数为肝胆郁热之征。

治法:疏肝清热,解郁止痛。

方药运用：

(1)常用方：四逆散、金铃子散合左金丸加减。药用北柴胡、制香附、枳壳、郁金、川楝子、延胡索、栀子、黄连、吴茱萸、生白芍。

方中柴胡、枳壳一升一降，疏肝理气，调畅气机，香附疏解肝郁，和络止痛，共为君药；川楝子苦寒性降，行气止痛兼疏泄肝热，延胡索行血活血止痛，两药合用即金铃子散，有解郁止痛，清泄郁热之功，郁金行气活血止痛，疏肝利胆清热，三药有清解肝胆郁热，行气和络止痛之功，用为臣药；芍药柔肝敛阴，防治郁火伤阴，缓肝急而助肝用，左金丸中黄连苦寒清肝胃热，吴茱萸辛热散郁降逆，并佐制黄连寒性，栀子清肝泄热，以上共为佐药。诸药合用共奏疏肝利胆清热，解郁止痛之功。

(2)加减：头晕头痛者，加菊花、石决明；泛酸烧心者，加瓦楞子、乌贼骨；兼食积者，加焦神曲、焦山楂、连翘、焦槟榔；兼大便秘结者，加酒大黄或全瓜蒌、枳实；心烦失眠者，加丹参、酸枣仁。

(3)临证参考：本证治疗重点在于疏泄气机，使肝胆气机条达，不致郁而化热，方中黄连、栀子用量不宜大，以防苦寒阴凝抑遏致郁热不得宣散清疏。治疗中应保持大便通畅。

郁热、郁火，是指气机抑遏不畅，气火郁闭于体内，既不得泄越，又不能张扬于外的病理变化。其病机则为升降失常，开阖不利，气血壅滞。因此，火郁发之，郁热散之为切合病机所予宣散、升降、通调气机诸法的概要治则。

郁热、郁火每每多易兼夹食、湿、痰诸郁，临证治疗宜兼顾。本证最易伤津耗阴，治疗时除发散清泄外，宜时刻注意顾护阴液。

4.肝胆湿热证

症舌脉：右胁胀满或胀痛，口苦口臭，善太息，脘腹胀满，食少纳呆，厌食油腻，面黄目黄或小便黄赤，大便秘结或如陶土，或往来寒热，舌红苔黄腻，脉弦滑或弦细。

病机分析：肝胆郁热，克犯脾胃，以致运化失职，湿热内阻，影响肝胆疏泄，互为因果，而致右胁胀满疼痛，口苦口臭；肝胆疏泄失司，胆汁不循常道外溢而症见面黄目黄；湿热不解尚可致肝胆热炽，胆胃腑实，脘胀纳呆，尿黄便秘，往来寒热；舌红苔黄腻，脉弦滑为湿热之征。

治法：疏肝利胆，清热利湿。

方药运用：

(1)常用方：大柴胡汤合茵陈蒿汤加减。药用北柴胡、黄芩、枳实、大黄、茵陈、生白芍、栀子、槟榔、郁金、黄连、清半夏。

方中柴胡味辛微苦寒,善疏肝胆郁滞,黄芩苦寒清热,二者合用清解胆肝郁热,用以为君;枳实味苦性降,行气消滞,泄热散结,大黄苦寒泄热,通腑祛瘀,茵陈苦泄下降,清利湿热并可退黄,上药合用可通腑泄热利湿,利胆退黄,共用为臣;栀子苦寒清利湿热,与茵陈、大黄同用渗湿泄热于二便之中,利胆退黄效佳,清半夏、黄连味苦,寒温并用,清化湿热而兼和胃降逆止呕,槟榔辛苦温,行气消积,通下利水力强,助枳实、大黄通腑利胆和降之功,生白芍酸苦寒,柔敛肝阴而缓急,与郁金、枳实合用可收理气和血止痛之功,共用为佐。诸药合用则于清利通降之中,热清湿祛黄退而胆腑壅滞得除。

(2)加减:腑实便秘者,重用大黄,可加元明粉;小便黄赤者,加滑石、通草、车前子;胆道结石者,加鸡内金、金钱草、海金砂;兼有胃痛,脘胀嗳气者,加蒲公英、甘松、天仙藤;热盛者,加金银花、蒲公英、连翘。

(3)临证参考:本证治疗之重点仍在于使肝胆气机条畅,升降复常,此为治湿热之因,而非治湿热之象。此外,六腑以通为用,患者便秘腹胀较重时,应重用枳实、大黄、槟榔等利胆通腑之品,使大便次数保持在每日 2～3 次,用下法以祛除胆胃之实热积滞。

若湿热不解,反蕴结化生热毒,症见右胁下疼痛或有包块,疼痛持续不解,脘腹痛拒按,伴高热,面红目赤或全身深黄,甚则神昏谵语等症,则证为热毒炽盛,内陷心营,当急予清瘟败毒饮,或加用安宫牛黄丸,并中西医结合救治。

5.肝郁脾困证

症舌脉:右胁胀满或胀痛,口苦口黏,胸闷善太息,身困乏力,脘痞腹胀,食少纳呆,妇女白带量多,大便黏滞不爽或便溏,舌苔白腻,脉弦细或弦滑。

病机分析:肝胆气滞,木不疏土,脾气受困,或脾虚肝郁,水湿不化,脾胃受纳运化功能失常,中焦气机升降紊乱,症见右胁疼痛,脘腹痞胀,口中黏腻,食少纳呆;湿滞肠胃,传化失司则大便黏腻不爽或稀溏;脾为湿困,清阳之气不得四布则身困乏力;舌苔白腻,脉弦细或弦滑为气郁湿阻之象。

治法:疏肝解郁,理脾化湿。

方药运用:

(1)常用方:四逆散合藿香正气散加减。药用北柴胡、枳壳、白芍、陈皮、藿香、佩兰、苍术、厚朴、茯苓、薏苡仁、青皮。

方中柴胡味辛微苦寒,疏肝解郁,枳壳苦降行气消滞,二者合用一升一降,调畅气机,用为君药;白芍柔肝敛阴缓急,藿香、佩兰芳香化湿,醒脾和中,陈皮、厚朴、苍术辛苦温,辛开苦降,燥湿行气,健脾畅中,诸药相伍内湿化而脾困除,共用为臣;青皮苦辛温疏肝胆,破气滞力胜,助柴胡、枳壳、陈皮疏理肝脾气机,茯苓、薏苡仁甘平淡,健脾祛湿,以杜绝生湿之源,共为佐药。诸药合用,共奏疏肝解郁,理脾化湿之功。

(2)加减:湿渐化热,白腻苔变为黄腻苔者,加黄芩、黄连、车前子,减苍术、厚朴、藿香、佩兰用量;食少纳呆者,加焦三仙、木香、砂仁;大便不爽者,加槟榔、木香;肢冷便溏者,加附子、干姜;右胁胀痛甚者,加延胡索、川楝子。

(3)临证参考:本证治疗,疏肝理气与理脾化湿同等重要。因其为肝郁及脾,木不疏土之肝郁脾困,湿浊中阻之证,与土虚湿阻木郁之证不同。后者以健脾化湿兼以疏郁为大法,以香砂六君子加减。理脾与健脾不同,理脾是治疗脾为湿困,通过祛除湿邪以复脾胃健运之职,以建中焦升降之机;健脾是治疗脾虚而致运化障碍,水湿内停之证,是以甘温补气益中升阳,强健脾胃来消除湿困中焦的。二者一为治实,一为治虚,应予区别。对本证湿阻非因脾虚致者不可用补气健脾之法,否则愈补愈壅,湿邪难除。

6.肝郁痰阻证

症舌脉:右胁胀满或疼痛,口苦,善太息,口吐痰涎,或咽中如物梗阻,吐之不出,咽之不下,胸膈满闷,情志抑郁,形体肥胖,舌苔白腻,脉弦细或弦滑。

病机分析:素有脾胃虚弱,复因情志所伤,木郁则土虚更甚,脾胃健运失司,饮食水谷不化精微而停湿生痰,气郁痰阻,故见右胁胀痛,口苦,口吐痰涎;痰气交阻,中焦气机升降失司,清阳不升,浊阴不降,则头晕目眩,胸膈满闷,咽中如有物阻;苔白腻,脉弦细或弦滑为痰阻气机之征。

治法:疏肝解郁,理气化痰。

方药运用:

(1)常用方:四逆散合温胆汤加减。药用北柴胡、枳实、生白芍、陈皮、清半夏、茯苓、竹茹、制香附、郁金、瓜蒌皮、苏梗。

方中柴胡、枳实一升一降,疏解肝郁,调畅一身气机,白芍柔肝敛阴,养肝体而助肝用,三药合用调理肝脾气机,以为君药;半夏辛开苦降,功擅行气燥湿,化痰降逆,竹茹清热化痰,止呕除烦,二者与枳实相伍,有气行痰消,痰随气下之功,陈皮理气燥湿,茯苓健脾渗湿,合用有湿祛痰消之效,上药共用为臣;香附、郁金有增强理气解郁之用,同时又可行气和血止痛,清胆理湿,瓜蒌皮、苏梗宽胸理气化痰利膈,善治痰气交阻之咽喉、胸膈不利,以上共为佐药。纵观全方,诸药相伍,相得益彰,疏肝理脾解郁可杜生湿化痰之源,燥湿化痰又可助肝气条达。

(2)加减:失眠者,加合欢皮、远志;舌苔黄厚腻或咯痰黄稠者,加胆南星、黄芩;

痰黄目赤,急躁易怒者,加青黛、海蛤壳;痰瘀互结,舌质紫黯者,加丹皮、丹参、桃仁。

(3)临证参考:本证多见于40岁以上的肥胖女性。肝郁痰阻每多兼热象,治疗多兼用清热之法。对脾气虚弱明显者,痰郁减除后,则当以益气健脾,化痰理气解郁法善后,同时采用非药物疗法如运动、气功等辅助治疗减轻体重。临证常见痰瘀互结而使病情加重,如遇肝郁痰阻夹瘀,则应在方中加活血化瘀通络之品,如莪术、姜黄、威灵仙等。

7.肝胆血瘀证

症舌脉:右胁刺痛,固定不移,昼轻夜重,口苦,善太息,面色晦黯,肌肤甲错,妇女月经不调,经色紫黯、有块,或痛经闭经,舌质紫黯或有瘀斑,脉弦细或弦涩。

病机分析:气行则血行,肝胆气滞日久,血行不畅成瘀,瘀血阻滞肝胆,经脉不畅,则右胁刺痛,痛处不移;若瘀血聚积,日久可成癥瘕;瘀血阻滞,肌肤失于荣养,则面色晦黯,肌肤甲错;瘀滞任脉胞络,可见月经不调等病变;舌质紫黯有瘀斑,脉弦细或弦涩,为气滞血瘀之象。

治法:疏肝化瘀,活血止痛。

方药运用:

(1)常用方:金铃子散、失笑散合猬皮香虫汤加减。药用川楝子、延胡索、蒲黄、五灵脂、制乳香、制没药、香橼、佛手、炙刺猬皮、九香虫。

方中川楝子苦寒,有行气止痛,疏肝泄热之功,延胡索辛散温通,行气活血止痛力强,二者合用有疏肝行气,活血止痛之效,用以为君;五灵脂甘温,蒲黄苦平,均善入肝经血分,通利血脉,散瘀化瘀止痛力胜,乳香辛苦温通,既可活血化瘀,又可行气散滞,没药苦平,散血化瘀止痛力胜,诸药相伍,活血散瘀之力增强,助君药疏散肝胆瘀滞,共用为臣药;香橼、佛手辛苦温,芳香而行散,疏肝解郁,行气止痛,并有和中化痰之功,炙刺猬皮、九香虫温通散滞,行气止痛,均入肝经,共用为佐使药。诸药合用,效专力宏,共收疏肝化瘀,活血止痛之功。

(2)加减:面色无华,头晕气短者,加黄芪、当归;心烦易怒,目赤者,加龙胆草、栀子、夏枯草;脘痞苔腻者,加藿香、佩兰、厚朴;胆道结石者,加海金砂、鸡内金、郁金。

(3)临证参考:瘀血常与湿邪相并为患而阻滞气机更甚,此时脾胃运化失职,难于服药,应先予芳香化浊,和胃理气之品,再用活血化瘀之法。本证为胆胀病重证,经过合理治疗,病证可缓解,如失治误治,可使病情恶化,出现高热、剧痛、黄疸等症,病情凶险。

此外,肝胆血瘀之胆胀患者,一般病程较长且伴有不同程度的气血阴阳亏虚,临证治疗当注意扶正以祛邪。

8.肝肾阴虚证

症舌脉:右胁隐隐作痛,口苦,善太息,口干咽燥,心烦失眠,手足心热,头晕目眩,腰膝酸软,耳鸣盗汗,舌红少津,脉细数。

病机分析:肝胆郁热、肝胆湿热反复发作久则伤阴耗液,或肝郁气滞痰阻,过用香燥药物耗伤阴津可致肝肾阴虚,可见本证多由上述证候发展而来。经脉失养则右胁隐痛;阴血耗损则不能濡养头目清窍而见头晕目眩,腰酸耳鸣;虚火内生上炎则口苦;阴虚阳亢心神外浮则见心烦失眠;津液外出则见盗汗;津不上承则口干咽燥;舌红绛少津,脉弦细数为肝肾阴虚之征。

治法:养肝滋肾,解郁止痛。

方药运用:

(1)常用方:养肝滋肾解郁止痛方加减。药用生白芍、生地黄、熟地黄、何首乌、当归、川楝子、乌梅、酸枣仁、郁金、延胡索。

方中生白芍酸苦微寒,入肝经,善滋养肝阴而敛摄亢动之肝阳,且苦能泄热,为治阴虚阳亢或虚火内生之主药,生地甘苦寒,滋养肝肾之阴兼清热凉血,二者共为君药;熟地甘而不苦,善于滋补肝肾阴精,何首乌甘苦涩微温,养肝血,滋补肾精,且滋而不腻,补而不滞,当归甘辛温,补血活血,三者合用,补血养肝滋肾力增,用为臣药;川楝子、延胡索疏肝行气,活血止痛,郁金解郁活血清热利胆,助上二药解郁行气活血止痛之力,兼可助川楝子清泄肝经郁热,乌梅、酸枣仁味酸入肝经,与生白芍同用,味酸性敛,有敛肝阴、抑肝阳之力,且与诸味甘纯厚之品相伍酸甘化阴,可使肾水足而肝木得涵,酸枣仁并可养心安神除烦,上药共用为佐使药。诸药合用,酸甘化阴,酸苦泄热,补而不腻、不滞,补中有疏泄,可谓标本兼顾而收养肝滋肾,解郁止痛之功。

(2)加减:烦躁易怒,口苦甚者,加栀子、丹皮;失眠甚者,加生百合、合欢皮、生麦芽;情志抑郁甚者,加绿萼梅、八月札;纳差食少,口干者,加焦山楂、谷麦芽、玉竹、石斛、天花粉、太子参、白术、扁豆。

(3)临证参考:本证以正虚为主,治疗重在滋补肝肾,且治疗难于速效,须长期坚持治疗。本病到肝肾阴虚阶段,常兼杂湿热和瘀血。兼瘀者宜并施化瘀之法,用药如丹参、赤芍、桃仁等;夹杂湿热者,如纳食尚可,可加茵陈、栀子、黄连、茯苓、薏苡仁等清热化湿药;若纳差脘痞,则宜先予化湿理脾,药如藿香、荷梗、佩兰、厚朴花、砂仁、白蔻仁之类,待食纳好转,再清化湿热或滋补肝肾。

9.阳虚郁滞证

症舌脉:右胁疼痛,得热痛减,善太息,畏寒肢冷,周身乏力,神疲气短,或胁痛连及少腹,或脘腹胀满,喜温喜按,大便溏薄,小便清长,或腰脊冷痛,舌淡黯,苔白,脉弦细或沉细弦迟。

病机分析:过用苦寒清利或素体阳虚,肝之阳气不足,经脉失其温煦,阳虚生寒,血脉凝滞气滞不畅,肝气郁结则右胁疼痛或不温,得热痛减,善太息;肝经循行之处气滞血瘀,经脉失养,症见胁痛连及少腹;阳虚不得温煦周身,则畏寒肢冷,周身乏力,神疲气短;脾阳不足,温煦无权,可见脘腹胀满,喜温喜按,大便溏薄;肝脾阳虚日久及肾,可见腰脊冷痛;气化不利,则小便清长;舌淡苔白,脉弦细为阳虚郁滞之象。

治法:益气温阳,补肝达郁。

方药运用:

(1)常用方:益气温阳补肝达郁方加减。药用黄芪、桂枝、附子、吴茱萸、白术、干姜、生白芍、北柴胡、枳壳、制香附、延胡索。

方中黄芪甘微温,补中益气升阳,助肝气之生发条达,桂枝辛甘温,温经通阳,二者合用可益气温阳通脉,用为君药;附子辛大热,补火助阳,吴茱萸辛苦热,入肝经,温肝散寒解郁,干姜温中助脾胃阳气,白术健脾益气燥湿,诸药可温肝脾之阳,散寒除湿,共为臣药;柴胡、枳壳一升一降,解郁疏肝,调畅气机,白芍生用酸苦微寒,柔肝敛阴缓急,佐制诸温药燥性,香附、延胡索疏肝解郁行气活血止痛,共为佐使药。

(2)加减:少腹冷痛者,加乌药、小茴香;胃脘冷痛者,加毕澄茄、苏梗、九香虫;腰脊冷痛者,加杜仲、狗脊、鹿角;中气虚弱甚者,加党参、当归、升麻、茯苓。

(3)临证参考:本证多见于素体阳虚或年老体弱之人,治疗应补阳益气以壮生气之源,重点为健脾温中,以使脾阳振奋,则肝气升发有所依。如脾胃运化恢复,还可常服金匮肾气丸,以壮肾阳,扶助先天。

胆胀病一般以实热证居多,且由于胆为中清之腑,以通降为和,故临证治疗多为苦寒清利之剂。由于病程较长且反复发作,屡受攻伐、清利可导致正气耗伤,肝脾不足。因此,对虚实夹杂的胆胀病患者,不宜一味苦寒通下或苦寒清利,否则更易耗伤中气、脾阳。临证当据正邪虚盛情况,或采用攻补兼施之治,药如太子参、柴胡、郁金、青皮、陈皮、茵陈、炒三棱、莪术、谷麦芽、鸡内金、生牡蛎等,或采用以补为主兼清利余邪之法,药如党参、黄芪、炒白术、云茯苓、陈皮、升麻、柴胡、当归、金钱草、郁金、枳壳等。运用补中益气汤治疗中气虚弱之胆胀病,临床常可获得攻清利下所不能达到的效果,所谓以补为通之义。

(四)其他疗法

1.中成药

(1)平肝舒络丸:每服35粒,每日2次。适用于胆胀病肝郁气滞证者。

(2)加味逍遥丸:每次6g,每日2次。适用于胆胀属肝郁脾虚证者。

(3)舒肝止痛丸:每次1袋,每日2次。适用于胆胀属肝郁、肝胃不和证者。

2.单验方

(1)龙胆草、醋柴胡、川芎各1.8g,甘菊、生地各3g,共研为末。每日1剂,水煎代茶。

(2)柴胡、枳壳、木香各10g,金钱草30g,水煎服,每日1剂。

(3)茵陈、金钱草各30g,郁金15g,水煎服,每日1剂,分2次服。

(4)郁金6g,白矾1.5g,火硝1.8g,滑石9g,甘草3g,共研细末。每日服1次,3次服完,温开水送服。

3.食疗方

(1)丹参郁金蜜:丹参500g,郁金250g,茵陈100g,蜂蜜1000g,黄酒适量。将前3味药水煎,加黄酒1匙,煎汁浓缩共两次,将两次药汁约1000ml与蜂蜜1000g倒入盆中,搅匀加盖,旺火隔水蒸2小时,冷却装瓶。每日2次,每次1~2匙,饭后开水冲服,3个月为1个疗程。用于胆火旺、湿热重之胆胀、胁痛。

(2)乌梅虎杖蜜:乌梅250g,虎杖500g,蜂蜜1000g。乌梅、虎杖浸洗后,煎1小时取汁,再煎第2汁,共得1000~1500ml,与蜂蜜同入砂锅,小火煎5分钟,冷却装瓶。每日2次,每次1匙,饭后开水冲服,3个月为1个疗程。用于胆胀者。

(3)金钱草80g,银花60g,瘦猪肉1000g,黄酒2匙。两味药洗净与瘦肉块共炖,入黄酒,弃渣,饮汤吃肉。每日2次,每次1小碗。

(4)鲜小麦杆100g入砂锅煮30分钟,放白糖少许,每日3次,每次小半碗,代茶饮。

(5)鲜香橼1~2个,切碎放入碗中,加入等量麦芽糖,隔水蒸数小时,以香橼稀烂为度,每服1匙,早晚各服1次。

4.针灸 取反应点、右足三里、中脘、右阳陵泉等穴,平补平泻,得气后留针。前两穴加灸2~3壮,中脘加艾条灸,隔日1次。

【转归与预后】

胆胀病一般多由实转虚或由实转为虚实夹杂。

肝胆气滞、肝胆气逆证可转化为肝胆郁热或肝胆湿热等证,但一般经适当调治,预后较好。若遇调摄不适,尚可复发。

　　肝胆郁热证患者,若饮食不节可转化为肝胆湿热证。如郁热不解,还可致肝肾阴虚;若及时治疗,郁解热清,可避免耗伤阴血正气,预后亦较好。

　　肝胆湿热证,治疗得当则湿退热解,若失治误治,可致胆腑热结,甚至化火生毒而致热毒炽盛,有内陷心营之变;或致胆胃腑实,耗损阴液,阴损及阳而致厥脱证。

　　肝郁脾困证,与饮食劳倦、嗜酒过度有关,患者的转归与其饮食起居调摄密切相关。调摄得当则易于康复,否则较难治愈。

　　肝郁痰阻证多发生于肥胖、痰湿之体患者,病程较长,易反复发作。调摄或治疗不当,易致痰瘀互结而迁延难愈。

　　肝肾阴虚证,调治得当,病情可缓解,日久不愈,正虚邪留可致肝胆血瘀而成虚实夹杂证。

　　阳虚郁滞证一般迁延难愈,经适当治疗,部分病人可转为肝郁脾困证。患者可兼血瘀内阻,若进一步出现心肾阳虚,则病情复杂。

　　肝胆血瘀证可由胆胀诸证迁延发展而来,一般预后较差,若失治或误治或邪盛正虚者,可转化为肝胆瘀毒上蒙心窍之变证、重证,预后不良。

【护理与调摄】

　　胆胀病患者应注意休息,勿紧张过劳。适度活动,安心养病,保持精神愉快。饮食方面,切忌肥甘辛辣煎炸之品,而需多食蔬菜、水果、瘦肉、豆制品等清淡、易消化而又有营养的食物。

【预防与康复】

　　避免情志过极,注意饮食有节,劳逸结合,寒温调摄适度,保持身心健康是预防胆胀病发生的关键。

　　康复包括药物、食疗及体育锻炼诸方面。

　　药物方面,气郁气滞者,一般可常服舒肝丸、舒肝和胃丸;肝郁脾虚者可常服逍遥丸之类;气虚者可服香砂六君子丸;阴虚者宜服六味地黄丸等;阳虚者可服金匮肾气丸或附子理中丸。

　　食疗康复方面,一般以气滞为主者,可常服香橼佛手冰糖饮;以肝郁脾虚为主者,可服云苓山药佛手粥;气虚者可常服参芪砂仁瘦肉汤;阴虚为主者,一般常选用百合乌梅饮或生地麦冬郁金茶;阳虚不足者,常用黄芪、干姜、白术、白芍、香附共研末蒸饼服食。

第四节　臌胀

【定义】

臌胀以腹部胀大如鼓,皮色苍黄,脉络暴露为特征。多因湿热毒邪久羁,情志所伤,劳欲过度,饮食不节,血吸虫感染,或黄疸、积聚失治等,使肝、脾、肾功能失调,气、血、水淤积于腹内而成。

【范围】

西医学中病毒性肝炎、血吸虫病等引起的肝硬化腹水、结核性腹膜炎、红斑狼疮、腹内肿瘤等疾病出现臌胀征象者,亦可参考本节辨证论治。

【病因病机】

臌胀的发病主要由于酒食不节,情志所伤,劳欲过度,感染血吸虫以及黄疸、积聚失治,致肝脾肾俱损或功能失调,血瘀癥积,湿热内蕴,气血水搏结,三焦失司,水泛络伤。

（一）病因

1.情志所伤　肝为藏血之脏,性喜条达,若因情志不舒,肝失疏泄,气机不利,则血液运行不畅,以致肝之脉络为瘀血阻滞;另一方面,肝气郁结不舒,气机不畅,气不行水,或横逆而犯脾胃,脾胃受克,运化失职,水液运化发生障碍,以致水湿停留,水湿与血瘀蕴结,日久不化,痞塞中焦,便成臌胀。

2.酒食不节　饮食不节,嗜酒过度,滋生湿热。在青壮之年,脾胃健壮,尚能随饮随食而化,但积之既久,又因体气渐衰,酒湿食积之浊气蕴滞不行,清阳当升不升,浊阴当降不降,以致清浊相混,壅塞中焦,脾土壅滞则肝之疏泄失常,气血郁滞,湿邪与气血交阻日久,而成臌胀。

3.劳欲过度　劳倦过度则伤脾,纵欲过度则伤肾。脾伤则不能运化水谷,饮食水谷不能化为气血精微,则气血不足,水湿内生。肾伤则气化不行,不能温化水液,因而湿聚水生。水湿内阻,气血运行不畅,气血水湿交阻而成臌胀。

4.感染血吸虫　在血吸虫流行区接触疫水,遭受血吸虫感染,又未能及时进行治疗,内伤肝脾,气滞湿聚,脉络瘀阻,脾胃气机升降失常,清浊相混,积渐而成臌胀。

5.黄疸、积聚失治　黄疸多由饮食不节,湿热蕴结所致,治疗不当或调摄失宜,日久肝脾功能失调加重,以致气滞、水停、血瘀而成臌胀;或感受湿热毒邪,因其性酷烈,来势凶猛,迅即发为急黄,肝竭脾败,水气壅结腹内而为臌胀。积聚多因气郁与痰血之凝聚而成,不论积聚位于腹部任何部位,势必影响肝脾气血运行,以及肾与膀胱的气化,气血瘀阻,水湿停聚,渐成臌胀。

（二）病机

1.发病　　臌胀的发病一般均较缓慢,若湿热疫毒之邪来势迅猛者,发病较为急骤,它如酒食不节,情志所伤,劳欲过度,湿热侵袭及黄疸、积聚所致者均有阶段性病情演变过程。

2.病位　　本病病位在肝、脾、肾三脏。

3.病性　　本虚标实,虚实错杂。本虚为肝脾肾俱虚;标实为气血水互结壅滞腹中,相因为患。

4.病势　　本病总为初病及气,继病及血与水,由肝及脾,进而及肾,终至肝脾肾俱损,气血水积于腹内。

5.病机转化　　本病初期常可因情志所伤,肝郁气滞,气不行水,克伐脾土致水湿不化而形成气滞湿阻之机。病程中期以水湿内阻,肝气不和为主要机转,此期湿浊之从化可因体质、治疗用药偏颇之不同而异。若素体阳盛,或过用辛香温燥之品,则湿多从热化而致湿热蕴结;若素体阳虚,或过用寒凉之品,则湿多从寒化而致寒湿困脾;湿浊、湿热蕴久入络或由气及血,可致肝脾血瘀,络脉失和。病至晚期,由肝脾及肾,气血阴阳虚损,肝脾肾俱虚。肾阳虚不能温煦脾土,可致脾肾阳虚;肾阴虚不能涵养肝木可致肝肾阴虚。最终至肝脾肾衰败,气血水裹结益深,病情危重。

【诊断与鉴别诊断】

（一）诊断依据

1.主症:腹部膨隆如鼓,皮肤绷紧,叩之如鼓,有移动性浊音。可伴有腹部积块,或齿鼻衄血,或在颈胸臂等处出现红痣血缕及手掌赤痕,或四肢瘦削,神疲乏力,纳少便溏,或高热烦躁,神昏谵语,皮肤出现瘀斑等。若嗳气、矢气则舒,腹部按之空空然,如按气囊,叩之如鼓,多为气臌;若腹部坚满,状如蛙腹,振动有水声,按之如囊裹水,多为水臌;若内有癥积,按之胀满疼痛,腹上青筋暴露,面、颈、胸部出现红缕赤痕,多为血臌。

2.病人有胁下癥积、黄疸、胁痛、情志内伤等病史,酗酒及到过血吸虫疫区等,对临床诊断有一定的帮助。

（二）鉴别诊断

1.水肿　　水肿是指体内水液潴留,泛溢肌肤,引起头面、眼睑、四肢、腹背甚至全身浮肿,严重者可出现胸水、腹水,因此需与臌胀鉴别。两者鉴别要点是:臌胀为单腹胀大,腹部有青筋暴露,甚则脐突,上肢及头面一般不肿,晚期可见下肢肿胀;水肿则头面或四肢浮肿,亦可全身浮肿,若有腹部胀大,则绝无青筋暴露等体征。

2.肠覃　肠覃为下腹部生长的肿块。两者鉴别要点是:臌胀初起,腹部尚柔软,叩之如鼓,晚期腹部坚满,振动有水声;肠覃早期肿块局限于下腹部,大如鸡卵,以后逐渐增大,可如怀胎之状,按之坚硬,推之可移,无水液波动感。

【辨证论治】

(一)辨证要点

1.辨病位主次　臌胀之病位在肝、脾、肾三脏。腹大胀满,按之不坚,胁肋或胀或痛,攻窜不定者,病位在肝;腹大胀满,食少脘痞,四肢困重,疲倦无力者病位在脾;腹大坚满,腹部青筋显露,胁腹刺痛或有积块者,病位在肝脾;腹大胀满,精神委顿,肢冷怯寒,下肢浮肿,尿少者,病位在脾肾。

2.辨病性　臌胀属本虚标实。本虚为脏腑阴阳虚损;标实为气、血、水瘀结腹内。单腹胀大,腹皮绷急,叩之如鼓,嗳气或矢气后胀减,病性属气滞;腹膨大如囊裹水,有水液波动感,尿少肢肿,苔白腻者,病性属寒湿;脘腹撑急,灼热口苦,小便短赤,大便秘结。苔黄腻者,病性属湿热;腹大坚满或脐心外突,脉络怒张,面色黧黑,面、胸、臂红痣血缕,手掌赤痕,舌质黯或有瘀斑者,病性属血瘀;腹胀满不舒,朝宽暮急,面色苍黄或㿠白,神疲乏力,四肢不温,舌淡紫,脉沉细者,病性属阳虚;腹大胀满,心烦失眠,口燥,衄血,形体消瘦,小便短赤,舌红绛少津,脉弦细数者,病性属阴虚。

3.辨起病缓急　臌胀大多为缓慢起病,但缓慢发病中又有缓急程度之分,若臌胀在半月至一月之间不断进展,则属缓中之急,病情较重;若反复迁延数月,则为缓中之缓,病情相对稳定。有黄疸、积聚、血吸虫感染、嗜酒过度等病史者,一旦出现腹部胀满不舒,小便量减少,或有腹部积块,或有鼻衄牙宣,或在颈胸臂等处出现红痣血缕及手掌赤痕,或面色日见晦滞,应考虑将成臌胀。

4.辨危候　臌胀患者,如突然出现脉数不静或脉大弦紧,心烦不宁,病势可能会发生突变,骤然大量吐血、下血,随之伴发手足震颤、狂躁、神志昏迷及尿闭等危急重症候,证属浊毒闭窍生风动血。臌胀病人若腹大如瓮,脉络怒张,脐心突出,四肢瘦削,便溏神萎,不思饮食者,为正气大衰,浊邪内盛之候。急性黄疸病人若见腹满、肢肿、小便短少,状如臌胀者,病势尤为暴急,常伴见高热烦躁,神昏谵语,呕血、便血,或肌肤出现瘀斑,舌质红绛,舌苔黄燥等热毒内陷心营,迫血妄行等证候。

（二）治疗原则

臌胀之发病机理为本虚标实,虚实夹杂。但在初期,一般以实证居多,故治疗以祛邪为主,根据气滞、血瘀、水聚之偏重,而分别侧重于理气、活血、利水之法,水邪壅盛者,亦可暂予攻逐水液之剂。后期则以正虚为主,表现为正虚邪实证,治疗当以扶正祛邪为常法,又可根据脾肾阳虚或肝肾阴虚之不同,分别采用温阳与滋阴之法,兼以祛邪。

（三）应急措施

1.腹大坚满,皮肤绷急,小便黄赤量少者,如体质尚好,可任攻逐时,酌情选用下列逐水剂:

(1)牵牛子粉 1.5～3g,每日 1～2 次吞服。

(2)甘遂末 0.5～1.0g,每日 1～2 次吞服。

(3)舟车丸 3～6g,每日 1～2 次吞服。

(4)消水丸:醋制甘遂 15g,木香 6g,砂仁 6g,黄芩 6g。采用丸剂,每次 7.5～10.5g。一般服药后 20～60 分钟,则恶心腹痛,小便量不多,大便 6～10 次,泻水量可达 4000ml。

服用逐水药必须遵守《内经》所谓:"衰其大半而止"的原则,只应中病即止,不可攻逐太过,以免复戕脾胃,损伤正气。

2.如并发吐血,出血量多、血色鲜红者,急宜清热凉血,可予犀角地黄汤:犀角用水牛角 30g 代,丹皮 15g,鲜生地 30～60g,赤芍 12g,煎服。如血出如涌,倾盆盈碗者,可采用综合治疗方法,先以三腔管经鼻或口腔插入胃内,将胃气囊充气后,牵引固定,再服中药糊剂(明矾 3g,五倍子粉 3g,白及粉 3g,调成糊状),然后用食管气囊充气压迫。

3.神志模糊、两手撮空甚则昏迷惊厥者,治以清热开窍,可予安宫牛黄丸 1 粒,每日 2 次吞服;昏迷不能吞咽者,可以鼻饲。或用醒脑静 8～10 支加入 5％葡萄糖注射液 500ml 内静脉滴注,每日 1 次。

（四）分证论治

1.气滞湿阻证

症舌脉:腹胀按之不坚,胁下痞胀或疼痛,饮食减少,食后作胀,嗳气不适,小便短少,舌苔白腻,脉弦。

病机分析:肝郁气滞,脾失健运,湿阻中焦,浊气充塞,故腹胀如鼓,按之不坚,叩之如鼓;肝失条达,络气痹阻,故胁下胀满疼痛;气滞中满,故食少而胀,嗳气不适;气壅湿阻,水道不利,故小便短少;脉弦,苔白腻,为肝郁湿阻之象。

治法：疏肝理气，除湿散满。

方药运用：

（1）常用方：柴胡疏肝散加减。药用北柴胡、枳壳、制香附、大腹皮、厚朴、郁金、川芎、车前子、生白术、赤芍药。

方中北柴胡苦平入肝胆经，疏肝解郁，理气行滞，枳壳苦辛微寒，归脾胃大肠经，可行气宽中，消痞除胀，二者共用为君；大腹皮、厚朴理气和中，除湿消满下气，制香附疏肝解郁，行气止痛，为气中血药，可理气和络，郁金行气解郁，活血止痛，上药共用为臣，君臣相伍有解郁行滞和络，除湿下气消胀之功；生白术燥湿利水，健脾助运，车前子健脾利湿，赤芍、川芎化瘀通络散瘀清热，共为佐药。全方在疏郁行滞同时，并用川芎、赤芍、香附、郁金，有防气滞进一步致络痹血瘀之用，用枳壳、厚朴、大腹皮除湿散满，同时更兼健脾实脾利水渗湿之白术、车前子以杜生湿之源。可谓切合病机，在调理肝脾气血湿浊郁阻中有已病防变，治未病的深义。

（2）加减：胁下痛甚者，加川楝子、姜黄；腹胀明显者，加炒莱菔子，甚可予沉香粉 0.6～1.0g 吞服；气虚乏力者，可加太子参，减大腹皮、枳壳用量；食少纳呆者，可加生山楂、砂仁、藿香、佩兰；嗳气胸闷者，加旋覆花、代赭石；口干口苦头晕者，可加龙胆草、黄芩、栀子；大便不畅者，加槟榔、大黄；小便不利者，加泽泻、茯苓皮、冬瓜皮等。

（3）临证参考：本证属臌胀初期，主要为气机阻滞，兼有少量水湿，治疗重点应在疏肝理气，兼以利水。如以脾虚湿阻为主者，当选用党参、白术、山药、生黄芪等以健脾益气，配以车前子、通草、茯苓皮、大腹皮利水消胀；若腹胀见倦怠便溏、四肢发凉、脉沉细无力等一派虚寒之象表现者，则属脾肾阳虚，气虚血滞，治疗以生黄芪、党参、焦白术甘温益气健脾升阳，并用淡附片温肾助脾阳，当归、白芍养血柔肝，香附、橘红、杏仁疏肝化痰，开胃行气，茵陈清湿热兼利水，紫河车益精髓补气血培元气补先天；若肢乏少气懒言，食少纳呆，腹胀便溏，胁下癥积，隐隐作痛，舌淡体胖，苔白腻或白，脉沉细无力，证属脾虚气滞，可予当归、白芍、丹参、郁金、黄芪、党参、苍术、茯苓、山药、黄精、肉豆蔻、炙鳖甲、木香、茵陈治疗。

本证患者白术可用 30g，重证用 60g 左右，苔黏腻者白术炙用，舌红苔少者宜生用，舌淡边有齿痕者，白术宜炒用。

本证患者之气滞湿阻，可兼肝络瘀血，此时治疗不能单用疏肝理气之品，而须理气、化瘀并用，同时用开利肺气的药物，如紫菀、桔梗、枇杷叶等，以开利三焦气道，使气行瘀散，而后腹胀乃已。

2.寒湿困脾证

症舌脉:腹大胀满,按之如囊裹水,脘腹痞胀,得热稍舒,精神困倦,怯寒懒动,小便少,大便溏,舌苔白腻,脉缓。

病机分析:脾阳不振,寒湿停聚,水蓄不行,故腹大胀满,按之如囊裹水;寒水相搏,中阳不运,故脘腹痞胀,得热稍舒;脾为湿困,阳气失于舒展,故精神困倦,怯寒懒动;寒湿困脾,脾阳不振,伤及肾阳,水湿不化,故小便短少,大便溏;苔白腻、脉缓是脾虚湿盛之候。

治法:温中健脾,行气利水。

方药运用:

(1)常用方:实脾饮加减。药用炮附子、干姜、生白术、茯苓、厚朴、木香、大腹皮、草果、木瓜、生甘草。

方中附子、干姜大辛大热,温壮脾肾之阳,消阴寒水湿为君药;白术、茯苓健脾益气,利水渗湿为臣药;厚朴、木香、大腹皮理气宽中,化湿除满,有气行水行之义,草果温脾燥湿,木瓜既可祛湿利水,又可养肝、柔肝,使湿邪去而不伤阴液,共为佐药;甘草调和诸药,与辛温之品相配可助温阳散寒化湿之力,与酸温之品相伍又有化生阴液、柔养之功,以为使药。诸药合用,温散之中有敛收,可谓温阳而不伤阴,柔肝无碍运化,共奏温阳健脾,行气利水之功效。

(2)加减:气虚息短者,加党参、黄芪;阳虚湿盛者,加肉桂、苍术;胁腹胀痛者,加郁金、青皮、砂仁。

(3)临证参考:本证多由脾阳不运,寒湿困阻所致,故治疗应取中焦,温运阳气,以利水湿。水邪较盛者,可加入少量逐水之品,如黑白丑等,同时亦可增人软坚活血之赤芍、桃仁、海藻等。

腹中乃三阴聚集之地,其中脾为三阴之长,惟脾气虚衰,水邪始得窃踞腹中,故前人多认为臌胀虽原发在肝,但病根在脾,提出治疗臌胀宜补脾的观点。温运脾阳、化湿利水治疗臌胀寒湿困脾证为补脾之一方面,但要注意寒湿得散,即减少或不用附桂之类温燥药物,而宜据出现的如脾虚水困之类证候,改用健脾益气、化湿利水之法,药选加味异功散或当归芍药散之类,防止温燥过用耗伤脾阴,此时常重用白术30g,黄芪30g以补脾气之虚,并用茯苓、泽泻、白芍、木瓜健脾利水,和肝柔肝,或重用川、怀牛膝、泽兰、益母草等以化瘀利水。

本证临床或可兼脾肾阳虚见症,辨证时宜详析,以达温真阳行肾气,以温脾阳之功,可加入淫羊藿、肉苁蓉之类。

3.湿热蕴结证

症舌脉:腹大坚满,脘腹撑急,烦热口苦,渴不欲饮,小便赤涩,大便秘结或溏垢,或有面目皮肤发黄,舌边尖红,苔黄腻,脉象弦数。

病机分析:湿热互结,水浊停聚,故腹大坚满,脘腹绷急;湿热迫胆气上逆,故烦热口苦;湿热内结阳明或阻于肠胃,则大便秘结或溏垢;湿热下注,气化不利,故小便短赤涩;湿热壅滞,熏蒸肝胆,胆液外溢于皮肤,故面目皮肤发黄;舌边尖红,苔黄腻,脉弦数,乃湿热壅盛之象。

治法:清热利湿,攻下逐水。

方药运用:

(1)常用方:中满分消丸加减。药用黄芩、黄连、知母、厚朴、枳壳、清半夏、陈皮、白茅根、通草、猪苓、茯苓、泽泻。

方中黄芩、黄连、知母苦寒、苦甘寒以清热祛湿,重用以为君;厚朴、枳壳、半夏、陈皮理气燥湿,用以为臣;茯苓、猪苓、泽泻健脾渗湿利水,白茅根、通草清热利水,共以为佐。方中苦寒、苦温并用,清热祛湿而不过于伤阳助湿,理气燥湿而又不过于伤阴助热。以清、化、燥、利诸法并用,以中焦气机调畅为核心,清上通下同时健脾祛湿,可谓标本兼顾,主次分明,务使湿热清利而中焦气机调畅,脾运健而湿自除。

(2)加减:大便秘结者,可合己椒苈黄丸加减;小便赤涩不利者,加陈葫芦、滑石、蟋蟀粉(另吞服)以行水利窍;湿热发黄者,加茵陈、山栀子、大黄、黄柏清利湿热,导热下行;若水湿困重者,可暂用舟车丸攻下逐水,得泄即止;若病势突变,骤然大量吐血、下血,系热迫血溢,症情危急,可用犀角地黄汤加参三七、仙鹤草、地榆炭等以清热凉血,活血止血;如狂躁不安,逐渐转入昏迷者,证属热人心包,可用安宫牛黄丸或至宝丹以清热凉开透窍;若小便短黄并伴下肢和阴囊水肿,可用五皮饮或八正散加减治疗。

(3)临证参考:若服用其他利尿药不效,腹水严重者,还可服制大戟、制甘遂、制芫花、生熟二丑各等量,焙干研细末,每次用3～6g,用荞麦面60g加入药面拌匀,做成面条,不加调料,水煮后连面带汤全部服之,若服后恶心呕吐,用生姜3片咀嚼,或含于口内,即可减轻,一般服药后2～4小时开始大便泻水,如超过6小时大便不见泻水,可用同剂量再服一次。若服药后大便水泻不止,可服冷小米汤或煮鸡蛋,以减少泻水量。

本证见脘腹撑急甚,小便短赤,大便秘结,遍身面目发黄,舌红苔黄腻明显者,亦可选用茵陈蒿汤合舟车丸加减治疗。药用黑栀子、茵陈、生大黄、厚朴、枳实、大腹皮、槟榔、半边莲、车前子、车前草等。

本证用苦寒之品不宜过量、过久，虽配伍辛温燥湿理气之品可佐制其寒性，但二者均可耗气伤阳，不利于脾之健运，宜中病即止，再以健脾利湿或兼清热，以善其后。

4.肝脾血瘀证

症舌脉：腹大坚满，脉络怒张，胁腹刺痛，面色黧黑，面颈胸臂有血痣呈丝纹状，手掌赤痕，唇色紫褐，口渴不欲饮，大便色黑，舌质紫黯或有瘀点瘀斑，脉细涩或脉虚大无力。

病机分析：瘀血阻于肝脾脉络，隧道不通，以致水气内聚，腹大坚满，脉络怒张，胁腹攻痛；瘀热互结脉络，故面颈胸臂等处出现血痣，手掌赤痕；水浊聚而不行，津不上承，故口渴不欲饮；大便色黑，为络伤血溢之象；面色黧黑，舌紫黯或有瘀点瘀斑，脉象细涩，为血瘀之征，失血时可见脉虚大无力，甚则微细欲绝。

治法：活血化瘀，行气利水。

方药运用：

（1）常用方：调营饮加减。药用当归、丹参、穿山甲、王不留行、生大黄、葶苈子、茯苓、槟榔、通草、延胡索。

方中当归、丹参、穿山甲养血活血通络软坚，用以为君；生大黄、王不留行消坚破积，通利血脉，攻逐瘀滞，使邪从二便而泄；葶苈子、茯苓、通草、槟榔利水渗湿，通利气机，共用为臣；延胡索行血中之气，疏肝散结止痛用以为佐。全方化瘀行血，利水泄浊，同时兼养血和血，理气顺气，选药性味灵活平和，因而化瘀通络而不动血耗血，以达气行水利血亦行之目的。

（2）加减：胁下有癥块者，加生牡蛎、土鳖虫、鳖甲；胁肋痛剧者，加炙乳香、炙没药；兼有胀气者，加厚朴、大腹皮；瘀热互结者，可加丹皮、栀子、连翘、白茅根；鼻衄、齿衄者，选加白茅根、仙鹤草、羊蹄根、蒲黄、三七、茜草根；黑疸者，加茵陈、海金砂。

（3）临证参考：丹参、王不留行、通草活血通络利水，必要时可加大剂量，亦可加入软坚散结之品，如海藻、昆布等。腹水胀满过甚，脉弦数有力，体质尚好者，可暂用舟车丸、十枣汤以攻逐水气。但破血之品，如水蛭、虻虫等一般不宜应用，以防络伤血溢。

本证于腹大坚满较重时，在化瘀通络同时予行气顺气、利尿攻逐泻水，为急则治标权宜之计，一俟腹满胀症减，即应标本同治。

本证多由瘀血郁肝，脾虚气弱进一步致痰水血胶凝所致。脾虚不运，痰湿恣生则胶结之势难解。因此，重视益气健脾以化痰湿，以较平和之品化瘀行血，或稍加通络破瘀之品,攻补兼施,为诸多医家治疗本证效捷稳健之关键。关幼波常以生黄芪、白术、茯苓、杏仁、橘红与化瘀通络软坚之品治疗臌胀,每可收"见水不治水,见血不治血,气旺中州运,无形胜有形"之功效。姜春华重用生黄芪、白术于逐瘀通络利水药中,认为中气虚惫为病之本,用大剂生黄芪、白术,取《内经》"塞因塞用"之义,临证效佳。韩经寰创"强肝软坚汤"治疗臌胀,并据证之气血阴阳不同及病情演变加减,形成1~6号方,然其诸方在化瘀软坚通络同时,每必以健脾益气药物如黄芪、白术、人参、山药、黄精等相伍,效如桴鼓,可见补脾运中之重要。谭日强用疏肝理脾丸治疗肝脾内伤,气滞血瘀之臌胀,腹水重加消水丹(蜣螂、蝼蛄),疗效持久而稳定。

5.脾肾阳虚证

症舌脉:腹大胀满,朝宽暮急,面色苍黄或㿠白,脘闷纳呆,神倦怯寒,肢冷或下肢浮肿,小便短少不利,舌体胖,舌淡紫,脉沉弦无力。

病机分析:脾肾阳气亏虚,寒水停聚,故腹胀满,入夜尤甚;阳虚则阳气不能敷布于内外,故怯寒肢冷神倦;脾肾阳虚,水津温运气化失职,水湿下注则下肢浮肿;膀胱气化不利,开阖失司,故小便短少;脾阳虚不能运化水谷,则脘闷纳呆,腹胀;阳虚运化不利,水湿泛溢则面色苍黄或㿠白;舌体胖舌质淡紫及脉沉弦无力为脾肾阳虚兼瘀血之象。

治法:温补脾肾,化气利水。

方药运用:

(1)常用方:附子理中丸合五苓散加减。药用炮附子、干姜、党参、白术、猪苓、茯苓、泽泻、肉桂、生甘草。

方中附子、干姜辛热温补中阳而祛里寒为君药;党参、白术甘温健脾益气为臣药;君臣合用则温阳健脾益气力胜。茯苓、泽泻、猪苓健脾渗湿利水,肉桂温补命门之火,与上药合用有助阳化气利水之功,肉桂与附子、干姜同用可增强温补脾肾阳虚之效,上药共为佐;甘草甘缓,益气和中以为使。方中辛热散寒温阳,甘温建中补虚,则寒湿内生不能,阳气充足又可化气利水,可谓标本同治,效专力宏。

(2)加减:下肢浮肿,小便短少者,加服济生肾气丸;胁下癥块者,加鳖甲、穿山甲;大便完谷不化者,加诃子、石榴皮;大便不畅者,加大黄;腹胀较甚者,加厚朴、大腹皮;食欲不振者,加砂仁、鸡内金、谷麦芽。

(3)临证参考:本证既可因寒湿困脾,脾阳不振发展而来,亦可由湿热蕴脾,过用苦寒伤及脾阳甚则肾阳而致。方中附子、肉桂等需用至10~15g,方能增强温阳泄浊作用。然干姜、附子、肉桂等辛热之品,易伤津耗液,久用可导致肝肾阴虚,如出现头晕耳鸣,口干舌燥之症,则应减量或停用。

本证有脾阳虚或肾阳虚之偏重。以脾阳虚为主者,多见周身色黄晦黯,形寒怯冷,腹胀如鼓,朝宽暮急,纳呆便溏,溲黄少,舌质淡,脉沉弦而小滑,临证治之可选茵陈术附汤加减;而以肾阳虚为主者,症见面色㿠白或灰黯,怯冷尤甚,腹中胀大,周身浮肿,尤以下肢为甚,腰膝酸软,大便溏硬不调,小溲淡黄而短少不利,舌体胖大,舌质淡,舌上有紫气,脉沉细,治疗则以济生肾气丸为佳。

臌胀至脾肾阳虚,肾气大伤阶段,证见腹大如瓮,脐突尿少,腰痛如折,气短不得卧,下肢浮肿之时,切不可破气、利水以更伤元阴元阳,治疗当峻补真阳,以行肾气,药用宜参考《张氏医通》启峻汤,如附子、肉桂、黄芪、党参、仙灵脾、肉苁蓉、熟地、山萸肉、山药、茯苓等,务使下焦真气得补,上行而启其中,中焦运行,壅滞疏通,中满可消,下虚可实。

本证以阳虚内寒,气化不力而见寒水积聚为主时,用附子理中丸合五苓散,取姜、桂、附之大辛大热以驱散阴霾,振奋中阳,兼苓、桂、泽泻等化气利湿以消退寒水。一俟寒水减弱,则可减桂、附姜用量,而以鹿角胶、巴戟天、肉苁蓉、仙灵脾等温补润滑之品温补真阳,则同时可伍山萸肉、枸杞子、熟地等以达阴中求阳之效,肾气充,真阳健则中焦阳气得助,水谷得运则寒湿不生,诸症可解。

6.肝肾阴虚证

症舌脉:腹大如瓮,胀满甚剧,常见青筋暴露,面色黧黑,唇紫,口燥,心烦不寐,牙宣出血,时有鼻衄,小便短少,舌质红绛少津,脉弦细数。

病机分析:多由上述证候发展而来。水湿停聚中焦,血瘀不行,故腹部胀大,甚则青筋显露,面色黧黑;阴血耗伤,不能荣养肌肤故形体消瘦;心烦、失眠、衄血均为阴虚内热,热伤阳络之象;阴虚津液无以上承,故口燥;舌红绛少津,脉弦细数,为肝肾阴血亏损之象。

治法:滋养肝肾,凉血化瘀利水。

方药运用:

(1)常用方:猪苓汤合膈下逐瘀汤加减。药用生地黄、阿胶、赤芍药、丹皮、红花、茯苓、泽泻、桃仁、猪苓、滑石。

方中生地、阿胶甘寒、甘平,以滋养肝肾之阴血为君药;辅以丹皮、赤芍清热凉血化瘀行血,茯苓、泽泻健脾利湿共为臣药;桃仁、红花加强活血祛瘀之力,滑石、猪苓利水清热而不伤阴,共为佐药。诸药合用在滋养肝肾阴血同时兼以化瘀利水,并注意化瘀不忘凉血清散瘀热,利水不忘滋阴清热,务使瘀行水利而不更伤阴血。

(2)加减:咽干、鼻燥有热者,加南沙参、百合、白茅根;内热口干,舌绛少津者,加玄参、石斛、麦门冬；腹胀重者，加大腹皮、莱菔子；鼻衄齿衄者，加茜草、鲜茅根、水牛角；有潮热，烦躁不寐者，加银柴胡、地骨皮、炒栀子、夜交藤；如阴虚阳浮，症见耳鸣，面赤颧红者，加龟甲、鳖甲、牡蛎；若吐血，下血，血脱气微，汗出肢厥，脉微欲绝者，急用独参汤以益气固脱；纳呆腹胀，大便溏，舌质红，脾胃伤者，宜用山药、扁豆、白术、白芍、谷芽、炙甘草，或佐用乌梅、木瓜之酸收敛阴。

（3）临证参考：本证多由湿热久羁，耗伤阴血，或由攻下逐水太过，伤津劫液，以致肝肾阴亏，同时又有瘀血水湿内停，病情往往属晚期，故治疗颇为棘手，此时温阳利水更伤其阴，大剂滋水养阴则又腻胃碍运，且因此阶段阴虚易生内热，热盛可伤及络脉而致出血，故虽有瘀积之征，活血破瘀之品不可多用、重用。

治疗以滋柔之品补肝肾之阴为第一要着。若胃纳尚可，可考虑用龟甲、鳖甲等滋阴软坚散结之品。同时，还须以平和之品以和营消瘀。此外，还可在养阴柔滋淡渗的基础上，略佐通阳药物，借助膀胱的气化作用达到"以阳行阴"的效果，常以桂枝，用量在 3g 以内，加入上方中。

本证型臌胀，有用兰豆枫楮汤治疗者，每每获效。药用泽兰，黑料豆、路路通、楮实子。以三味甘平、甘寒之品与苦辛微温之泽兰相伍，活血行水利湿兼有养阴作用。本证若见舌红绛无苔者，可用鲜生地、石斛急以救液。神昏不能口服药物者可用鼻饲。

（五）其他疗法

1.中成药

（1）舒肝丸：每服 1 丸，每日 2 次。用于肝郁气滞之胸胁胀满，胃脘不舒等症。

（2）平肝舒络丸：每服 35 粒，每日 2 次。用于肝郁气滞，经络不疏之胸胁胀痛、肩背窜痛等症。

（3）人参健脾丸：每服 1～2 丸，每日 2 次。用于脾胃虚弱、饮食不化之脘胀腹痛、倒饱嘈杂等症。

（4）香砂枳术丸：每服 1 袋，每日 2～3 次。用于脾虚食滞之脘腹满闷、不思饮食等症。

（5）木香顺气丸：每服 6～9g，每日 3 次。用于气滞湿阻之腹胀满、胁痛等症。

（6）舒肝止痛丸：每次 1 袋，每日 3 次。用于肝郁气滞、肝胃不和之胁肋脘腹胀满疼痛，嗳腐吞酸等症。

2.单验方

（1）黄芪、白术各 30～60g，黑大豆、茅根各 30g，煎汤口服，每日 1 剂，早晚分服。用于肝硬化腹水较重，中气不足，脾胃虚弱，白球蛋白比倒置者。

(2)穿山甲、鳖甲、黑大豆、陈葫芦、冬笋各适量,煎汤服,每日 3 次。用于白蛋白减少,白球蛋白比倒置,腹水明显者。

3.食疗法

(1)鲤鱼赤小豆汤:鲤鱼 500g(去鳞甲、腮及内脏),赤小豆 60g,煮汤至肉烂为度,纱布过滤去渣后服用,每日 1 次,每次服 250ml,连用 2～3 周。用于肝硬化腹水。

(2)胡桃山药粥:胡桃肉 30g,桑椹子 20g,山药 30g,小米 50g,大米 50g,煮粥服数日。用于肝硬化脾肾俱虚之形瘦、纳差、脘腹满、大便溏薄等症。

(3)黑豆首乌复肝散:黑豆 200g,藕粉 500g,干小蓟 100g,干生地 100g,干桑椹 200g,干何首乌 200g,共研细面,每日用 100g,做主食中,连续服用。用于肝硬化脾功能亢进之形瘦面黯、胁痛、胁下痞块、肌衄等症。

(4)五豆食疗利水散:扁豆、黄豆、赤小豆、黑豆、大豆、莲子肉、山药、藕粉、冬瓜皮各等量,共研细末,每日 2 次,每次 60g,加入白面 60g,做成食品,以之为主食。主治肝硬化腹水。

4.针灸

(1)气滞湿阻证:可针章门、肝俞以疏肝理气;针脾俞、胃俞以健脾祛湿。

(2)寒湿困脾证:可针天枢以逐肠中之寒邪;针气海以补虚而温阳;针足三里以益气健脾;针公孙以补中而运脾阳;针脾、胃之俞以助运化。

(3)湿热蕴结证:可针脾、胃、胆三俞以泻脏腑之热;针中脘以和中散瘀,化脾胃之湿热;针阴陵泉以渗利小便;服逐水药物而引起之腹痛呕吐者,可针足三里、内关。

(4)脾肾阳虚证:可予灸脾俞、三阴交、肾俞、涌泉以温补脾肾;针膀胱俞、阴陵泉以助下焦之气化,通利小便。

(5)肝肾阴虚证:可针肝俞、行间以补肝而驱邪;针肾俞、涌泉以壮水而降火。有衄血者,针尺泽、鱼际以止血,针曲泉以清热养阴,针关元以鼓舞膀胱之气化,通利小便。

【转归与预后】

本病在临床上往往虚实互见,或实中夹虚,或虚中夹实。如攻伐太过,实胀可转为虚胀;如感外邪,或过用滋补壅塞之剂,虚胀亦可出现实胀的证候,各证候之间可相互转化。

气滞湿阻证多见于臌胀初起,主要为气机阻滞,兼有少量水湿,如及时予疏肝理气,除湿消满之剂,可使病情得到控制。若失治、误治,水湿可从寒化或热化,或气滞日久,瘀血内积,病情进一步加重。

寒湿困脾证,用温阳散寒化湿利水之剂,使寒去阳复,水湿得泄,可取得疗效。若水湿较重,迁延日久,伤及脾肾之阳,可转化为脾肾阳虚之证。湿郁日久,或过用温热之品,亦可化热,转变成湿热蕴结之证。

湿热蕴结证为水湿内蓄,湿从热化而来,用清热化湿利水之剂,则热清邪退胀消,气畅滞化水泄,可望获得好转。若久治不愈,邪深入络可成肝脾血瘀之证。若湿热久羁,耗伤阴液,伤及肝肾之阴,可转化成肝肾阴虚之证。

肝脾血瘀证,予活血通络行气利水之剂,可使一部分病人瘀祛络通气行水泄,病情缓解。若过于攻伐,耗气伤阴,便成肝肾阴虚之证。若活血破瘀过猛,引起脉络破裂,导致吐血、便血,更使病情恶化,后果严重。

脾肾阳虚证,予温补脾肾,化气行水之剂,可使部分病人脾肾阳气来复,气行水泄,病情获得缓解,带病延年。若过用温热药物,耗伤阴液,损伤肝肾之阴,可转化成肝肾阴虚证。

肝肾阴虚证,多属臌胀晚期.患者预后一般较差,但若坚持治疗,部分病人亦可病情好转,带病延年。

【护理与调摄】

患者以卧床休息为主,腹水较多者可取半卧位,对厥逆、昏迷患者要进行特别护理,密切观察神志、血压、呼吸、脉搏、出血(尤其是吐血、便血)情况。

饮食方面,宜进低盐饮食。腹水明显,小便少者,宜忌盐。一般应食易消化、富于营养的食物及水果,饮食有节,进食不宜过快、过饱。禁食辛辣刺激、过硬、过热之物,戒烟酒。吐血者,暂禁饮食,湿热证患者可多吃谣瓜,瘀血证患者可食鲜藕汁,寒湿证患者应忌生冷,阳虚证患者可予腹部热敷、葱熨法。

每日记录出入量,并详细观察小便颜色及内容物,每周测量体重、腹围1~2次,以了解水湿消退情况,帮助判断病情,对患者呕吐物的颜色和数量亦需细致观察和记录。

切勿劳累,安心静养,树立与疾病作斗争的信心,避免精神刺激,忌房事。

【预防与康复】

根据引起臌胀的原因,做到以下几方面,将有利于预防臌胀的发生。避免饮酒过度,已患过黄疸的病人更应忌饮,避免与疫水接触,防止感染血吸虫,避免情志所伤和劳欲过度,已患黄疸和积聚的病人,应及时治疗,休养将息,务使疾病好转、痊愈。

康复可于臌胀后期,腹水消退,腹胀消失后开始。康复治疗分以下3方面:

（一）药物康复

在康复阶段,继续辨证地选用健脾补肾、益气养阴、活血化瘀的方药,如七味白术散、补中益气汤、归脾汤、六味地黄汤、桃红四物汤等方,及党参、黄芪、沙参、麦冬、白术、山药、仙灵脾、当归、泽泻、丹皮、赤芍等。

（二）食疗康复

脾胃虚弱者,可用黑鱼 500g,煮汤食用。

湿热不尽者,用泥鳅炖豆腐,即泥鳅 500g,去鳃、肠、内脏,洗净,放锅中,加食盐少许,水适量,清炖至五成熟,加入豆腐 250g,再炖至鱼熟烂即可,吃鱼和豆腐,喝汤。

瘀血残留,肌肤有赤缕红丝者,用桃仁粥。即用桃仁（去皮尖）、生地黄各 10g,同煎,去渣取汁,入粳米 100g 煮粥,粥熟加红糖 50g 而成。

气虚不复者,用参苓粥。即以党参 30g,茯苓 15g,生姜 6g,水煎去渣取汁,入粳米 100g 煮粥,临时下鸡子 1 枚及盐少许,继续煮至粥熟而成。

阴虚不复者,用猪肉枸杞汤。即枸杞子 15g,瘦猪肉适量共煮汤食用。

阳虚不复者,用当归生姜羊肉汤。即当归 18g,生姜 30g,羊肉 250g,水煮取汤,温服。

（三）自我疗法

气功疗法:作平卧式内养功,通过平卧、放松、入静、意宁、调息等,可以培补元气,扶正祛邪,调整阴阳,抑亢扶弱,通经活络,调和气血。对改善症状,恢复肝功能,降低门脉高压,消退腹水,促进脾脏回缩等均有一定作用。

擦腹:先将两手擦热,以左手擦腹 100 次,再两手擦热,以右手擦腹 100 次。其手法是用手掌贴腹沿大肠蠕动方向,绕脐作圆圈运动,可促进肠蠕动。

第五节　肝癌

【概述】

原发性肝癌是典型的例子。原发性肝癌表现为肝区间歇性或持续性疼痛,上腹胀满,食欲缺乏,上腹部肿块呈进行性肿大。其诊断依据典型的临床和体征外,甲胎蛋白（AFP）检查为目前诊断肝癌具有特异性的检测方法。

肝癌在中医临床中多属于"癥""肝积""痞气""臌胀""黄疸"等范畴。中医学认为,情志抑郁,气机不畅,肝失疏泄,气滞血瘀,血行受阻,日积月累而成。

【临床症状表现】

肝癌起病隐匿,早期缺乏典型症状,可以没有任何症状与体征,称亚临床肝癌。但病情进展迅速,很快会出现肝区疼痛、肝大、黄疸、腹胀、腹泻,全身症状有消瘦、发热,并发消化道出血,肝性脑病、肝结节破裂出血,继发感染等。

1.肝区疼痛,为中晚期症状,多呈现胀痛或钝痛,如侵犯横膈,痛可牵涉右肩;肝痛是由于肿瘤增长迅速,拉紧局部肝包膜所致。

2.肝大,质地坚硬,表面凹凸不平,有大小不等结节或巨块,边缘钝而不整齐,常有不同程度的压痛。

3.黄疸,晚期出现,多有逐渐加深的趋向,可为阻塞性黄疸,亦可为肝细胞黄疸。

4.消化道症状,早期上腹胀满不适,食欲缺乏,以后逐渐出现恶心、呕吐,腹泻。

5.全身乏力,消瘦,发热及各种出血腹水。少数还有低血糖、红细胞增多、高血钙、高血脂等。

6.转移灶症状,表现为肺、骨、脑部位可产生相应症状。胸转移多为右侧,肺、神经有压迫症状,颅内转移可有神经定位体征。

【检查诊断】

1.血常规、尿常规、粪常规、血型检查。

2.血肝功能、血清蛋白定量、电泳、凝血酶原时间检查。

3.乙肝5项、甲胎蛋白、丙肝病毒抗体、铁蛋白测定。

4.腹水常规、脱落细胞检查。

5.B超:超声波现象可显示癌瘤实性暗区或呈光团。当癌肿瘤坏死时,可出现液性暗区。

6.CT图像:通常表现为局灶性周界比较清楚的密度减低区,亦可呈边缘模糊或大小不等的多发阴影。CT可显示2厘米大小的肿瘤。

7.磁共振成像:可显示肿瘤包膜的存在,脂肪变性、肿瘤内出血、坏死;纤维瘤间隔形成,肿瘤周围水肿,肝结节及门静脉受侵犯等现象。

8.ECT、肝动脉造影。

9.超声引导下细针穿刺活组织或细胞学检查。

【诊治思路】

原发性肝癌目前临床诊断时,中、晚期病例占90%以上,其中以中医治疗为主或中西医互补治疗者占92%以上,因此,中西医互补治疗成为肝癌最基本的治疗方法之一。中医药适用于各期肝癌患者,除单纯中药治疗外,还可与手术、化疗或放疗相结合。

　　肝癌的成因，是正气先虚，而后邪气凑之，导致气滞血瘀，聚痰蕴毒，相互搏结而成。故在治疗中，早期宜攻中寓补；中期宜攻补兼施；晚期宜补中寓攻，但也不能强求分期。所用药物，不论补泻消散，尽量选用具有抗癌作用之品。

【证治方药】

　　1.肝气郁结型

　　[主证]　两肋痛，右肋胀痛、坠痛，胸闷不舒，生气后加重，饮食见少，肝大，舌苔薄白，脉弦。

　　[治宜]　疏肝理气

　　[方剂]　柴胡、当归各 12 克，杭菊花、沙苑子各 15 克，白术、云茯苓、郁金、香附、青皮各 10 克，预知子 30 克，甘草 4 克。水煎服，每日 1 剂。

　　2.气滞血瘀型

　　[主证]　肋痛如刺，痛引腰背，定着不移，入夜更剧，肋下痞块巨大，舌质暗，有瘀点、瘀斑，脉沉或涩。

　　[治宜]　行气活血，化瘀消积。

　　[方剂]　降香、延胡索、三棱、莪术、土鳖虫、赤芍、白芍、郁金、炮山甲、当归各 10 克，生牡蛎 30 克，预知子 20 克，白屈菜 15 克。水煎服，每日 1 剂。

　　3.湿热结毒型

　　[主证]　病势加剧，发热出汗，心烦易怒，口干口渴，身黄目黄，胁肋刺痛，腹胀腹满，恶心纳少，便干尿赤，舌质红绛而暗，舌苔黄腻，脉弦滑或滑数。

　　[治宜]　清热利胆，泻火解毒。

　　[方剂]　小叶金钱草、虎杖、蒲公英、白英、龙葵、蛇莓、半枝莲各 30 克，姜黄、牡丹皮、莱菔子各 15 克，栀子、厚朴、大腹皮各 10 克，茵陈、羊蹄根各 20 克。水煎服，每日 1 剂。

　　4.肝阴亏损型

　　[主证]　胁肋隐痛，绵绵不休，纳少消瘦，低热盗汗，五心烦热，头晕目眩，黄疸尿赤，或腹胀如鼓，青筋暴露，呕血，便血，皮下出血，舌红少苔，脉虚细而数。

　　[治宜]　养血柔肝，养阴养血，出血者凉血止血。

　　[方剂]　生地黄、生龟甲、生鳖甲、生黄芪各 20 克，白芍、女贞子、牡丹皮、山茱萸各 15 克，当归、嫩青蒿、生山药各 10 克，墨旱莲、沙参、茯苓皮、半边莲各 30 克。水煎服，每日 1 剂。

【常用中成药】

1.鳖甲煎丸　9克/次,2次/日。

2.葫芦素片　0.3～0.6毫克/次,3次/日。

3.复方金蒲片　按说明书服用。

4.安替可胶囊　按说明书服用。

5.金龙胶囊　按说明书服用。

【食疗方】

1.鹅血豆腐　鹅血200克,蘑菇适量。将蘑菇洗净,放锅中加水适量煮熟,加鹅血、调料,煮至鹅血成豆腐块状。佐餐食之。

2.苦菜汁　苦菜洗净捣汁,白糖佐味。每日1剂,每次10～20毫升,每日2～3次,连服之。

3.黑鱼黑豆汤　黑鱼1条(约重1000克),黑豆500克,甘草20克,黄酒、白糖各适量。黑鱼活杀,去鳞、鳃,剖腹去内脏,留肝,洗净滤干,切块备用。黑豆除去杂质,洗净,倒入大砂锅内,加冷水浸没,约30分钟。用旺火将黑豆汤烧开,改用小火煮1小时,倒入黑鱼块,加甘草、黄酒1匙,白糖4匙。继续慢煨2小时,至鱼、豆均酥烂时即成。每次1小碗,每日2次,空腹当点心吃。食用时弃甘草渣。5～6次吃完。

4.海带排骨汤　小排骨500克,猪肉皮、水发海带各150克,蒜泥、香菜各少许,调料适量。肉皮用沸水焯2分钟,取出切成小丁,与小排骨用武火煮沸,撇沫后,烹黄酒,改用文火煮至酥烂成浓糊状,加入切碎的海带和酱油、盐、白糖各适量,再煮沸3分钟离火,调入味精,淋上麻油。置冰箱凝结成冻。佐餐食用。

5.草菇猴头汤　鲜草菇60克,鲜猴头菇60克。将上述二味洗净,切片,用食油炒,加盐少许,加适量水煮熟即可。佐餐或单服。

6.冰片酒　冰片15克,白酒适量。将冰片加入酒瓶中浸泡备用。需要时用棉棒蘸此酒擦涂疼痛部位,10～15分钟见效。

7.赤豆粥　赤小豆30～50克,粳米100克,白糖适量。将赤小豆洗净,粳米淘洗干净后先煮赤小豆至熟,倒入粳米,同煮熟烂,加白糖搅匀调味即成。早、晚食之,宜长期食用。

8.糖醋大蒜头　大蒜头500克,糖250克,醋500克,精盐20克。大蒜洗净,置阴凉干燥处风干,加盐渍1天;醋加糖制成糖醋汁后,将腌渍过的大蒜浸入,10天即成。佐食或单用。

9.冬瓜甲鱼汤　冬瓜1个,甲鱼1只,鲜山药150克,白果21枚。将甲鱼、山药切成块,白果剥皮,放入冬瓜之内,加入调料煮熟即成。分早、晚服用。

10.木耳果酱　黑木耳、糖各适量。将黑木耳洗净,用清水泡发,待干燥后粉碎,与糖水煮成膏状,随意服食。

【康复须知】

1.肝癌康复治疗中要做到

(1)忌破血:在祛邪化积法中,宜活血不宜破血。施用破血之品,如三棱、水蛭、山甲、皂角刺等,对肿瘤虽有消坚止痛作用,但应用过久,每易导致肿瘤扩散或转移,盖因破血之药,能使瘀毒在脉络中随波逐澜,到处乱窜,虽然有效果,但预后不良。

(2)忌烟酒:烟不仅耗血损气,且香烟产生的焦油有明显致癌因素。因酒辛烈有毒,烈酒更甚,肝癌患者饮酒,煽动内风相火,火得风势,火借风热,因而昏迷、抽搐、失血等险象迭生。

(3)忌讳医:现代忌医者不乏其人,在农村中仍有"信巫不信医"之俗,有的信中医不信西医,有的信西医不信中医,从而贻误了中西医互补治疗的优越性。

2.肝癌康复治疗中要做到

(1)要注意饮食宜忌:康复期肝癌患者饮食的数量应加以限制,肝癌患者脾胃不好,吃什么都应适可而止,不暴食,不偏食,做到少食多餐。患者应多食用新鲜蔬菜水果、薏苡仁、白扁豆、百合、海带、紫菜和菌类(猴头菇、银耳、香菇、松蕈)、蛤类(软体动物)、鱼、龟及硬壳果实等。肝癌患者禁忌的食品有公鸡、西洋鸭(番鸭)、猪头肉、虾、蟹、螺、蚌、蚕蛹、羊肉、狗肉、黄鳝、竹笋、辣椒、油炸品等辛辣刺激、油腻、煎炸及粗硬的食物。晚期肝癌患者服维生素 C 能适当延长寿命。饮食上要注意食物的色、香、味的调配,增进病人食欲。给予无刺激易消化的饮食,温度要适宜,进食速度宜慢,可以食用一些中药粥,如黄芪粥、大枣粥等能补脾益气。饭后 30 分钟勿平卧。还应注意饮食卫生,不洁饮食可引起肠道感染,最终可能诱发危及生命的严重并发症。

(2)要摄养:百病皆生于气,气为血之帅,血为气之母。肝癌患者,常因忧思惶恐,导致病情恶化。康复期肝癌患者应保持一种较为平静的心态。俗话说:"怒伤肝",所以,肝癌患者在日常生活中应该注意避免情绪的过分波动。务必心情舒畅,乐观对待,树立战胜疾病的信心。因为情绪的波动、重体力劳动及剧烈的活动可能诱发肝癌结节出血而危及生命。如果身体情况允许,可根据自己的实际情况干些力所能及的事情。可以恢复工作的尽量复工(前提是轻体力劳动),可以减轻病人的思想负担,利于康复。也可适当做些轻的家务活,但应以自己不感到疲劳为原则,且一定要避免重体力劳动及剧烈的活动。

（3）要运动：康复期肝癌患者要进行适当体育锻炼,可进行一些轻微的体育活动,如散步、打太极拳、练气功等。使气血调和,阴阳平衡,促进新陈代谢,达到自我调节的目的。

第六章　肾病证

第一节　水肿

人体血管外组织间隙体液积聚达到一定程度就形成水肿。通常所说的水肿，主要是指皮下血管外组织体液积聚，肉眼容易观察到的浮肿。

根据水肿的性质，可区分为凹陷性水肿与非凹陷性水肿，炎症与非炎症水肿，全身性与局限性水肿。凹陷性水肿是由体液渗聚于皮下疏松结缔组织间隙所致；非凹陷性水肿是由于慢性淋巴回流受阻（如丝虫病橡皮肿）、黏液性水肿等所致；炎症性水肿是一种局部性水肿，以局部潮、红、灼热、疼痛与压痛为特征；全身性水肿是指身体内各部分的血管外组织（主要是皮下组织）间隙均有体液积聚；局限性水肿是体液积聚于局部组织间隙。

【疾病诊断】

全身性水肿临床上常见的是心病性水肿、肾病性水肿、肝病性水肿及营养缺乏性水肿等。

1.心病性水肿　主要是右心衰竭所致。导致右心衰竭的常见疾病是风湿性心脏病、肺原性心脏病与心肌病、心包炎等。因心力衰竭程度不同，水肿可自轻度的踝部浮肿以至严重的全身性水肿。心病性水肿的特点是首先发生于下垂部位。非卧床病人水肿则首先出现于下肢，尤以踝部较明显；卧床病人的水肿则首先出现于骶部。严重病人可发生全身性水肿及腹水、胸水、心包积水等；根据病人的既往心脏病病史、体征及慢性右心衰竭的临床表现，一般不难诊断。

2.肾病性水肿　常见于急性肾炎与肾病综合征。肾病性水肿的特点是，疾病早期只于早晨起床时发现眼睑或颜面水肿，以后发展为全身性水肿，个别病人水肿发展迅速，开始即可有全身性水肿。同时伴有其他肾病征象，如高血压、蛋白尿、血尿、管型尿等。疾病初期多有发热、恶寒、咽痛、全身酸痛等外感症状。

3.肝病性水肿　主要是肝硬化引起门脉高压以及肝功能减退、血浆蛋白减少与营养缺乏所致，以腹水为主。腹水出现之前可有轻度下肢水肿。此外病人伴有食欲减退、乏力、腹胀、恶心、腹泻等消化不良症状。体检：病者面色晦暗，有蜘蛛痣与肝掌，肝脏肿大，质韧，表面凹凸不平，边缘锐利而无压痛。化验：肝功异常，球蛋白进行性增加，白蛋白进行性减少，清球比例倒置。B 型超声波检查可协助诊断。除各种原因的肝硬变外，肝癌也是肝病性水肿的常见原因。

4.营养不良性水肿　水肿逐渐发生，常在体重减轻显著时出现，初起程度轻，局限于下肢或面部，尤以足背部为最明显，呈凹陷性水肿，劳累后加重，常有各种引起营养障碍的病史，如饮食习惯特殊，慢性腹泻，肠寄生虫，慢性失血等。营养不良性水肿常与某些维生素缺乏合并存在，尤其是维生素 B_1 缺乏的脚气病较为突出，可伴有末梢神经炎方面的症状。严重者可伴有腹水，腹水为漏出液。营养不良性水肿主要是由于低蛋白血证，或同时伴有维生素 B_1 缺乏所致。

5.妊娠性水肿　正常妊娠的妇女，常有不同程度的水肿。水肿多为轻度，以下肢尤其是足踝部最为明显，水肿随妊娠时间的增加而有加重趋势。但少有其他特殊性伴同征象。少数孕妇病情严重，较为明显的全身性水肿，伴有蛋白尿、高血压，此为妊娠高血压综合征表现，进一步发展可引起先兆子痫或子痫。

6.内分泌紊乱性水肿　包括垂体前叶功能减退症、甲状腺功能减退、皮质醇增多症（柯兴综合征）、原发性醛固酮增多症、经前期紧张综合征等。后者与甲状腺功能减退症（黏液性水肿）在临床上较常见。

(1)黏液性水肿：为非凹陷性水肿，以颜面部及下肢为主，严重时全身水肿及有体腔积液。临床以女性为多见，表情呆板，淡漠，面颊、眼睑部水肿，鼻唇增厚，毛发脱落尤以眉梢及前额为显著，面部无光泽，舌肥厚，言语缓慢不清，声音嘶哑，皮肤粗糙而干冷，厚而苍白。畏寒、乏力、便秘、月经紊乱等。实验室检查：吸碘试验明显降低，血浆蛋白结合碘降低，血清胆固醇大多增高。甲状腺功能减退在幼年多为原发性，成人多为继发性，如甲状腺术后、放射性同位素碘治疗后及过服治疗甲亢的药物等。

(2)经前期紧张综合征：水肿与月经周期有明显的关系，在月经来潮前 7～14 天出现，先为眼睑部，以后日渐加重，可波及全身，为凹陷性水肿，可伴有烦躁、易激动、倦怠、乏力、忧虑、恐惧、孤僻、弥漫性头痛或偏头痛等神经官能症症候。当月经来潮后出现排尿增多，上述症状均明显减退甚至消失。

7.特发性水肿　水肿发生而无任何明显的原因。女性多见，水肿与体位有关，直立或工作劳累后出现，平卧后水肿即逐渐消退，常伴有其他神经衰弱症状，如情绪不稳定、头痛、嗜睡、面部潮红、自汗、低热等。立卧式水试验有助于诊断：清晨空腹排尿后，于 20 分钟内饮水 1000 毫升，记下时间，以后每小时排尿 1 次，共 4 次，记录每小时尿和 4 小时总尿量。第一天取卧位,不用高枕,第二天在同样时间内取直立位重复试验一次。结果:正常人卧位时 4 小时排尿量较立位时稍少,一般都在饮水量的 80％以上。特发性浮肿病人,卧位时排尿情况和正常人相仿,立位时有水潴留,4 小时排尿量平均约为饮水量的 40％(轻者 50％～60％,重者低于 40％)。

8.其他原因所致的功能性水肿　包括高温环境下的水肿,肥胖者的水肿倾向,旅行者水肿,原因不明性水肿等。

以上均属于全身性水肿。

9.局部炎症性水肿　因疖、痈、丹毒、蜂窝组织炎等局部炎症引起局部水肿,常伴有局部肤色发红、皮肤灼热、压痛等,一般诊断不难。

10.静脉血栓形成及血栓闭塞性脉管炎　由于局部肢体静脉内有血栓形成,或局部肢体的静脉炎同时伴有血栓形成,均可使血管内静脉压增高而产生局部性水肿。血栓闭塞性脉管炎除水肿外,尚有发热、局部疼痛及压痛,若病变发生于一侧下肢,则患侧下肢除水肿外,还有轻度紫绀、肢体疼痛和运动困难。若病变发生于内脏,可有腹痛,肝脾肿大,甚至腹水等。一般无发热。

11.慢性上腔静脉阻塞综合征　多由肺癌、恶性淋巴瘤、纵膈肿瘤、慢性结核性纵膈炎、血栓闭塞性脉管炎等压迫或阻塞了上腔静脉引起头、颈、内侧上肢及上胸部水肿,颈静脉怒张,前胸壁浅表静脉曲张,其血流方向向下,严重者可全身水肿。可伴有紫绀、气促、咳嗽、胸痛与声音嘶哑等。

12.慢性下腔静脉阻塞综合征　常因腹内肿瘤压迫、肿瘤组织侵入下腔静脉内、下腔静脉血栓形成、怀孕子宫等,使下腔静脉血液回流受阻,老年人或长期卧床病人也易发生此综合征。水肿出现于两下肢,常伴有腹壁及阴囊水肿与腹水,腹壁及下肢静脉曲张,血流方向向上,严重病例也可引起全身性水肿。还伴有腹胀、腹痛、肝脾肿大等。

13.丝虫病　丝虫寄生于淋巴系统,引起淋巴管炎及淋巴结炎;如继发溶血性链球菌感染引起急性炎症,俗称"流火",反复发作后可使淋巴管阻塞,淋巴管扩张而破裂,淋巴液外溢,刺激局部结缔组织增生,皮肤增厚形成"象皮肿"。病变常发生在下肢及阴囊,亦可发生在阴唇、乳房及上肢等部位。亦有出现鞘膜积液、乳糜尿及乳糜血尿者,夜间耳垂血中查找微丝蚴或皮肤活组织检查,均有助于确定诊断。

14.过敏性水肿　患者往往有对某种药、食物或周围环境(如温度)变化的过敏史,一旦接触过敏原,局部性水肿迅速发生。水肿局部坚硬而富有弹性,无痛,以眼睑、面部、口唇为多见,亦可同时伴有四肢及躯干部的"风疹块"(荨麻疹),可体温升高。常见的过敏性水肿有血管神经性水肿、荨麻疹、接触性皮炎、药物性皮炎等。

引起水肿的其他疾病如结缔组织疾病、外伤性水肿、局部中毒性水肿等,应结合其他症状和病史,仔细检查,认真做出诊断。

【辨证治疗】

水肿一证《内经》中简称"水",汉代张仲景《金匮要略》中称为"水气病",隋代《诸病源候论》列水肿病诸候。水肿病的分类比较复杂,元代朱丹溪删繁就简提出阳水与阴水。遍身肿,烦渴,小便赤涩,大便闭,此属阳水;遍身肿,不烦渴,大便溏,小便少,不涩赤,此属阴水。阳水多感受风邪、水气、湿毒、湿热诸邪,证见表热实证;阴水多由脏腑内伤,证见里、虚、寒证。

1.风水泛滥　眼睑浮肿,继则四肢及全身水肿,来势迅速,多有恶寒、发热、肢节酸楚、小便不利等证。偏于风寒者,伴恶寒重,咳喘,脉浮紧或浮滑,苔薄白。偏风热者,伴咽喉红肿疼痛,舌质红,脉浮滑数。如水肿甚者,脉不浮而见沉脉。此型多见于急性肾炎。治则:疏风解表,宣肺行水。三拗汤合五苓散加减:麻黄、杏仁各10克,甘草6克。茯苓30克,猪苓、白术各12克,桂枝、泽泻各10克。水煎服。偏风寒者可加苏叶、防风、生姜各10克;偏风热者,可加连翘、银花、石膏各30克。

2.湿毒侵淫　眼睑浮肿,延及全身,小便不利,身发疮痍,甚则溃烂,恶风发热,舌质红,苔薄黄,脉浮数或滑数。此型多见于营养不良性水肿,尤其多见于维生素 B_1 缺乏之脚气病和局部炎症等引起的水肿。治则:清热解毒,利湿消肿。方用麻黄连翘赤小豆汤合五味消毒饮:麻黄、赤小豆、杏仁各10克,连翘、桑白皮各12克,甘草、生姜各6克,大枣12个。野菊花10克,地丁、银花、公英、紫背天葵各15克。水煎服。可加车前草20克。若脓毒甚者,重用蒲公英、地丁;湿盛糜烂者,加苦参、土茯苓;血热红肿者,加丹皮、赤芍。

3.水湿浸渍　全身水肿,按之没指,小便短少,身体困重,胸闷,纳呆,泛恶,苔白腻,脉沉缓。多起病缓慢,病程较长。此型多见于肾病综合征、特发性水肿等。治则:健脾益气,通阳利水。五皮饮合胃苓汤为主方:桑白皮15克,陈皮、大腹皮各10克,茯苓皮20克,生姜皮6克,甘草6克,苍术、厚朴、猪苓、泽泻、桂枝各10克。水煎服。

4.湿热壅盛　遍体浮肿,皮肤绷急光亮,胸脘痞闷,烦热口渴,小便短赤,或大便干结,苔黄腻,脉沉数或濡数。此型多见于急性肾炎、急性肾盂肾炎、局部炎症性水肿、过敏性水肿等。疏凿饮子加减:大腹皮12克,茯苓皮15克,生姜皮6克,泽泻、羌活、秦艽、木通、槟榔、椒目各10克,赤小豆30克,商陆3克。水煎服。腹满、胸满、气粗、倚息不得卧、脉弦有力者可合用葶苈大枣泻肺汤。若湿热邪气下注膀胱伤及血络,见有尿痛、尿血等者,酌加凉血止血药,如大小蓟、白茅根等。

5.**脾阳虚衰**　身肿,腰以下为甚,按之凹陷不易恢复,脘腹胀闷,纳少,便溏,面色萎黄,神疲乏力,肢冷,小便短少,舌质淡,苔白腻或白滑,脉沉缓或沉弱。此型多见于心病性水肿、营养不良性水肿、内分泌水肿等。治则:温阳健脾,利湿消肿。实脾饮加减:白术 12 克,茯苓 30 克,生姜、炙甘草、木香各 6 克,干姜、附子、草果、大腹皮、厚朴、槟榔、木瓜各 10 克,大枣 10 个。水煎服。气虚甚者,可加黄芪、党参各15 克。

6.**肾气虚衰**　身体浮肿,腰以下尤甚,按之凹陷不起,腰部冷痛酸重,尿量减少或增多,心悸,气促,四肢厥冷,怯寒神疲,面色灰滞或㿠白,舌质淡胖,苔白;脉沉细或沉迟无力。此型多见于肾性水肿、心脏病性水肿、内分泌性水肿。治则:温肾助阳,化气行水。济生肾气丸为主方:生地、山药、丹皮、泽泻各 12 克,附子、牛膝各 15克,肉桂、山萸肉各 10 克,茯苓、车前子各 30 克(包)。水煎服。

7.**肺气虚衰**　头面或四肢浮肿,气短乏力,形寒畏冷,咳声无力,痰质清稀,舌淡苔白,脉虚细或细数,此型多见于肺气肿、肺心病病人。治则:补益肺气,宣肺行水。保元汤合苓甘五味姜辛夏杏仁汤:党参、茯苓各 30 克,黄芪 18 克,甘草、五味子各 6 克。细辛 3 克,半夏、干姜、杏仁各 10 克。水煎服。

8.**心气虚衰**　下肢或全身水肿,心悸怔忡,气短,胸中憋闷,咳喘气逆,或见形寒肢冷,舌淡苔薄白,脉细弱或结代或脉微欲绝。此型多见于心脏病性水肿,肺心病、风心病、冠心病等引起的心力衰竭。治则:补心益气,助阳行水。保元汤、苓桂术甘汤和真武汤三方化裁,桂枝、人参各 10 克,附子、黄芪各 15 克,生姜、甘草各 6克,茯苓 130 克,白术、杭芍各 12 克。水煎服。

9.**气滞血瘀水停**　腹水,肢体或全身浮肿,胁肋满痛,脘腹痞满,嗳气不舒,纳食减少,面色晦暗,或腹壁青筋暴露,小便短少,舌质暗或有瘀斑,苔白,脉弦。此型多见于肝性水肿、肾性水肿和静脉炎血栓形成引起的水肿。治则:理气活血,利水消肿。柴胡疏肝散合当归芍药散加减:柴胡、香附、白芍、川芎各 12 克,枳壳 10 克,甘草 6 克。当归、白术各 12 克,茯苓 30 克,泽泻 10 克。水煎服。可加泽兰 12 克,益母草 30 克。

水肿的辨证治疗内容较多,总的治疗原则分治标与治本,治标即是消肿,有利尿、发汗、逐水攻下三法。治本即是消除导致水肿的根本原因,有健脾、补肾、强心、舒肝、宣肺、清热解毒、育阴、活血等法。临床当灵活掌握和使用。

严重水肿病人应少食盐,食疗方面可用鲤鱼、玉米须煎汤频服等。单验方:薏苡仁 30 克,赤小豆 60 克,水煎服。治脾虚水肿,半边莲 30 克,水煎分二次服。治慢性肾炎水肿。牵牛子 3 克,车前子 3 克,牛蒡子 3 克,三药共研细末,每服 3 克,每日 2～3 次。适用于腹水伴全身水肿。

第二节 淋病

【定义】

淋病是指小便频急短涩,滴沥刺痛,小腹拘急,或痛引腰腹的疾病。淋病初起主要是湿热蕴结下焦,膀胱气化不利,久病则由实转虚。若肾气已虚而湿热未净,形成肾虚而膀胱湿热的虚实夹杂之证。后期亦可致肾阳衰微,湿浊之邪壅滞,三焦气化不利而转变成关格。

【范围】

淋病是一种独立的疾病,也可合并于其他内伤杂病之中。西医学中泌尿系疾患,男性生殖系疾患,如急慢性肾小球肾炎、急慢性肾盂肾炎、肾结核、膀胱炎、尿道炎、膀胱结核、泌尿系结石、膀胱肿瘤、前列腺增生、前列腺炎、乳糜尿等,临床以小便频、急、涩、短、痛,小腹拘急,或痛引腰腹为特征时,均可参考本节辨证论治。

【病因病机】

(一)病因

1.下阴不洁 湿热之邪可因下阴不洁,侵入膀胱,膀胱湿热蕴结,气化失司,水道不利,遂发淋病。

2.饮食不节 嗜食辛辣、肥甘、醇酒之类,损伤脾胃,酿湿生热,下注膀胱,膀胱湿热蕴结,气化失司,水道不利,发为淋病。

3.情志失调 恼怒伤肝,气滞不畅,气郁化火,或气火郁于下焦膀胱,或气滞血瘀,膀胱脉络不畅,气化失司,水道不利,发为淋病。

4.房劳过度 房劳过度,肾精亏虚,肾气不固,统固失常,发为淋病。

5.禀赋不足,年老体衰 禀赋不足,或年高之人,肾精不足,肾气不固,统固失常,发为淋病。

6.久病不愈,脏腑失调 久病不愈,脏腑功能失调,或脏腑有热,传入膀胱,膀胱气化失司,水道不利;或脾肾亏虚,脾气不足,中气下陷,肾气不固,统摄失常,而成淋病。

(二)病机

1.发病 膀胱湿热,肝郁化火所致之热淋、气淋、血淋一般发病较急,石淋亦有急性发作者;膏淋、劳淋一般发病缓慢且易反复发作。

2.病位　淋病病位在膀胱和肾,与脾、心、肝都有密切关系。

3.病性　热淋、气淋、血淋、石淋发病早期多为实证,邪实主要为湿热、砂石、气滞、血瘀等,日久虚证渐显,成虚实夹杂证,致后期发展为劳淋、膏淋多属虚证,以脾肾亏虚为主。

4.病势　本病初期病变均在膀胱,日久可损血入肾,病势由上及下,由腑(表)及脏(里),病情逐渐加重。

5.病机转化　本病早期以湿热为主,淋病各证之间可相互转化。热淋者因热伤血络而发生血淋;湿热蕴结,煎熬日久可成石淋;气淋者气郁化火,可成热淋等等。热淋、气淋、血淋凡日久不愈,损伤脾肾,可成劳淋、膏淋,病由实转虚;同时虚证膏淋、劳淋可因复感外邪急性发作而出现热淋、气淋,成虚实夹杂之证。

【诊断与鉴别诊断】

(一)诊断依据

小便频急短涩,滴沥刺痛,小腹拘急,腰腹疼痛为淋病的基本特征,各种淋病又有各自不同的特点。

1.热淋　起病多急,伴有发热,小便灼热刺痛。多见于已婚女性,每因疲劳、情志变化、感受外邪而诱发,膀胱俞、肾俞等穴位有压痛及叩击痛。尿常规及尿培养有异常改变。

2.气淋　小腹满急,小便艰涩疼痛,尿有余沥。每因情志不遂诱发或加重。

3.石淋　小便排出砂石,或小便艰涩窘迫疼痛,或排尿突然中断,腰腹绞痛。尿常规检查常有红细胞,B超、腹平片等辅助检查有助诊断。

4.血淋　小便热涩刺痛,尿色深红或夹有血块。

5.膏淋　小便混浊如米泔水,或滑腻如脂膏。

6.劳淋　小便淋沥不已,涩痛不显,腰痛缠绵,遇劳即发。

(二)鉴别诊断

1.癃闭　癃闭以小便量少,点滴而出,甚则小便闭塞不通为特征。小便量少,排尿困难与淋病相似。而癃闭无尿频、尿痛,每日排尿总量少于正常;淋病有尿频、尿痛,每日排尿量正常。

2.尿血　尿血与血淋均有小便出血,尿色赤红,甚至溺出纯血的特征,但血淋有尿痛,而尿血则不痛。

3.尿浊　尿浊者小便浑浊,白如米泔,与膏淋相似,但尿浊者排尿时无疼痛及滞涩感,淋病有疼痛及滞涩感。

【辨证论治】

（一）辨证要点

淋病的辨证在区别各种不同淋病的基础上，还需审察证候的虚实。一般说来，初起或在急性发作阶段，以膀胱湿热，砂石结聚，气滞不利为主，表现为排尿烧灼痛、刺痛或胀痛，或尿砂石，或尿中见鲜红血丝、血块，小腹拘急、胀满，脉滑数有力，苔黄腻等，多为实证。淋病反复发作，日久不愈，或年老体虚，正气损伤，伤及脾肾，以脾虚、肾虚、气阴两虚为主，表现原有的排尿灼热、刺痛、短涩，小腹拘急、胀满消失或不明显，而以尿余沥不尽，小腹下坠，或腰酸膝软，舌淡，苔薄，脉细弱为特征，多为虚证。若虚证复感外邪，多食辛辣或受情志刺激后呈急性发作，或实证日久伤正，致正虚邪恋，均可表现为虚实夹杂之证，当辨虚实孰多孰少，孰急孰缓，孰轻孰重。此外，同一淋病，由于受各种因素的影响，病机并非单纯如一，如同一气淋，既有实证，又有虚证，实证由气滞不利，虚证缘于气虚下陷，一虚一实，迥然有别。又如同一血淋，由于湿热下注，热盛伤络者属实，由于阴虚火旺，虚火灼络者属虚。再如热淋经过治疗，有时湿热尚未去尽，又出现肾阴不足，或气阴两伤等虚实并见证候，均当详辨。

（二）治疗原则

实则清利，虚则补益，是治疗淋病的基本原则。实证以膀胱湿热为主者，治宜清热利湿；以热伤血络为主者，治宜凉血止血；以砂石结聚为主者，治宜通淋排石；以气滞不利为主者，治宜利气疏导。虚证以脾虚为主者，治宜健脾益气；以肾虚为主者，治宜补虚益肾；虚实夹杂者，宜分清标本缓急，虚实兼顾。

淋病的治法，古有忌汗、忌补之说。如《金匮要略》说："淋家不可发汗"。《丹溪心法·淋》说："最不可用补气之药，气得补而愈胀，血得补而愈涩，热得补而愈盛"。揆之临床实际，未必都是如此。淋病往往有畏寒发热，此并非外邪袭表，而是湿热熏蒸，邪正相搏所致，发汗解表，自非所宜，因淋病多属膀胱有热，阴液常感不足，而辛散发表，用之不当，不仅不能退热，反有劫伤营阴之弊。若淋病确由外感诱发，或淋家新感外邪，症见恶寒发热，鼻塞流涕，咳嗽，咽痛者，仍可适当配合运用辛凉解表之剂。至于淋病忌补之说，是指实热之证而言，诸如脾虚中气下陷，肾虚下元不固，自当运用健脾益气、补肾固涩等治之，不必有所禁忌。

（三）应急措施

本证多因结石阻塞尿路而出现腰痛如绞，牵引少腹，或尿中带血。痛甚者，当缓急止痛；尿血量多者，止血为先，可选用以下方法：

1.痛甚当止痛　用芍药甘草汤，芍药 30g，甘草 10g，急煎服。或针刺肾俞、大肠俞、三阴交,强刺激,留针 30 分钟。

2.尿血量多当止血　服云南白药,每次 1g,每日 4～6 次,口服。或白茅根 60g,煎水当茶饮。

(四)分证论治

1.热淋证

症舌脉:小便频数短涩,灼热刺痛,痛引腹中,伴腰痛拒按,或有寒热,口苦,呕恶,便秘,苔黄或黄腻,脉濡数。

病机分析:湿热蕴结下焦,膀胱气化不利,故小便灼热刺痛,频数短涩,痛引腹中;腰为肾之府,若湿热之邪侵犯于肾,则腰痛拒按;邪正相争,可见寒热、口苦、呕恶;热扰大肠则大便秘结;舌苔黄或黄腻,脉濡数,亦为湿热内蕴之象。

治法:清热利湿通淋。

方药运用:

(1)常用方:八正散加减。药用木通、瞿麦、车前子、萹蓄、滑石、灯心草、大黄、栀子、甘草梢。

湿热蕴结下焦,膀胱气化不利而形成本证。故当清热利湿,使热从小便出,膀胱气化则能正常。方中瞿麦、木通清热降火,利尿通淋,故为君药;萹蓄、车前子、滑石、灯心草助君药清热利湿,通淋利窍,故为臣药;栀子、大黄清热泻火,加强泄热之功,以为佐药;甘草梢直达茎中,引药入茎,又能调和诸药,防苦寒伤胃,为使药。

(2)加减:大便秘结,腹胀者,重用生大黄,并加枳实,通腑泄热;寒热、口苦、呕恶者,合小柴胡汤以和解少阳;小腹坠胀疼痛者,加川楝子、乌药以理气疏导;热甚者,加金银花、连翘、蒲公英清热解毒;伴尿血者,加生地黄、白茅根凉血止血。

(3)临证参考:白茅根性凉清热,可重用至 30g。应鼓励患者多饮水,或输液以利水通淋。重病者可每日服 2 剂中药,分 4 次服,隔 4 小时服 1 次。

2.气淋证

症舌脉:实证者小便艰涩疼痛,少腹胀满,淋沥不已,苔薄白,脉沉弦。虚证者少腹坠胀,尿有余沥,面色㿠白,舌质淡,脉虚细无力。

病机分析:情志抑郁,肝失条达,气机郁滞化火,气火郁于下焦,则膀胱气化失司,少腹者,足厥阴肝经循行之处,故少腹作胀,小便艰涩而痛,淋沥不已,此气淋之实证;若久病不愈,耗伤中气,气虚下陷,见少腹坠胀;气虚不能摄纳,故尿有余沥,面色㿠白,此气淋之虚证。苔薄白、脉沉弦为气滞之象;舌淡、脉虚细无力为气虚之象。

治法:实证宜疏肝理气,利尿通淋。虚证宜补中益气。

方药运用：

（1）常用方：

①实证以沉香散加减。药用沉香、陈皮、王不留行、当归、生白芍、炙甘草、石韦、冬葵子、滑石。

肝气郁结，气郁化火，阻滞下焦，膀胱气化失司形成淋病，故当疏肝理气，调畅下焦气机治其本。方中沉香行气降气，疏理下焦气机，又能行气止痛，故为君药；陈皮调畅气机，助沉香行气之功，故为臣药；王不留行、当归活血消瘀，使气血运行调畅，当归、生白芍养血柔肝，体现肝体阴而用阳之性，生白芍配炙甘草又可缓急止痛，石韦、冬葵子、滑石利尿通淋，共为佐药；炙甘草又可调和诸药，亦为使药。

②虚证用补中益气汤加减。药用炙黄芪、党参、白术、陈皮、当归、升麻、北柴胡、甘草。

脾气主升，今中气不足，气虚下陷，气不摄纳而成淋病，故当益气升提治其根。方中炙黄芪补益中气，益气升提为君药；党参、白术健脾益气，助君药补益中气，是为臣药；陈皮调畅中焦气机升降之枢，当归补血活血，取血为气母之意，升麻、柴胡加强黄芪升阳举陷之功，共为佐药；甘草和中又能调和药性，是为使药。

（2）加减：实证气滞严重，小腹胀满难忍者，加青皮、乌药、小茴香理气；气滞日久，夹有血瘀而刺痛者，加红花、赤芍、川牛膝活血化瘀通络。虚证兼血虚者，加熟地黄、阿胶、白芍；兼肾亏者，加杜仲、枸杞子、怀牛膝。

（3）临证参考：实证和虚证并非截然分开，常常虚实并见。上述两方合用，也可根据邪正的盛衰，或以补为主兼以攻邪，或先攻邪，后扶正气。

3.石淋证

症舌脉：小便排出砂石或小便艰涩窘迫疼痛，或排尿突然中断，或尿中带血，腰腹绞痛，苔薄黄或淡，脉细弱。

病机分析：湿热蕴结下焦，煎熬尿液，结为砂石，随尿排出则可见砂石；不能随尿排出则小便艰涩疼痛；阻塞尿道时则尿流突然中断；结石损伤脉络则可见尿中带血；结石阻滞，气血不通则腰腹绞痛；苔黄为湿热所致，脉细弱为热盛伤阴之征。

治法：清热利湿，通淋排石。

方药运用：

（1）常用方：石韦散加减。药用金钱草、石韦、冬葵子、瞿麦、滑石、车前子、海金沙、鸡内金、甘草梢。

湿热、砂石结聚下焦，使膀胱气化不利，形成本证，故当清热利湿排石利尿。方中金钱草能利水通淋，排除结石，为治疗泌尿系结石要药，故为君药；臣以石韦、冬葵子、瞿麦、滑石、车前子、海金沙以利尿通淋清热，使湿热从小便而出，鸡内金化坚消石配金钱草增强化石排石之功；甘草梢引药入茎，亦能调和诸药为使药。

（2）加减：腰腹绞痛者，加白芍、甘草以缓急止痛；尿中带血者，加小蓟、生地黄、藕节以凉血止血；发热者加黄柏、凤尾草、大黄、蒲公英清热泻火；小便频急，少腹胀满，涩滞疼痛，苔黄腻，脉弦数或滑数，膀胱湿热壅盛者，加生大黄、栀子、枳实、沉香清热泻火，行气排石；若攻伐太过或久病正虚，面色㿠白，少气无力，舌淡脉结者，加黄芪、党参；气血两虚者，加当归、生地黄、白芍；结石盘结日久不下而无症状者，以利尿排石为主，加乌药、川楝子、白芍；石淋日久，阴液耗伤者，合六味地黄丸。

（3）临证参考：金钱草、海金沙用量均在 30～60g。结石过大，久攻不下，不要再攻，改以其他疗法，如碎石机碎石，再用中药排石通淋，以免伤正，一般疗程以 1个月为宜。

4.血淋证

症舌脉：实证者小便热涩刺痛，尿色深红或夹血块，舌尖红，苔黄，脉滑数；虚证者尿色淡红，尿痛涩滞不显著，腰酸膝软，神疲乏力，舌红少苔，脉细数。

病机分析：湿热下注膀胱，热盛伤络，迫血妄行，以致小便涩痛而有血；血块阻塞尿道，则刺痛难忍，血块随尿排出则尿色深红，而夹血块。舌尖红苔黄，脉滑数亦为湿热内蕴之象，此为血淋实证。若病延日久，肾阴不足，虚火灼络，则见尿色淡红；湿热不盛则尿痛涩滞不显著；肾阴不足，精气亏虚，则腰酸膝软，神疲乏力；舌红少苔、脉细数亦为阴虚有热之象。

治法：实证宜清热通淋，凉血止血。虚证宜滋阴清热，凉血止血。

方药运用：

（1）常用方：

①实证用小蓟饮子加减。药用小蓟、炒蒲黄、藕节、滑石、通草、竹叶、当归、生地黄、栀子、甘草梢。

心火亢盛，移热于小肠而下迫膀胱，热灼血络而成血淋，故治当清热凉血，通淋止血。方中小蓟清热凉血，利尿止血，治病之本，故为君药；藕节、蒲黄凉血止血，又能化瘀，使血止而不留瘀，加强君药清热凉血止血之功，故为臣药；栀子清泄三焦之火，合通草、竹叶、滑石利尿通淋，使火热之邪从小便而出，当归、生地养血和血，共为佐药；甘草缓急止痛，调和诸药，是为使药。

②虚证用六味地黄丸加减。药用生地黄、山药、山萸肉、丹皮、小蓟草、白茅根、甘草梢。

肾阴亏虚，阴虚火旺，灼伤脉络而成血淋，治当滋阴以清热，凉血以止血。方中生地黄滋阴清热又能凉血,故为君药;山药、山萸肉滋阴填精,助君药补水泻火为臣药;丹皮凉血又活血,使诸药补而不滞,小蓟、白茅根凉血止血,利尿通淋,共为佐药;甘草梢引药入茎,又能调和诸药,是为使药。

(2)加减:实证血多,色黯有块者,加三七、琥珀、白茅根化瘀止血;便秘者,加大黄。虚证阴虚湿热者,加滑石、猪苓;若见阴虚较甚,可加黄柏、知母、阿胶等;虚火灼络者,加龟甲、阿胶滋阴清热;下元虚冷者,加肉桂、附片。

(3)临证参考:小蓟、白茅根根据病情可重用至30g;瘀血停滞,小腹硬,茎中痛者,用一味牛膝煎膏服。

5.膏淋证

症舌脉:实证者,小便混浊如米泔水,置之沉淀如絮状,上有浮油如脂,或夹凝块,尿时不畅,灼热而痛,舌红苔黄腻,脉濡数。虚证者,病久不已,反复发作,淋出如脂,涩痛减轻,形体消瘦,头昏乏力,腰膝酸软,舌淡,脉虚弱。

病机分析:湿热注于下焦,气化不利,脂液失于约束,故小便混浊如米泔水,尿道灼热疼痛,属实证。若日久反复发作不愈,肾气亏虚,下元不固,脂液下泄,故见淋出如脂;湿热已减则涩痛减轻;肾精不足则形体消瘦,头昏乏力,腰膝酸软,属虚证。舌红苔黄腻、脉濡数为湿热内蕴之象;舌淡、脉虚弱为气虚之征。

治法:实证宜清热利湿,分清泌浊;虚证宜补肾固涩。

方药运用:

(1)常用方:

①实证用程氏萆薢分清饮加减。药用萆薢、车前子、茯苓、石菖蒲、黄柏、莲子心、丹参、白术。

方中萆薢、茯苓、石菖蒲、车前子利湿而分清泌浊为君药;臣以白术健脾除湿,莲子心、丹参清心凉血消瘀,黄柏清下焦湿热。诸药合用,使下焦湿热得清,膀胱气化正常则能分清泌浊。

②虚证用膏淋汤加减。药用党参、黄芪、山药、生地黄、芡实、煅龙骨、煅牡蛎、白芍、炙甘草。

久病肾气受损,下元不固,不能制约脂液,故补肾固涩为治病之本。方中党参、黄芪、山药、地黄补益脾肾,益气固摄,是为君药;臣以芡实、煅龙骨、煅牡蛎、白芍固涩脂液而止膏淋;炙甘草调和诸药,是为使药。

(2)加减:实证少腹胀,尿涩不畅者,加乌药、青皮;小便夹血者,加小蓟草、白茅根、藕节;小便黄热而痛者,加山栀子、龙胆草。虚证脾肾两虚,中气下陷,肾失固涩者,可用补中益气汤合七味都气丸益气升陷,滋肾固涩。

(3)临证参考:虚证、实证用药截然不同。实证为湿热,要清利,虚证为肾脏虚寒,下元不固,要补肾固涩,还可用地黄丸合金锁固精丸治之。

6.劳淋证

症舌脉:小便不甚赤涩,但淋沥不已,时作时止,遇劳即发,腰酸膝软,神疲乏力,舌质淡,脉虚弱。

病机分析:淋证日久不愈,或过服寒凉,或久病体虚,或思虑伤心,或劳伤过度,或房事不节,而致心脾肾虚,气血不足,湿浊留恋不去,故小便不甚赤涩,但淋沥不已,时作时止,遇劳即发;肾精不足则腰酸膝软,神疲乏力,舌淡、脉虚弱均为气血不足之象。

治法:补肾固涩。

方药运用:

(1)常用方:无比山药丸加减。药用山药、肉苁蓉、熟地黄、山萸肉、菟丝子、巴戟天、杜仲、茯苓、泽泻、怀牛膝、五味子、赤石脂。

淋证日久,或病情反复,或过用苦寒,均伤人之正气,久病及肾,肾气不足,失其固摄而成劳淋。故当补肾固涩,是为治病之本。方中山药、肉苁蓉、熟地黄、山萸肉、巴戟天、菟丝子、杜仲温阳助阴,补肾填精,故为治病之主药;再辅以牛膝补益肾气,强壮筋骨,活血祛瘀,茯苓淡渗脾湿,泽泻宣泄肾浊,三药配用主药,补而不滞;五味子、赤石脂收敛固涩,加强主药固涩止淋之功。

(2)加减:脾虚气陷,少腹坠痛,小便点滴而出者,去牛膝、杜仲、五味子,加黄芪、党参益气升陷;肾阴亏虚,五心烦热,舌质红,脉细数者,去巴戟天,加知母、黄柏、丹皮,改熟地黄为生地黄以滋阴降火;肾阳虚者,加附子、肉桂、当归、鹿角胶或鹿角粉;湿热未净,溲黄热痛者,加车前子、黄柏、凤尾草。

(3)临证参考:益气升陷之黄芪剂量可稍大,一般用 30g,肉桂一般用 1~3g;正虚者非一日可复,应缓缓补之,补阳应同时补阴,以阴中求阳;劳伤心肾者,用清心莲子饮;若小肠有热可合用导赤散;心脾两亏而无湿热之征者,用归脾汤。

(五)其他疗法

1.中成药　癃清片:每次 8 片,口服,每日 3 次。治疗热淋证。体虚胃寒者不宜服用。

2.单验方

(1)热淋者,服马齿苋汁,或白茅根煎水服。

(2)诸淋痛者,用海金沙 15g,滑石 30g,研末,每服 1g。或用灯心草、麦门冬、甘草煎水,入蜜调服。

（3）石淋痛如割者，用滑石、石膏各 3g，石韦、瞿麦、蜀葵子各 1.5g，研末，每服 1.5g，以葱白两茎、灯心草 1 尾煎汤，空腹服用。

（4）气淋者，赤芍、槟榔各 10g，或鸡肠草、石韦各 10g，或淡豆豉 15g，任选一组，水煎服，每日 3 次；或冬葵子为末，每次 5g，每日 3 次；或醋浸白芷，焙干研末，每次 3g，每日 3 次，甘草适量煎水送下。

（5）血淋者，黄芩 30g，紫草 30g，棕榈皮 30g，葵花根 15g，川牛膝 30g，大豆叶一把，苎麻根 10 枝，任用 1 种，或芭蕉根、旱莲草各 30g，或栀子、滑石各 15g，水煎分 3 次服，每日 1 剂；或海金沙、茄叶、赤小豆，或白薇、赤芍各等量，或血余炭、蚕种烧灰，分别加人工麝香适量，任用 1 组，均为细末，每次 3～5g，每日 3 次；或生地黄汁加鲜车前草汁各适量，每日 3 次。

（6）劳淋者，用菟丝子 10g，水煎服，每日 3 次。

（7）膏淋者，飞廉、荠菜花、糯稻根、芹菜根、水蜈蚣、向日葵茎（取中心梗子）、玉米须，任选 1～2 种，每日用 30～60g，水煎服，每日 3 次；或鲜萆薢一握捣汁，加醋适量，每日 3 次服；或海金沙、六一散各 30g，共研末，每次 5g，麦冬煎汤送下，每日 3 次。

3.针灸　取中极、太溪、膀胱俞、阴陵泉诸穴。血淋配血海、三阴交；石淋配委中、然谷；劳淋配肾俞，可灸关元等。

【转归与预后】

淋病的转归与预后取决于患者体质强弱、感邪轻重、治疗是否恰当与彻底。热淋、气淋、血淋、膏淋等实证，若正确及时治疗，效果良好。若久治不愈，或反复发作者，可由实转虚而成劳淋，日久甚则导致脾肾衰败，出现肾亏肝旺，肝风内动危象。若热毒过盛，侵入营血，热邪弥漫三焦，又可出现高热，神昏谵语。若肾阳衰败，湿浊之邪壅塞，三焦气化不利又可转为关格重病，预后不佳。

劳淋虚证若复感外邪则转化为虚中夹实证，病情复杂。

石淋者因结石日久过大，阻塞水道，排尿不畅，浊阴内聚，伤及肾气，进而水邪潴留、泛滥，全身出现水肿，当采用中西医有效方法消除结石，否则浊阴上逆，凌心犯肺，可导致癃闭、关格等变证。

【护理与调摄】

急性期患者应卧床休息，避免感受外邪，保持心情舒畅，以免加重病情。饮食宜清淡、多饮水，多食水果。

对高热患者按高热护理常规护理。注意体温、呼吸、脉搏。无明显外感表证者，不要用发汗解表退热的药物，可用冷敷、醇浴。对疼痛严重，特别是石淋腰腹绞痛者,可给止痛剂。

节制房事,劳逸结合,保持下阴清洁。

【预防与康复】

预防淋病应加强平素锻炼,增强体质,保持心情舒畅,防止情志内伤,不过分劳累。讲究卫生,保持下阴清洁,妇女应注意月经期和产后的卫生。清除各种产生湿热的因素,如过食辛热肥甘之品、嗜酒太过。免受风寒,避免诱发因素。

淋病急性发作期经治症状消失后,不能立即停药,应坚持辨证服药 3 个月以上,以巩固疗效,防止复发;此外适当参加体育锻炼,增强体质,有利于机体功能的恢复;石淋患者在可能的条件下了解结石晶体成分,可进行相应饮食治疗。含钙结石者,应避免过多饮用高钙饮料,如牛奶;草酸钙结石者,少食菠菜、西红柿、竹笋、红菜、可可菜;尿酸结石者,少食肉、鱼、鸡、肝、肾、脑,采用低蛋白饮食;磷酸盐结石者,禁食牛奶、蛋黄、虾米皮、豆腐、芝麻酱,多食酸性食物。

第三节　癃闭

【定义】

癃闭是由肾与膀胱功能失调,三焦气化不利导致的以排尿困难,小便量少,点滴而出,甚则闭塞不通为主症的疾病。其中,小便不利,点滴而短少,病势较缓者,称为癃;小便闭塞,点滴不通,病势较急者,称为闭。癃和闭虽有一定区别,但都是指排尿困难,只是病情有轻重程度的不同,亦有开始涓滴而量少,继则闭而不通者,因此多合称为癃闭。

【范围】

西医学中各种原因所引起的尿潴留和无尿症,如神经性尿闭、膀胱括约肌痉挛、尿路结石、尿路肿瘤、尿道狭窄、尿路损伤、前列腺肥大、脊髓炎所致的尿潴留;肾前性的、肾后性的及肾实质性病变所导致的急慢性肾功能衰竭的少尿或无尿症,均可参考本节进行辨证论治。

【病因病机】

在生理情况下,水液通过胃的受纳、脾的转输、肺的肃降、肾的气化,使清者上归于肺而布散周身,浊者下输膀胱,而排出体外,从而维持人体正常的水液代谢。此外,三焦水道通利与否,还与肝气的条达,以及膀胱有无血瘀、砂石、肿块等阻塞有关。因此无论是感受湿、热等外邪,还是因饮食偏嗜肥甘酒热辛辣之品、劳倦过度、年老体虚、久病伤肾、房劳过度、七情内伤等等内伤因素,或者因外伤、砂石、肿块等原因,凡使上、中、下焦任何一个环节功能发生障碍,均能导致本病。兹将本病的病因病机概括如下:

（一）病因

1.外邪侵袭　温热邪气入侵,肺热气壅,肺气不降,津液输布失常,水道通调不利;或肺热下移膀胱,气化不利;或湿热侵入,阻滞下焦,均可形成本病。

2.饮食失调　过食肥甘醇酒,损伤脾胃,酿湿生痰,湿痰郁而化热,湿热下注膀胱,气化失司,水道不利;或过食生冷,脾气受损,中气下陷,清阳不升,浊阴不降,均可发为本病。

3.七情失和　七情内伤,肝气郁结,疏泄不及,从而影响三焦水液的运行及气化功能,使水道受阻,发生本病。

4.劳欲过度　劳倦伤脾,纵欲伤肾,脾虚清气不升,浊阴难以下降,肾虚火衰,气化失司,开合不利,发为本病。

5.年老久病　年老体弱,肾元亏虚,或久病体虚,损伤脾肾,均可形成本病。

6.尿路阻塞　淫欲过度,忍精不泄,留滞茎中,产生败精瘀浊;或跌仆损伤,瘀血停蓄,或尿路结石及肿瘤,皆可阻塞尿路,引起尿排不畅,甚则尿闭。

（二）病机

1.发病　本病可突然发作,亦可逐渐形成。严重者可出现头晕头痛、恶心呕吐、抽搐、昏迷等,由癃闭转为关格,危及生命。

2.病位　本病病位在膀胱,但与肺、脾、肝、肾、三焦都有关系。

3.病性　多属虚实夹杂之证。一般说来,湿热蕴结、肺热气壅、肝气郁滞、尿路阻塞等证,多属实证;脾虚气陷、肾元亏虚等证多属虚证。若癃闭实证,久治不愈,损伤正气,或因虚致实,浊邪壅滞,均可形成虚实夹杂之证。标实不外乎热、毒、湿、浊、瘀、滞、结石、败精等,本虚多为脾肾亏虚。

4.病势　病之初多属实证,日久损伤正气,转为虚实夹杂证,后期多为虚证或虚中夹实证。癃者为轻,闭者为重,证由癃转闭,由实转虚,由肺、肝、脾及肾,则病情由轻转重。甚则癃闭日重,浊邪壅滞三焦,可演变为关格。

5.病机转化　病之初期多见实证证候,如肺热气壅、膀胱湿热、肝郁气滞、尿路阻塞。若肺热下移膀胱,则肺热气壅证可转为膀胱湿热证;若肝郁气滞,气血运行不畅,瘀血阻塞尿路,亦能转为尿路阻塞证;同时实证日久,损伤气血阴阳,脾肾不足,亦可转为脾虚气陷、肾阳衰惫、肾阴亏耗等证。而脾肾亏损,脏腑功能失调,气血运行失和,又可产生气滞、血瘀、水湿、浊毒等虚中夹实之候。若邪气壅实而正气衰败,病由癃转闭,由闭转关格。

【诊断与鉴别诊断】

(一)诊断依据

1.小便不利,点滴不畅,或小便闭塞不通,尿道无涩痛,小腹胀满。

2.多见于老年男性,或产后妇女及手术后患者。

3.男性直肠指诊检查可有前列腺肥大,或膀胱区叩诊明显浊音。

4.作膀胱镜、B超、腹部X线等检查,有助诊断。

(二)鉴别诊断

1.关格　关格为小便不通与呕吐不止并见。与癃闭单纯指小便闭塞不通没有呕吐有别。而癃闭发展至危候,上下痞满,可出现呕吐不止表现,转成关格。

2.淋病　淋病以小便频数短涩,滴沥刺痛,欲出未尽为特征,其每次小便量少,排尿困难与癃闭相似,但尿频而痛,且每日排出小便的总量多为正常。癃闭则无刺痛,每天排出的小便总量少于正常,甚则无尿排出。

【辨证论治】

(一)辨证要点

1.确定病性　凡发病急骤,小腹胀或疼痛,小便浑浊,灼热短赤,苔厚,脉有力,多属实证;若见小便热赤而滴沥,或见烦渴咽干者,病性属热;若见身重腰酸,尿频而急,涩滞不利,病性多属湿;若见尿如细丝,腰痛不移,舌质紫黯,或见腰部剧痛,尿流中断,尿有血块者,病性属瘀;若见情志抑郁,腹胀胁痛,小便涩滞涓滴而出者,病性属气滞。凡发病缓慢,见尿流无力,排尿断断续续,面色少华或㿠白,神疲乏力,脉细弱或沉而无力者,多属虚证。而临证以虚中夹实证或实中夹虚证多见。

2.辨明病位　小便淋沥不尽,甚则点滴不出,其病位在肾与膀胱,以膀胱为主;若兼见水肿、气急、泛恶、腰酸或腰痛,或小便不禁,病位亦在肾与膀胱,但以肾为主;若兼有小腹或会阴部胀痛而触及无肿块,两胁胀痛,女子月经失调,其病位涉及于肝;若兼见胸闷脘痞,呕恶纳差,则病位涉及脾胃;若兼见心悸怔忡,气急不能平卧,咳嗽咳痰,其病位涉及心肺。

(二)治疗原则

"六腑以通为用,以通为补",故通利是治疗癃闭的基本原则。但通利之法又因证候的虚实而各异。一般而言,实证常宜清湿热、散瘀结、利气机而通水道;虚证则宜补脾肾、助气化、通补结合,以使气化得行,小便自通。同时还应审因论治,理法方药统一,不可滥用通利小便之品。

（三）应急措施

若小腹胀急，小便点滴不下，可采用下列内外治法应急处理。

1.单方验方　倒换散：生大黄12g，荆芥穗12g，共研末，分2次服。每隔4小时用温开水调服1次，每日2次。

2.外敷法

（1）食盐250g，炒熟，布包熨脐腹，冷后再炒热敷之。

（2）独头蒜1只，栀子3枚，盐少许，捣烂，摊纸贴脐部，良久可通。

3.取嚏或探吐法　用消毒棉签，向鼻中取嚏或喉中探吐；或用皂角末0.3～0.6g，吹鼻取嚏。打喷嚏或呕吐，能开肺气、举中气而通下焦之气，是一种简单而有效的通利小便的方法。

4.针灸推拿　针刺足三里、中极、三阴交、阴陵泉等穴，反复捻转提插，强刺激；体虚者可灸关元、气海，并可采取少腹、膀胱区按摩法。

5.导尿法　若经过服药、外敷、针灸等法治疗无效，而小腹胀满特甚，叩触小腹部膀胱区呈浊音，当用导尿法以缓其急。

以上诸法，用于尿潴留引起的癃闭有效；而对肾功能衰竭所致的少尿或无尿，疗效不显。

（四）分证论治

1.肺热气壅证

症舌脉：小便不畅或点滴不通，咽干烦渴，呼吸急促，或有咳嗽，舌质红，苔薄黄，脉数。

病机分析：肺热壅盛，失于肃降，不能通调水道，下输膀胱，膀胱气化不利则小便不畅，或点滴不通；肺热上壅，气逆不降，则呼吸急促，或有咳嗽；咽干烦渴，舌红，苔黄，脉数，都是里热内郁之征。

治法：清肺热，利水道。

方药运用：

（1）常用方：清肺饮加减。药用黄芩、桑白皮、麦冬、车前子、茯苓、木通、栀子、生甘草。

本证由于肺为邪热所壅，失于肃降，不能通调水道，肺热下移，膀胱气闭，则小便不通，故须清肺热治其本。方中黄芩清泄肺热为君药；桑白皮助君药清泄肺热之功，为臣药；车前子、木通、茯苓、栀子清热通利小便，使热从小便而去，以泄肺、膀胱之热邪，麦冬滋养肺阴，防止热盛伤津，共为佐药；甘草调和诸药，为使药。

（2）加减：有鼻塞、头痛、脉浮等表证者，加薄荷、桔梗宣肺解表；大便不通者，加杏仁、大黄宣肺通便;心烦而舌尖赤者,加黄连、竹叶以清心火利小便;兼尿赤灼热,小腹胀满者,合八正散上下并治。

(3)临证参考:本证多出现于热病过程中,小便不通的程度不重,但肺热伤阴往往较明显,要顾护气阴。肺为娇脏,见舌红少津,宜加南沙参、鲜芦根、鲜白茅根等甘寒之品,慎用咸寒之品。肺失宣降而致急性发作的小便不利,可用宣开升降法,意在提壶揭盖,以桔梗、杏仁、荆芥开肺气,升麻、柴胡升中气,清气上升则浊阴下降,此为欲降先升之意。

2.肝郁气滞证

症舌脉:小便突然不通或通而不畅,胁腹胀满,情志抑郁或心烦易怒,舌红苔薄白或薄黄,脉弦。

病机分析:七情内伤,气机郁滞,肝气失于疏泄,三焦水道气化不利则小便不通或通而不畅;肝气不舒则情志抑郁,胁腹胀满;肝气郁结,肝郁化火则心烦易怒,舌红苔黄,脉弦。

治法:疏调气机,通利小便。

方药运用:

(1)常用方:沉香散加减。药用沉香、橘皮、石韦、滑石、当归、生白芍、冬葵子、王不留行、甘草。

方中沉香、橘皮疏肝理气降逆,调畅气机,行气利尿,为君药;辅以石韦、滑石、冬葵子通利水道,合君药行气利尿,当归、王不留行补血活血和营,取血为气母,调畅气血,生白芍养血柔肝,顾护肝体而利肝用,以达气机,生白芍配甘草又可缓解挛急;甘草可调和诸药为使药。

(2)加减:气郁化火者,加柴胡、栀子、龙胆草;气滞较甚,胁腹胀满者,合六磨汤。

(3)临证参考:在组方选药中应配合使用通利下焦的引经药,如冬葵子、王不留行等,前者偏于气分,后者偏于血分,两药配合,可引药达于尿道,用药每剂各 10～15g。小便点滴不通,腹胀难忍,必用香窜药,如用沉香粉 0.3～1g,琥珀粉 1.5g,人工麝香 10～15g,调服,每日 2 次。宜先服此类药,再服汤剂。

3.膀胱湿热证

症舌脉:小便点滴不通,或短赤灼热,小腹胀满,或大便不爽,口苦口黏,口干不欲饮,舌红,苔黄腻,脉滑数。

病机分析:饮食偏嗜辛辣酒热肥甘之品,脾胃气化失常,酿湿生热,中焦湿热不解,湿热下注,膀胱气化不利,水道不畅则小便点滴不通,或短赤灼热,小腹胀满;湿热中阻,则口苦口黏,小便不爽;津液不布则口干而不欲饮;舌红,苔黄腻,脉滑数均为湿热内蕴之象。

治法:清热利湿,通利小便。

方药运用:

(1)常用方:八正散加减。药用木通、车前子、萹蓄、瞿麦、栀子、滑石、大黄、生甘草。

本证病位在膀胱,为湿热互结,壅积下焦,膀胱气化不利,小便不通,故急须清利膀胱湿热治其本。方中木通清热利小便为君药;萹蓄、瞿麦、滑石、车前子助君药,清热通利小便,使湿热从小便而去,共为臣药;栀子清泄三焦之火,使热从小便而出,大黄泻火通便,使火热从大便而出,共为佐药;甘草调和诸药,是为使药。

(2)加减:湿热重,舌苔黄厚腻者,加苍术、黄柏;心经热盛,心烦口糜者,合导赤散;小腹胀满,欲尿不得者,加滋肾通关丸;湿热壅结三焦,气化不利,小便量极少或无尿,胸闷烦躁,恶心呕吐者,用黄连温胆汤;口中尿臭,甚则神昏者,加菖蒲、郁金。

(3)临证参考:将八正散用于老年患者要注意其有无气阴损伤的症状,若无则可酌情加入少量甘温香窜药(肉桂1.5~3g/次,人工麝香10g/次)以反佐,较单用清利湿热为佳。

4.尿路阻塞证

症舌脉:小便点滴而下或尿细如线,甚则阻塞不通,小腹胀满疼痛,舌质紫黯或有瘀斑,脉涩。

病机分析:瘀血、败精、肿瘤、结石等阻滞尿路,尿路不畅则小便点滴而下或尿细如线,甚则阻塞不通;尿路阻塞,下焦气血不畅,则小腹胀满疼痛;舌质紫黯或有瘀斑,脉涩均为瘀阻气滞之象。

治法:行瘀散结,通利水道。

方药运用:

(1)常用方:代抵挡丸加减。药用大黄、当归尾、穿山甲、芒硝、桃仁、生地黄、肉桂。

方中大黄、当归尾、穿山甲、芒硝、桃仁活血行瘀,软坚散结为主药;辅以生地黄养血补阴,使活血而不伤血,肉桂温通经脉,鼓舞气血,以助气化,亦能温暖下元,化气行水以通利水道。

(2)加减:血瘀甚者,加红花、牛膝;小便不利者,加滑石、通草;久病正虚者,加黄芪、党参;继发于石淋者,加金钱草、海金沙、冬葵子、萹蓄、瞿麦;伴血尿者,加三七、琥珀化瘀止血;尿中夹精浊、瘀块者,加萆薢、土茯苓。

（3）临证参考：本证属于痰凝瘀血阻结为患，宜在辨证基础上配合应用活血化瘀和软坚散结药。属邪实正不虚者，加虫类药如蜂房、地龙、地鳖虫等以搜剔顽痰死血，可提高疗效。

5.脾虚气陷证

症舌脉：小腹坠胀，时欲小便而不得出，或量少而不畅，精神疲乏，气短声低，食欲不振，舌淡苔薄，脉细弱。

病机分析：脾胃虚弱，中气下陷，清阳不升，浊阴不降，膀胱气化无权，开阖无力则小腹坠胀，时欲小便而不得出，或量少而不畅；精神疲乏，气短声低，食欲不振，舌淡苔薄，脉细弱，亦为气虚之象。

治法：升清降浊，化气行水。

方药运用：

（1）常用方：补中益气汤合春泽汤加减。药用人参、炙黄芪、白术、升麻、柴胡、桔梗、陈皮、泽泻、猪苓、甘草。

方中炙黄芪、人参、白术健脾益气为君药；臣以升麻、柴胡、桔梗升阳举陷；并配陈皮调理中焦升降气机而升清降浊，泽泻、茯苓化气行水利水，共为佐药；炙甘草又可调和药性为使药。

（2）加减：小便不利甚者，加肉桂、通草、车前子；排尿无力或失控者，加覆盆子、益智仁等。

（3）临证参考：妊娠胎气不举或产后气虚小便不利者，用升阳益气法，以补中益气汤为基础方加减治疗，往往收到较好效果。

6.肾阳衰惫证

症舌脉：小便不通或点滴不爽，排出无力，面色㿠白，神气怯弱，畏寒肢冷，腰膝冷而酸软，舌淡苔白，脉沉细而尺弱。

病机分析：命门火衰，气化不及州都，故小便不通或点滴不爽；元气衰惫则排尿无力，面色㿠白，神气怯弱；畏寒肢冷，腰膝冷而酸软无力，脉沉细尺弱，舌淡苔白，均为肾阳不足之象。

治法：温阳益气，补肾利水。

方药运用：

（1）常用方：济生肾气丸加减。药用肉桂、熟附子、熟地黄、山药、山萸肉、茯苓、泽泻、牛膝、车前子、丹皮。

方中肉桂、熟附子温补肾中之阳，以鼓舞肾气为君药；辅以山萸肉、牛膝、山药、熟地黄滋补肝肾以阴中求阳，茯苓、泽泻、车前子通调水道，渗利水湿；佐以丹皮清泄肝火,与温补肾阳药相配,补中寓泻,使补而不腻。

（2）加减:精神萎靡,腰膝酸痛者,加红参、鹿角、仙茅、淫羊藿、狗脊、补骨脂等。

（3）临证参考:老年体衰者,督脉精血俱亏,宜加补养精血,助阳通窍之品,常用方如香茸丸。肾气衰,浊邪潴留,症见尿少或闭,恶心呕吐,烦躁甚至神昏者,用千金温脾汤合吴茱萸汤。

7.肾阴亏耗证

症舌脉:小便频数,淋漓不畅,甚或不通,头晕耳鸣,咽干心烦,手足心热,腰膝酸软,舌光红,脉细数。

病机分析:肾阴亏耗,则阳无以化生,膀胱气化无权,水道不利,则小便频数淋漓不畅,甚或不通;肾精不足,脑髓不充则头晕耳鸣;肾主骨生髓,肾亏则腰膝酸软无力;阴虚则生内热,故见手足心热,咽干心烦,舌质光红,脉细数。

治法:滋阴补肾,通利小便。

方药运用:

（1）常用方:六味地黄丸合滋肾通关丸。药用熟地黄、山药、山萸肉、丹皮、茯苓、泽泻、知母、黄柏、肉桂。

方中熟地黄、山药、山萸肉滋阴补肾为主药;辅以丹皮、知母、黄柏清热坚阴,茯苓、泽泻通利小便;少佐肉桂,以助气化.通利小便,亦有阳中求阴之意。

（2）加减:口干而渴者,加沙参、麦冬、白茅根、百合。

（3）临证参考:本证患者多为高年体衰之人,或过用苦寒、分利之品,在肾阴不足的基础上常兼气虚,以致气阴亏耗并见,治疗宜气阴兼顾,可予西洋参10g另煎频服,或兑入汤药中。注意滋阴不可过于滋腻,防止碍胃。

（五）其他疗法

1.中成药

（1）金匮肾气丸:每次1丸,每日2次。用于肾阳不足癃闭者。

（2）六味地黄丸:每次30粒,每日2次。用于肾阴亏耗癃闭者。

（3）大黄䗪虫丸:每次1丸,每日2次。适用于尿路阻塞而致癃闭者。

（4）癃闭舒胶囊:每次3片,每日2次。温肾化气,清热通淋,活血化瘀,散结止痛。用于肾气不足,湿热瘀阻之癃闭所致尿频、尿急、尿赤、尿痛、尿细如线,小腹拘急疼痛,腰膝酸软等症。

（5）前列癃闭通胶囊:每次4粒,每日3次。益气温阳,活血利水。用于肾虚血瘀所致癃闭,症见尿频,排尿延缓、费力,尿后余沥,腰膝酸软。

（6）前列康舒胶囊:每次5粒,每日3次,疗程二周。解毒活血,补气益肾。用于肾虚湿热瘀阻型慢性前列腺炎的治疗,可改善尿频,尿急,尿痛,腰膝酸软,会阴胀痛,睾丸隐痛等症状。

2.单验方

(1)卫矛汤:新鲜卫矛(枝杆连根叶羽),共 250～500g,黄酒约 30～50ml,加水煮,煎后去滓,趁热在饭前顿服。卫矛即鬼箭羽,有活血化瘀祛风的作用。

(2)味瓜蒌汤坐浴:瓜蒌 30～60g,煎汤坐浴约 20 分钟左右。用药时有出汗及轻度头昏,余无不良反应。瓜蒌甘苦微寒,入肺、胃、大肠三经,降肺气,清热化痰,使肺气下行而通调水道。

3.外治法

(1)独头蒜头 1 个,栀子 3 枚,盐少许,捣烂,摊纸贴脐部。

(2)食盐半斤,炒热,布包熨脐腹,冷后再炒热敷之。

(3)葱白 1 斤,捣碎,入人工麝香适量拌匀,分两包,先置脐上 1 包,热敷约 15 分钟,再换另 1 包,以冰水熨亦 15 分钟,交替使用,以小便通为度。

(4)热敷:用热毛巾或热水袋温敷小腹或会阴部,也可采取热水坐浴,以松弛膀胱括约肌和尿道各部位的痉挛。适用于前列腺肥大引起的排尿不畅,也适用于急性尿潴留。

(5)流水诱导法:使病人听到流水的声音,即可有尿意,随之解出小便。适用于神经精神疾患病人出现的尿闭。

4.针灸

(1)通治法:以通调膀胱气化为主,选足太阳、足少阴、足太阴和任脉等经穴为主。如肾俞、膀胱俞、三焦俞、中极、气海、阴陵泉、三阴交、阴谷或委阳等,每次 3～5 穴,用毫针刺,酌情补泻。肾气不足者,配合灸法治疗。

(2)膀胱湿热证:可选足太阳、足太阴等穴为主。如中极、膀胱俞、委阳、阴陵泉,三阴交等,用毫针刺,行泻法。

(3)尿路阻塞证:可选任脉及足太阳经穴为主,如膀胱俞、肾俞、气海、关元、中极、三阴交、阴陵泉等,用毫针刺,行泻法。

(4)肾阳衰惫证:选足少阴、足太阳、任脉和督脉等经穴为主,如命门、三焦俞、肾俞、气海、关元、委阳和阴谷等,用毫针刺,行补法,可配合灸法。

5.推拿　以食指、中指、无名指三指并拢,按压中极穴;或用揉法或摩法,按顺时针方向在患者下腹部操作,由轻而重,用力均匀,待膀胱呈球状时,用右手托住膀胱底,向前下方挤压膀胱,再用左手放在右手背上加压使排尿。

【转归与预后】

（一）转归

本病临床有实证、虚证、虚实夹杂证之不同。病情之轻重变化及各证候之间的转化与治疗是否及时、正确，与本病转归关系密切。

肺热气壅证经过正确的治疗，可以防止和减少由癃至闭的发生。但有少数病人因上、下焦均为热气闭阻，小便数日不通而发展为关格重症，故急性热病早期予宣降肺气，以利水道，至关重要。

膀胱湿热证，多数起病缓慢，病程缠绵，若能坚持治疗，注意生活调摄，则能很好地控制病情。若以酒为浆，以妄为常，则病情迁延难愈。

肝郁气滞证，起于情志因素而诱发者，在祛除诱因后，病情可迅速好转。因创伤、手术而致者，其转归与经脉损害程度及轻重有关。

尿路阻塞证，预后与阻塞尿路实邪性质有很大关系。较小的砂石阻塞，经通淋排石治疗后，可使尿路迅速通畅；较大砂石嵌顿或肿块压迫而致者，症情多属危重。

脾虚气陷证，为老年患者常见的类型。因年迈体衰，正气不足，治疗不易速效。非急性尿闭者，宜注意守防，缓缓图之，并配合生活起居调摄，否则易反复发作，缠绵难愈。

肾阳衰惫证，多发生于各种原发疾病的晚期，多数患者渐进发展成为关格重症。若能及时有效地纠正浊邪潴留，防治阳气欲绝的先兆征象，则可在一定时间内病情相对稳定，患者可带病延年。

肾阴亏耗证，临床易演变成肝肾阴竭，肝风内动的危候，亦可阴损及阳致肾阴阳衰惫，病机复杂，病难治愈。

应当指出，尽管古今医家对癃闭的防治积累了一定的经验，但还没有根本解决各类证候由癃转闭的防治问题，尤其对癃闭重证的治疗有待进一步研究。

（二）预后

癃闭患者若得到及时有效治疗时，尿量可逐渐增加，病情好转，并有可能完全治愈。实证者治疗相对较易；虚证者治疗较难，且反复发作，缠绵难愈。如若失治或治疗不当，病情可迅速加重。如出现眩晕、目昏、胸闷、喘促、恶心、呕吐、水肿，甚则昏迷、抽搐，是由癃闭转为关格之重症，若不及时抢救，患者死亡率很高，预后极差。

【护理与调摄】

患者一般应卧床休息。若病情加重，出现无尿、呕吐、昏迷、抽搐，变为关格重症时应建立特别护理，密切观察神志、血压、呼吸、脉搏等情况，记 24 小时出入量。

本病患者情绪多紧张而郁闷,必须加强心理护理,解除患者的紧张情绪,保持其心情平静,让病人自行徐徐用力,收缩腹肌,增大腹内压试行排尿。

癃闭以膀胱潴留尿液为主者,可用按摩膀胱法,用手掌平贴于病员少腹部,轻轻施加压力,从上向下挤压膀胱底部,以助排尿,但切忌暴力。也可用温敷会阴法,用温水持续热敷或冲洗会阴部,起诱导排尿作用。使用上述方法24小时仍无尿者,可考虑用导尿术,进行人工排尿,必要时留置导尿。

对放置保留导尿管者,保留导尿瓶或袋应消毒,必须密封,每日更换;每日用地骨皮露或1:500呋喃西林溶液250ml冲洗膀胱;定时开放导尿管,以间隔4小时开放1次为宜,切忌保留导尿持续引流,应鼓励患者多次饮水,保证每日尿量达2500ml以上。

癃闭患者的饮食以清淡为宜,忌食辛辣肥甘之品。

【预防与康复】

(一)预防

积极预防急性脊髓炎(上呼吸道感染、流感、肺炎、腮腺炎、肝炎等所致)以及脊髓损伤,以免发生膀胱功能障碍,导致尿潴留的发生。

对于使用某些诊断和治疗措施(如卡那霉素中毒、造影剂中毒、腹部手术后腹膜炎等),要提高警惕,以免患者发生癃闭。

对双侧肾功能逐渐减退者,要早期发现,及时正确处理,以免发生尿闭证。

50岁以上男性老年人有排尿费力、尿频、排尿不畅或排尿呈滴沥状,应及时请泌尿科医生检查,做到早诊断、早治疗,防止前列腺肥大并发急性尿潴留而致癃闭。有肿瘤者应采取积极有效的治疗。

(二)康复

癃闭症状缓解后可行康复治疗。

1.药物康复　在康复阶段,可继续辨证选用清湿热、散瘀结、利气机或补脾肾等方药以巩固疗效,防止复发。常用八正散、抵当丸、补中益气汤、济生肾气丸、六味地黄丸、滋肾通关丸等。

2.食疗康复

(1)实证癃闭者:可常用车前子草或荸荠梗,煎汤代茶。

(2)脾胃虚弱者:可常服芡实茯苓粥。芡实15g,茯苓10g(捣碎),加水适量,煎至软烂时,再加淘净的大米适量,继续煮烂成粥,每日分顿食用。

(3)肾气虚弱者:可常服制黑豆。黑豆500g以水泡发备用,熟地黄、山萸肉、茯苓、补骨脂、菟丝子、旱莲草、黑芝麻、当归、桑椹子、五味子、枸杞子、地骨皮各10g,共煎汤制黑豆。

第四节　遗精

不因性生活而精液外泄,称为遗精。有梦而泄精者称为"梦遗"。无梦而泄精,甚至清醒时精液流出者称为"滑精"。

【疾病诊断】

在性冲动时,阴茎有时流出少量的粘滑液体,是尿道球腺分泌出的液体;有时没有性冲动也可能有黏液流出,多半是前列腺液;以上两种情况均不是遗精。遗精有生理性和病理性之分。未婚青壮年,80%可有遗精现象,一般一个月左右有一次或两次,属生理性遗精。婚后已有正常性生活的青壮年仍有遗精,或遗精次数太多,多到一二天一次或数次,或者一有性冲动即精液流出,即属病理性遗精。病理性遗精常有以下几种情况。

1.手淫或性行为过度　患者常有手淫病史或性交过于频繁,而逐渐引起遗精、滑精,并伴有头晕、四肢乏力、精神萎靡等。

2.神经衰弱　遗精、早泄或阳痿,失眠、多梦、记忆力减退、头昏脑胀、注意力不集中、急躁易怒,以及耳鸣、服花、精神萎靡等。可伴有植物神经或内脏器官功能紊乱症状,如心悸、面色潮红、手足发冷等。有的可出现气短、胸闷、腹泻或便秘等。临床各项检查均无阳性发现。

3.前列腺炎　在前列腺炎急性期,病人可出现膀胱刺激症状,如尿频、尿急、尿末痛和排尿困难。慢性期排尿前后有白色液体流出,常有会阴部、阴囊部或腰骶部反射性胀痛不适感,当坐立过久后往往症状加重。由于病变对神经系统的影响,可伴有性功能紊乱和神经衰弱表现,如阳痿、早泄、遗精及头痛、失眠等。

4.其他原因　包皮过长,包皮垢刺激,包皮或阴茎头发炎,肛门瘙痒等有时可引起遗精,临证应详细询问和检查。

【辨证治疗】

遗精一证有虚实之分,而以虚证为多见,病变以心、脾、肾三脏为主。肾主藏精,肾虚封藏失职,故遗精。心主神明主血脉;脾主运化,为气血生化之源。心脾两虚,心神不宁,气不摄精,容易出现遗精。心肾阴虚,内火妄动扰于精室,也常引起遗精。实证多指湿热下注或肝火亢盛。古人辨别虚实还常从梦之有无来辨别,《医宗金鉴》云:"无梦而遗心肾弱,梦而后遗火之强。"

1.肾阴亏虚　遗精,头晕目眩,耳鸣腰酸,神疲乏力,形体消瘦,或低热颧赤,盗汗,或发落齿摇,舌红少苔脉细数。治则:滋肾养阴,清虚火,佐以固涩。知柏地黄丸合水陆二仙丹化裁。山药 12 克,知母、黄柏、生地、山萸肉、茯苓,丹皮各 10 克,泽泻 6 克,芡实、金樱子各 15 克。水煎服。

2.心肾不交　肾阴亏虚而心火亢盛。症见:少寐多梦,梦中遗精,腰膝酸软,低热颧赤,心烦、心悸,健忘,尿黄,舌红少苔,脉细数。治则:滋肾阴清心火。三才封髓丹合黄连清心饮。天冬、生地各 15 克,人参(先煎)、黄柏各 10 克,生甘草、砂仁各 6 克。黄连、莲子肉、当归各 10 克,酸枣仁 15 克,茯神 12 克,远志 6 克,水煎服。

3.肾阳虚衰　遗精甚至滑精,腰膝酸软,小腹拘急,会阴部发凉,眩晕耳鸣,或形寒肢冷,阳痿早泄,精冷,夜尿多或尿少浮肿,尿色清白,面色㿠白无华,脉沉细,苔白滑,舌淡嫩有齿痕,治则:温补肾阳固精。右归丸加味:附子、熟地、当归各 12 克,菟丝子 15 克,山萸肉、山药、枸杞、杜仲、肉桂、鹿角胶各 10 克。可加生龙骨、生牡蛎各 15 克。水煎服。

遗精病人如虚热和虚寒症状,表现不明显,只是遗精,可用桂枝加龙骨牡蛎汤,调和阴阳固涩精液。

4.心脾两虚　遗精,失眠或多梦,四肢困倦,面色萎黄,食少便溏,心悸怔忡,劳累或思虑过度则遗精加重,舌质淡苔薄白,脉细弱。治则:补益心脾,益气摄精。归脾汤加龙骨牡蛎:党参、茯苓各 20 克,龙眼肉、酸枣仁、黄芪各 15 克,白术、当归各 12 克,甘草、远志、木香各 6 克,生龙骨、生牡蛎各 20 克。水煎服。

5.湿热下注　遗精频频,或尿时少量精液外流,小便赤黄浑浊或淋涩不爽,口苦或渴,心烦少寐,或大便臭秽,苔黄腻,脉滑数。治则:清利下焦湿热。草薢分清饮为主方:车前子 30 克(包),丹参、茯苓各 15 克,莲子心、草薢、黄柏各 12 克,白术、菖蒲各 10 克。或加龙胆草 15 克,苦参 10 克。水煎服。

6.肝火亢盛　多梦中遗泄,阳物易举,烦躁易怒,胸胁不舒,面目红赤,口苦咽干,小便短赤,舌红苔黄,脉弦数。治则:清肝泻火。龙胆泻肝汤加减:龙胆草、柴胡、生地各 12 克,车前子 20 克(包),山栀、黄芩、泽泻、木通、当归各 10 克,甘草 6 克。水煎服。

遗精一证,除用药物治疗外,要注意精神调养,减轻思想负担,排除杂念,节制性欲,戒除手淫,注意少食肥甘厚味以及辛辣刺激性食品。避免过劳,适当参加体力劳动和体育锻炼。

【论治集锦】

《灵枢·本神》:"至其淫泆离脏则精失。""恐惧而不解则伤精,精伤则骨酸痿厥,精时自下。"

《金匮·血痹虚劳病》:"夫失精家,少腹弦急,阴头寒,目眩,发落,脉极虚芤迟,为清谷，亡血，失精。脉得诸芤动微紧，男子失精，女子梦交，桂枝龙骨牡蛎汤主之。桂枝龙骨牡蛎汤方：桂枝、芍药、生姜各三两、甘草二两、大枣十二枚、龙骨、牡蛎各三两，上七味，以水七升，煮取三升，分温三服。天雄散方：天雄三两炮，白术八两、桂枝六两、龙骨三两，上四味，杵为散，酒服半钱匕，日三服，不知，稍增之。"

《普济本事方·膀胱疝气小肠精漏》："梦遗有数种，下元虚惫，精不禁者，宜服茴香丸；年壮气盛，久节淫欲，经络壅滞者，宜服清心丸；有情欲动中，经所谓所愿不得，名曰白淫，宜良方茯苓散。正如瓶中煎汤，气盛盈溢者如瓶中汤沸而溢；欲动心邪者如瓶之倾侧而出；虚惫不禁者如瓶中有罅而漏，不可一概用药也。"

《丹溪心法·梦遗》："精滑专主湿热，黄柏、知母降火，牡蛎粉、蛤粉燥湿。""遗精得之有四：有用心过度，心不摄肾，以致失精者；有因思色欲不遂，精乃失位，输精而出者；有欲太过，滑泄不禁者；有年高气盛，久无色欲，精气满泄者。然其状不一，或小便后出多，不可禁者；或不小便而自出；或茎中出而痒痛，常如欲小便者，并宜先服辰砂妙香散，或感喜丸，或分清饮，别以绵裹龙骨同煎。又或分清饮半贴，加五倍子、牡蛎粉、白茯苓、五味子各半钱，煎服。梦遗，俗谓之夜梦鬼交，宜温胆汤去竹茹，加人参、远志、莲肉、酸枣仁、炒茯神各半钱。"

楼英《医学纲目·梦遗白浊》："用辰砂、磁石、龙骨之类，镇坠神之浮游，是其一也；其二，思想结成痰饮，迷于心窍而遗者，许学士用猪苓丸之类，导利其痰是也；其三，思想伤阴者，洁古珍珠粉丸，用蛤粉、黄柏降火补阴是也；其四，思想伤阳者，谦甫鹿茸、苁蓉、菟丝子等补阳是也；其五，阴阳俱虚者，丹溪治一形瘦人，便浊梦遗，作心虚治，用珍珠粉丸、定志丸服之。定志丸者，远志、菖蒲、茯苓、人参是也。"

《景岳全书·遗精》："遗精之证有九，凡有所注恋而梦者，此精为神动也，其因在心；有欲事不遂而梦者，此精失其位也，其因在肾；有值劳倦即遗者，此筋力不胜，肝脾之气弱也；有因心思索过度而辄遗者，此中气有不足，心脾之虚陷也；有因湿热下流，或相火妄动而遗者，此脾肾之火不清也；有无故滑而不禁者，此下元亏虚，肺肾之不固也；有素禀不足，而精易滑者，此先天元气之单薄也；有久服冷利等剂以致元阳失守而滑泄者，此误药之所致也；有壮年气盛，久节房欲而遗者，此满而溢者也。凡此之类是皆遗精之病。然心主神，肺主气，脾主湿，肝主疏泄，肾主闭藏，则凡此诸病五脏皆有所主，故治此者，亦当各求所因也。""凡心火盛者，当清心降火；相火盛者，当壮水滋阴；气陷者当升举；滑泄者当固涩；湿热相乘者当分利；虚寒冷利者当温补下元；元阳不足，精气两虚者当专培根本。"

《医学心悟·遗精》："梦而遗者，谓之梦遗；不梦而遗者，谓之精滑。大抵有梦者，由于相火之强，不梦者，由于心肾之虚。然今人体薄，火旺者十中之一，虚弱者十中之九。予因以二丸分主之，一曰清心丸，泻火止遗之法也；一曰大补丸，大补气血，俾气旺则能摄精也。"

《类证治裁·遗泄》："昔人谓梦而后泄者，相火之强为害；不梦自遗者，心肾之伤为多。且谓五脏有见症，宜兼治，终不如有梦治心，无梦治肾，为简要也。"

第五节　阳痿

阳痿是指男子青壮年时期，阴茎长期痿弱不起或临房举而不坚的病证。《内经》又称为"阴痿"、"阴器不用"。

【疾病诊断】

阳痿一证大多数属于神经功能性病变，少数由器质性病变所引起，功能性病变多见于神经衰弱患者。

1.神经衰弱　阳痿或遗精早泄，失眠多梦，记忆力减退，头昏目眩，注意力不集中，急躁易怒，耳鸣，精神萎靡等，可伴有植物神经或内脏器官功能紊乱症状，如心悸、面色潮红，手足发冷等。此类病人多思想负担过重，忧思不解，在用药治疗的同时，要注意做好思想工作，减轻思想负担。

2.手淫或性行为过度　患者有手淫病史或性交过于频繁，再或性交时偶遇特殊刺激，引起阳痿、遗精、滑精。伴头晕、乏力、精神不振等。

3.其他慢性疾病　如前列腺炎、肝炎、结核病等，尤其一些慢性严重衰弱性疾病如尿毒症、再障、肝硬化、白血病等，中医称之为虚劳病，常伴有阳痿。

【辨证治疗】

中医认为阳痿一证是宗筋失养而弛纵，辨证分虚损、惊恐和湿热等。

1.肾气虚衰　阳痿不举，精稀清冷，头晕耳鸣，面色㿠白，精神萎靡，腰膝酸软，畏寒肢冷，舌淡苔薄，脉沉细。治则：温肾助阳。右归丸：熟地、山药、杜仲、山萸肉各12克，枸杞子、附子、菟丝子各15克，当归、肉桂、鹿角胶各10克。水煎服。此型又称命门火衰，实际为肾阳虚，以补肾阳为主，但助阳必须在补阴基础上，实际是阴阳双补，故云补肾气。补肾气也可用金匮肾气丸，但此症主要是肾主生殖功能功能衰退，故以右归丸为宜。

2.心脾两虚　阳痿，精神不振，夜寐不安，烦躁，多梦或失眠，胃纳不佳，面色㿠白，舌质淡，苔薄腻，脉沉细。治则：补益心脾。归脾汤加味：党参、黄芪、茯神、炒枣仁各15克，元肉、当归、远志各10克，炙甘草、木香各6克，白术12克。加仙灵脾、胡芦巴各15克。水煎服。

3.惊恐伤肾 阳痿不振,举而不坚,胆怯多疑、心悸易惊,夜寐不宁,或有受惊恐病史,苔薄腻,脉弦细。治则:益肾宁心安神。平补镇心丹:生地、龙齿、肉桂、天冬、山药、五味子各 10 克;熟地、茯苓、茯神、车前子(包)、酸枣仁各 15 克,人参、远志各 6 克,朱砂 1 克(包)。水煎服。

4.肝气郁结 阳痿,有情志刺激病史,郁闷不舒,寡言少语或躁扰不宁,可伴全身乏力或胁痛,脉弦,苔白。治则:疏肝理气解郁。柴胡疏肝散:柴胡、川芎、枳壳各 10 克,杭芍 15 克,香附 12 克,甘草 6 克。水煎服。

5.湿热下注 阴茎痿软,阴囊潮湿,或局部红肿、作痒,小便黄赤,苔黄腻脉濡数。治则:清热燥湿。龙胆泻肝汤加减:龙胆草、泽泻、山栀各 10 克,黄芩、当归、柴胡、生地各 12 克,车前子 15 克(包),木通、甘草各 6 克。水煎服。

除用上方治疗外,治阳痿单验方有:仙灵脾 30 克,泡白酒 500 克,每服 25 毫升,一日 2 次。韭菜子、蚕蛾各 15 克,泡白酒 1000 克,每服 25 毫升,一日 2 次。可配合针刺疗法,常用穴位有关元、中极、命门、三阴交等。

病人在日常生活中,应清心戒躁,戒除手淫,在治疗过程中,鼓励病人树立战胜疾病的信心,适当进行体育锻炼,暂忌房事。

第七章　妇科病证

第一节　月经不调

一、月经先期

月经周期提前 7 天以上,甚至 10 余天一行,连续 3 个周期以上者,称为"月经先期",亦称"经期超前""经行先期""经早""经水不及期"等。

月经先期属于以周期异常为主的月经病,常与月经过多并见,严重者可发展为崩漏,应及时进行治疗。

《妇人大全良方·调经门》指出本病病机是由于"过于阳则前期而来",《普济本事方·妇人诸疾》进一步提出:"阳气乘阴则血流散溢……故令乍多而在月前。"后世医家多宗"先期属热"之说,如朱丹溪有"经水不及期而来者,血热也"的见解。《万氏妇人科·调经章》分别将"不及期而经先行""经过期后行""一月而经再行""数月而经一行"等逐一辨证论治,为月经先期作为一个病证开创了先例。《景岳全书·妇人规》对本病的病因、辨证、论治做了较全面的阐述,提出气虚不摄也是导致月经先期的重要发病机理,指出"若脉证无火而经早不及期者,乃其心脾气虚,不能固摄而然"。《傅青主女科·调经》也提出:"先期而来多者,火热而水有余也,"并根据经血量的多少以辨血热证之虚实,有临证参考价值。

西医学月经频发可参照本病辨证治疗。

【病因病机】

本病的病因病机主要是气虚和血热。气虚则统摄无权,冲任不固;血热则热扰冲任,伤及胞宫,血海不宁,均可使月经先期而至。

1.气虚　可分为脾气虚和肾气虚。

(1)脾气虚:体质素弱,或饮食失节,或劳倦思虑过度,损伤脾气,脾伤则中气虚弱,冲任不固,经血失统,以致月经先期来潮。脾为心之子,脾气既虚,则赖心气以自救,久则心气亦伤,致使心脾气虚,统摄无权,月经提前。

（2）肾气虚：年少肾气未充，或绝经前肾气渐虚，或多产房劳，或久病伤肾，肾气虚弱，冲任不固，不能约制经血，遂致月经提前而至。

2.血热　常分为阳盛血热、阴虚血热、肝郁血热。

（1）阳盛血热：素体阳盛，或过食辛燥助阳之品，或感受热邪，热扰冲任、胞宫，迫血下行，以致月经提前。

（2）阴虚血热：素体阴虚，或失血伤阴，或久病阴亏，或多产房劳耗伤精血，以致阴液亏损，虚热内生，热伏冲任，血海不宁，则月经先期而下。

（3）肝郁血热：素性抑郁，或情志内伤，肝气郁结，郁久化热，热扰冲任，迫血下行，遂致月经提前。

【诊断】

1.病史　有血热病史或平素嗜食辛辣，或有情志内伤等病史。

2.症状　月经提前来潮，周期不足 21 天，且连续出现 3 个月经周期及以上，经期基本正常，可伴有月经过多。

3.检查

（1）妇科检查：一般无明显盆腔器质性病变。

（2）辅助检查：基础体温（BBT）监测呈双相型，但黄体期少于 11 天，或排卵后体温上升缓慢，上升幅度＜0.3℃；月经来潮 12 小时内诊断性刮宫，子宫内膜呈分泌反应不良。

【鉴别诊断】

本病若提前至 10 余天一行者，应注意与经间期出血相鉴别。后者发生在两次月经之间，出血量较月经量少，持续数小时至 2～7 天自行停止，或为带下中夹有血丝。BBT 和月经来潮 12 小时内诊断性刮宫有助于鉴别。

【辨证论治】

（一）辨证要点

月经先期的辨证重在观察月经量、色、质的变化，并结合全身证候及舌脉，辨其虚、实、热。一般而言，月经先期，伴见量多、色淡、质稀者属气虚，其中兼有神疲肢倦、气短懒言等为脾气虚，兼有腰膝酸软、头晕耳鸣等为肾气虚；伴见量多或少、色红、质稠者属血热，其中兼有面红口干、尿黄便结等为阳盛血热，兼有两颧潮红、手足心热者为阴虚血热，兼有烦躁易怒、口苦咽干等为肝郁血热。

（二）治疗原则

本病的治疗原则重在益气固冲，清热调经。

（三）分型论治

1.气虚证

（1）脾气虚证

主要证候：月经周期提前，或经量多，色淡红，质清稀；神疲肢倦，气短懒言，小腹空坠，纳少便溏；舌淡红，苔薄白，脉细弱。

证候分析：脾主中气而统血，脾气虚弱，统血无权，冲任不固，故月经提前而量多；气虚火衰，血失温煦，则经色淡，质清稀；脾虚中气不足，故神疲肢倦，气短懒言，小腹空坠；运化失职，则纳少便溏。舌淡红，苔薄白，脉细弱，均为脾虚之征。

治法：补脾益气，摄血调经。

方药：补中益气汤（《脾胃论》）。

补中益气汤：人参，黄芪，甘草，当归，陈皮，升麻，柴胡，白术。

补中益气汤主治饮食劳倦所伤，始为热中之证。方中以人参、黄芪益气为君；白术、甘草健脾补中为臣；当归补血，陈皮理气，为佐；升麻、柴胡升阳为使。全方共奏补中益气，升阳举陷，摄血归经之效，使月经自调。

若经血量多者，经期去当归之辛温行血，酌加煅龙骨、煅牡蛎、棕榈炭以固涩止血；若心脾两虚，症见月经提前，心悸怔忡，失眠多梦，舌淡，苔白，脉细弱，治宜补益心脾，固冲调经，方选归脾汤（《济生方》）。

（2）肾气虚证

主要证候：周期提前，经量或多或少，色淡暗，质清稀；腰膝酸软，头晕耳鸣，面色晦暗或有暗斑；舌淡暗，苔白润，脉沉细。

证候分析：冲任之本在肾，肾气不足，封藏失司，冲任不固，故月经提前，经量增多；肾虚精血不足，故经量少，头晕耳鸣；肾气不足，肾阳虚弱，血失温煦，则经色淡暗、质清稀，面色晦暗；腰府失荣，筋骨不坚，故腰膝酸软。舌淡暗，脉沉细，均为肾虚之征。

治法：补益肾气，固冲调经。

方药：固阴煎（《景岳全书》）。

固阴煎：菟丝子，熟地黄，山茱萸，人参，山药，炙甘草，五味子，远志。

固阴煎主治阴虚滑泻，带浊淋遗及经水因虚不固等证。方中菟丝子补肾益精气；熟地黄、山茱萸滋肾益精；人参、山药、炙甘草健脾益气，补后天养先天以固命门；五味子、远志交通心肾，使心气下通，以加强固摄肾气之力。全方共奏补肾益气，固冲调经之效。

若经血量多者，加仙鹤草、血余炭收涩止血；量多色淡者，加艾叶炭、杜仲温经止血;腰腹冷痛,小便频数者,加益智仁、补骨脂以温肾固涩。

2.血热证

（1）阳盛血热证

主要证候:经来先期,量多,色深红或紫红,质黏稠;或伴心烦,面红口干,小便短黄,大便燥结;舌质红,苔黄,脉数或滑数。

证候分析:阳盛则热,热扰冲任、胞宫,冲任不固,经血妄行,故月经提前来潮,经量增多;血为热灼,故经色深红或紫红,质黏稠;热邪扰心,则心烦,面红;热甚伤津,则口干,小便短黄,大便燥结。舌红,苔黄,脉数,均为热盛于里之象。

治法:清热凉血调经。

方药:清经散(《傅青主女科》)。

清经散:牡丹皮,地骨皮,白芍,熟地黄,青蒿,黄柏,茯苓。

清经散主治月经先期量多者。方中牡丹皮、青蒿、黄柏清热泻火凉血;地骨皮、熟地黄清血热而滋肾水;白芍养血敛阴;茯苓行水泄热。全方清热泻火,凉血养阴,使热去而阴不伤,血安则经自调。

若兼见倦怠乏力,气短懒言等症,为失血伤气,血热兼气虚,酌加党参、黄芪以健脾益气;若经行腹痛,经血夹瘀块者,为血热而兼有瘀滞,酌加益母草、蒲黄、三七以化瘀止血。

（2）阴虚血热证

主要证候:经来先期,量少或量多,色红,质稠;或伴两颧潮红,手足心热,咽干口燥;舌质红,苔少,脉细数。

证候分析:阴虚内热,热扰冲任,冲任不固,经血妄行,故月经提前;阴虚血少,冲任不足,故经血量少;若虚热伤络,血受热迫,经量可增多;血为热灼,故经色红而质稠;虚热上浮,则两颧潮红;虚热伤阴,则手足心热,咽干口燥。舌红,苔少,脉细数,均为阴虚内热之征。

治法:养阴清热调经。

方药:两地汤(《傅青主女科》)。

两地汤:生地黄,地骨皮,玄参,麦冬,阿胶,白芍。

两地汤主治月经先期、量少,属火热而水不足者。方中生地黄、玄参、麦冬养阴滋液,壮水以制火;地骨皮清虚热,泻肾火;阿胶滋阴补血;白芍养血敛阴。全方重在滋阴壮水,水足则火自平,阴复而阳自秘,则经行如期。

若正值经期经血量多色红者,加地榆炭、仙鹤草凉血止血;热灼血瘀,经血有块者,加茜草祛瘀止血。

（3）肝郁血热证

主要证候：月经提前，量或多或少，经色深红或紫红，质稠，经行不畅，或有块；或少腹胀痛，或胸闷胁胀，或乳房胀痛，或烦躁易怒，口苦咽干；舌红，苔薄黄，脉弦数。

证候分析：肝郁化热，热扰冲任，经血妄行，故月经提前；肝失疏泄，血海失调，故经量或多或少；热灼于血，故经色深红或紫红，质稠；气滞血瘀，则经行不畅，或有血块；肝郁气滞，则烦躁易怒，胸胁、乳房、少腹胀痛；肝郁化火，则口苦咽干。舌红，苔薄黄，脉弦数，均为肝郁化热之象。

治法：疏肝清热，凉血调经。

方药：丹栀逍遥散（《内科摘要》）。

丹栀逍遥散：牡丹皮，栀子，当归，白芍，柴胡，白术，茯苓，煨姜，薄荷，炙甘草。

丹栀逍遥散主治肝脾血虚发热，或潮热、晡热，或自汗盗汗，或头痛，目涩，或怔忡不宁，或颊赤口干，或月经不调，肚腹作痛，或小腹重坠，水道涩痛，或肿痛出脓，内热作渴等。方中牡丹皮、栀子、柴胡疏肝解郁，清热凉血；当归、白芍养血柔肝；白术、茯苓、炙甘草健脾补中；薄荷助柴胡疏达肝气。唯煨姜辛热，非血热所宜，可去而不用。诸药合用，使肝气畅达，肝热得清，热清血宁，则经水如期。

若肝火犯胃，口干舌燥者，加知母、生地黄以养阴生津；若胸胁、乳房胀痛严重者，加郁金、橘核以疏肝通络。

【临证要点】

月经先期表现为月经周期提前，经期基本正常，并连续出现 3 个周期以上，诊断时须与经间期出血及其他全身性疾病和盆腔器质性疾患所引起的异常出血相鉴别。月经先期既可有单一病机，又可见多脏同病或气血同病之病机。若伴经血量多，气随血耗，阴随血伤，可变生气虚、阴虚、气阴两虚或气虚血热等诸证。周期提前、经量过多、经期延长三者并见，有发展为崩漏之虞。月经周期屡提前，肾虚者，不加调治也有肾精渐衰而致天癸早竭之嫌。

【预后与转归】

本病治疗得当，预后较好。若伴经量过多、经期延长者，进一步可发展为崩漏，使病情反复难愈，故应积极治疗。

二、月经后期

月经周期延长 7 天以上，甚至 3～5 个月一行，连续出现 3 个周期以上，称为

"月经后期",亦称"经行后期""月经延后""经迟"等。

月经后期如伴经量过少,常可发展为闭经。青春期月经初潮后 1 年内,或围绝经期,周期时有延后,而无其他证候者,不作病论。

本病首见于《金匮要略·妇人杂病脉证并治》温经汤条下谓"至期不来"。《妇人大全良方·调经门》引王子亨所言:"过于阴则后时而至。"认为月经后期为阴盛血寒所致。《丹溪心法·妇人》中提出"血虚""血热""痰多"均可导致月经后期的发生,并指出相应的方药,进一步丰富了月经后期的内容。薛己、万全、张景岳等更提出了"脾经血虚""肝经血少""气血虚弱""气血虚少""气逆血少""脾胃虚损""痰湿壅滞"及"水亏血少,燥涩而然""阳虚内寒,生化失期"等月经后期的发病机理,并提出补脾养血、滋水涵木、气血双补、疏肝理气、导痰行气、清热滋阴、温经活血、温养气血等治法和相应的方药,使本病在病因、病机、治法、方药等方面渐臻完备。

西医学月经稀发可参照本病辨证治疗。

【病因病机】

本病主要发病机理是精血不足,或邪气阻滞,致冲任不充,血海不能按时满溢,遂致月经后期。

1.肾虚　先天肾气不足,或房劳多产,损伤肾气,肾虚精亏血少,冲任不充,血海不能按时满溢,遂致月经后期而至。

2.血虚　体质素弱,营血不足,或久病失血,或产育过多,耗伤阴血,或脾气虚弱,化源不足,均可致营血亏虚,冲任不充,血海不能按时满溢,遂使月经周期延后。

3.血寒

(1)虚寒:素体阳虚,或久病伤阳,阳虚内寒,脏腑失于温养,气血化生不足,血海充盈延迟,遂致经行后期。

(2)实寒:经期产后,外感寒邪,或过食寒凉,寒搏于血,血为寒凝,冲任阻滞,血海不能如期满溢,遂使月经后期而来。

4.气滞　素多忧郁,气机不宣,血为气滞,运行不畅,冲任阻滞,血海不能如期满溢,因而月经延后。

5.痰湿　素体肥胖,痰湿内盛,或劳逸过度,饮食不节,损伤脾气,脾失健运,痰湿内生,痰湿下注冲任,壅滞胞脉,气血运行缓慢,血海不能按时满溢,遂致经行错后。

【诊断】

1.病史　禀赋不足,或有感寒饮冷、情志不遂史。

2.症状　月经周期延后 7 天以上,甚至 3～5 个月一行,可伴有经量及经期的异常,连续出现 3 个月经周期以上。

3.检查

(1)妇科检查:子宫大小正常或略小。

(2)辅助检查:①尿妊娠试验阴性。②B 超检查了解子宫及卵巢的情况。③BBT 低温相超过 21 天。④生殖激素测定提示卵泡发育不良或高泌乳素、高雄激素、FSH/LH 比值异常等。

【鉴别诊断】

本病应于与早孕、胎漏、异位妊娠等相鉴别。本病既往有月经不调史,月经周期延后 7 天以上,连续 3 个月经周期以上。辅助检查生殖器无器质性病变;妊娠试验阴性;BBT 低温相超过 21 天;生殖内分泌功能检测提示卵泡发育不良等。

1.早孕　育龄期妇女月经过期未潮。尿或血检查妊娠试验阳性;B 超检查见宫内孕囊;早孕反应;子宫体增大。

2.胎漏　月经过期后又见阴道少量出血,或伴轻微腹痛。辅助检查妊娠试验阳性;子宫增大符合妊娠月份;B 超检查见宫内孕囊。

3.异位妊娠　月经逾期后又见阴道少量出血,或突然出现一侧下腹部撕裂样剧痛,甚至出现昏厥或休克。辅助检查妊娠试验阳性;B 超检查宫内未见孕囊,或于一侧附件区见有混合性包块。

【辨证论治】

(一)辨证要点

月经后期的辨证重在观察月经量、色、质的变化,并结合全身证候及舌脉,辨其虚、实、寒、热。一般而言,月经后期,伴见量少、色暗淡、质清稀,或兼有腰膝酸软、头晕耳鸣等属肾虚;伴见量少、色淡红、质清稀,或兼有头晕眼花、心悸少寐等属血虚;伴见量少、色淡红、质清稀,或兼有小腹隐痛、喜暖喜按等属虚寒;伴见量少、色暗有块,或兼有小腹冷痛拒按、得热痛减等属实寒;伴见量少、色暗红或有血块,或兼有小腹胀痛、精神抑郁等属气滞;伴见量少,经血夹杂黏液,或兼有形体肥胖、腹满便溏等属痰湿。

(二)治疗原则

本病的治疗原则重在调理冲任、疏通胞脉以调经,虚者补之,实者泻之,寒者温之,滞者行之,痰者化之。

(三)分型论治

1.肾虚证

主要证候:周期延后,量少,色暗淡,质清稀;腰膝酸软,头晕耳鸣,面色晦暗,或面部暗斑;舌淡,苔薄白,脉沉细。

证候分析:肾虚精血亏少,冲任亏虚,血海不能按时满溢,故经行后期,量少;肾气虚,火不足,血失温煦,故色暗淡,质清稀;肾主骨生髓,脑为髓海,腰为肾之外府,肾虚则腰膝酸软,头晕耳鸣;肾主黑,肾虚则肾色上泛,故面色晦暗,面部暗斑。舌淡,苔薄白,脉沉细,均为肾虚之征。

治法:补肾助阳,养血调经。

方药:当归地黄饮(《景岳全书》)。

当归地黄饮:当归,熟地黄,山茱萸,山药,杜仲,怀牛膝,甘草。

当归地黄饮主治肾虚腰膝疼痛等证。方中以当归、熟地黄、山茱萸养血益精;山药、杜仲补肾气以固命门;怀牛膝强腰膝,通经血,使补中有行;甘草调和诸药。全方重在补益肾气,益精养血。

若肾气不足,日久伤阳,症见腰膝酸冷者,可酌加菟丝子、巴戟天、淫羊藿等以温肾阳,强腰膝;带下量多清稀者,酌加鹿角霜、金樱子温肾固涩止带。

2.血虚证

主要证候:周期延长,量少,色淡红,质清稀,或小腹绵绵作痛;或头晕眼花,心悸少寐,面色苍白或萎黄;舌质淡红,苔薄,脉细弱。

证候分析:营血亏虚,冲任不充,血海不能如期满溢,故月经周期延后;营血不足,血海虽满而所溢不多,故经量少;血虚赤色不足,精微不充,故经色淡红,经质清稀;血虚胞脉失养,故小腹绵绵作痛;血虚不能上荣头面,故头晕眼花,面色苍白或萎黄;血虚不能养心,故心悸少寐。舌淡,苔薄,脉细弱,为血虚之征。

治法:补血填精,益气调经。

方药:大补元煎(《景岳全书》)。

大补元煎:人参,山药,熟地黄,杜仲,当归,山茱萸,枸杞子,炙甘草。

大补元煎主治男、妇气血大坏,精神失守等证。方中人参大补元气为君,气生则血长;山药、甘草补脾气,佐人参以滋生化之源;当归养血活血调经;熟地黄、枸杞子、山茱萸、杜仲滋肝肾,益精血,乃补血贵在滋水之意。诸药合用,大补元气,益精养血。

若伴月经量少,可加丹参、鸡血藤养血活血;若经行小腹隐痛,可加白芍、阿胶养血和血。

3.血寒证

(1)虚寒证

主要证候:月经延后,量少色淡红,质清稀,小腹隐痛,喜暖喜按;腰酸无力,小便清长,大便稀溏;舌淡,苔白,脉沉迟或细弱。

证候分析:阳气不足,阴寒内盛,不能温养脏腑,气血化生不足,冲任不充,血海满溢延迟,故月经推迟而至,量少;阳虚血失温煦,故经色淡红,质稀;阳虚不能温煦子宫,故小腹隐痛,喜暖喜按;阳虚肾气不足,外府失养,故腰酸无力;阳虚内寒,膀胱失于温煦,则小便清长,大便稀溏。舌淡,苔白,脉沉迟或细弱,为虚寒之征。

治法:温阳散寒,养血调经。

方药:温经汤(《金匮要略》)。

温经汤:当归,吴茱萸,桂枝,白芍,川芎,生姜,牡丹皮,半夏,麦冬,人参,阿胶,甘草。

温经汤主治妇人病下血数十日不止,瘀血在少腹不去,暮即发热,少腹里急,腹满,属阳虚不能胜阴者;亦主妇人少腹寒,久不受胎,兼取崩中去血,或月经过多,及至期不来。方中吴茱萸、桂枝温经散寒暖宫,通利血脉;当归、川芎、白芍、阿胶养血活血调经;牡丹皮祛瘀;麦冬、半夏、生姜润燥降逆和胃;人参、甘草补气和中。全方针对寒热虚实错杂,而以冲任虚寒,瘀血阻滞为主的病机,温、清、补、消并用,以温经散寒、养血祛瘀为主。古人誉本方为调经之祖方,临床常用。

若经行小腹痛者,可酌加巴戟天、淫羊藿、小茴香温肾散寒。

(2)实寒证

主要证候:月经周期延后,量少,色暗有块,小腹冷痛拒按,得热痛减;畏寒肢冷,或面色青白;舌质淡暗,苔白,脉沉紧。

证候分析:外感寒邪,或过食寒凉,血为寒凝,冲任滞涩,血海不能按时满溢,故周期延后,量少;寒凝冲任,故经色暗有块;寒邪客于胞中,气血运行不畅,故小腹冷痛;得热后气血稍通,故小腹得热痛减;寒邪阻滞于内,阳不外达,则畏寒肢冷,面色青白。舌淡暗,苔白,脉沉紧,均为实寒之征。

治法:温经散寒,活血调经。

方药:温经汤(《妇人大全良方》)。

温经汤:当归,川芎,白芍,桂心,牡丹皮,莪术,人参,甘草,牛膝。

原方主治经道不通,绕脐寒疝痛彻,其脉沉紧者。方中桂心温经散寒,当归、川芎活血调经,三药配伍有温经散寒调经的作用;人参甘温补气,助桂心通阳散寒;莪术、牡丹皮、牛膝活血祛瘀;白芍、甘草缓急止痛。全方共奏温经散寒,活血祛瘀,益气通阳调经之效。

若经行腹痛者,可加小茴香、延胡索、香附散寒行气止痛;月经量少者,酌加丹参、益母草活血调经。

4.气滞证

主要证候：月经周期延后，量少，色暗红或有血块，小腹胀痛；精神抑郁，经前胸胁、乳房胀痛；舌质正常或红，苔薄白或微黄，脉弦或弦数。

证候分析：情志内伤，气机郁结，血为气滞，冲任不畅，胞宫、血海不能按时满溢，故经行后期，经量减少，或有血块；肝郁气滞，经脉壅阻，故小腹、胸胁、乳房胀痛。脉弦为气滞之征；若肝郁化热，则舌红，苔微黄，脉弦数。

治法：理气行滞，和血调经。

方药：乌药汤（《兰室秘藏》）。

乌药汤：乌药，香附，木香，当归，甘草。

乌药汤主治妇人血海疼痛。方中乌药理气行滞为君；香附疏肝理气，木香行脾胃滞气为臣；当归养血活血调经为佐；甘草调和诸药为使。全方共奏行气活血调经之效。

若经量过少、有块者，加川芎、丹参、桃仁以活血调经；小腹胀痛甚者，加莪术、延胡索以理气行滞止痛；胸胁、乳房胀痛明显者，加柴胡、郁金、川楝子、王不留行以疏肝解郁，理气通络止痛。

5.痰湿证

主要证候：月经后期，量少，经血夹杂黏液；形体肥胖，脘闷呕恶，腹满便溏，带下量多；舌淡胖，苔白腻，脉滑。

证候分析：痰湿内盛，滞于冲任，气血运行不畅，血海不能如期满溢，故经期错后，量少；痰湿下注胞宫，则经血夹杂黏液；痰湿阻于中焦，气机升降失常，则脘闷呕恶；痰湿壅阻，脾失健运，则形体肥胖、腹满便溏；痰湿流注下焦，损伤任带二脉，带脉失约，故带下量多。舌淡胖，苔白腻，脉滑，均为痰湿之征。

治法：燥湿化痰，理气调经。

方药：苍附导痰丸（《叶氏女科证治》）。

苍附导痰丸：茯苓，半夏，陈皮，甘草，苍术，香附，南星，枳壳，生姜，神曲。

苍附导痰丸主治肥人经闭。方中二陈汤化痰燥湿，和胃健脾；苍术燥湿健脾；香附、枳壳理气行滞；南星燥湿化痰；神曲、生姜健脾和胃，温中化痰。全方有燥湿健脾化痰调经之功。

若脾虚食少，神倦乏力者，加人参、白术以益气健脾；脘闷呕恶者，加砂仁、木香以醒脾理气和胃；白带量多者，加虎杖、车前子以除湿止带；月经久不至者，可加当归、川芎、川牛膝、王不留行以活血行经。

【临证要点】

月经后期表现为月经周期延后,经期基本正常或伴量少,并连续出现 3 个周期以上,诊治时须与早孕及异常妊娠相鉴别。

月经后期病机不外虚实两端,虚与实又常相互兼夹,或虚中兼实,或实中夹虚。如肾阳虚血失温运,可血滞成瘀;血虚气弱,运血无力,可涩滞为瘀。临证需"谨守病机",掌握因果之转化,病证之演变。本病若治疗不及时或失治,日久病深,常可发展为闭经,故临证当积极治疗。

【预后与转归】

本病常与月经量少兼见,治疗及时得当,预后较好,否则可发展为闭经。生育年龄,若月经后期、量少,常可导致不孕。

三、月经先后无定期

月经周期时或提前、时或延后 7 天以上,交替不定且连续 3 个周期以上者,称为"月经先后无定期",又称"经水先后无定期""月经愆期""经乱"等。

月经先后无定期若伴有经量增多及经期延长,常可因经乱之甚发展为崩漏。

本病首见于《备急千金要方·月经不调》:"妇人月经一月再来或隔月不来。"《圣济总录·杂疗门》则称为"经水不定"。《万氏妇人科·调经章》始提出"经前或前或后"的病名,并指出应"悉从虚治,加减八物汤主之"。《景岳全书·妇人规》则将本病称为"经乱",分为"血虚经乱"和"肾虚经乱",较详细地论述了病因病机、治法、方药、预后和调养方法,为后世医家所推崇。《医宗金鉴·妇科心法要诀》称本病为"愆期",认为提前为热,延后为滞,淡少不胀者为虚,紫多胀痛者为实。《傅青主女科·调经》依据"经水出诸肾"及肝肾"子母相关"等理论,认为经水先后无定期为肝肾之郁所致,重在肝郁,由肝郁而致肾郁,治法主张"疏肝之郁即开肾之郁",方用定经汤。

西医学排卵障碍性异常子宫出血出现月经先后无定期征象者可参照本病辨证治疗。

【病因病机】

本病的发病机理主要是肝肾功能失常,冲任失调,血海蓄溢无常。

1.肝郁　肝藏血,司血海,主疏泄。肝气条达,疏泄正常,血海按时满盈,则月经周期正常。若情志抑郁,或忿怒伤肝,则致肝气逆乱,疏泄失司,冲任失调,血海蓄溢失常;若疏泄太过,则月经先期而至,若疏泄不及,则月经后期而来。

2.肾虚　肾为先天之本,主封藏,若素体肾气不足或多产房劳、大病久病,损伤肾气,肾气不充,开阖不利,冲任失调,血海蓄溢失常,遂致月经先后无定期。

【诊断】

1.病史　有七情内伤或慢性疾病等病史。

2.症状　月经不按周期来潮,提前或延后 7 天以上,并连续出现 3 个周期以上。

3.检查

(1)妇科检查:子宫大小正常或偏小。

(2)辅助检查:生殖激素测定有助于诊断,常可表现为黄体不健或伴催乳素升高。

【鉴别诊断】

本病与崩漏相鉴别,后者表现为阴道出血完全没有周期性,并同时出现经期和经量的异常;性激素检查雌、孕激素及垂体激素异常;基础体温(BBT)单相;子宫内膜诊刮可帮助诊断。

【辨证论治】

(一)辨证要点

月经先后无定期的辨证需着重观察月经量、色、质的变化,并结合全身证候及舌脉,辨其虚、实及脏腑。一般而言,月经先后无定期,伴见经量或多或少、色暗红、有血块,或经行不畅,或兼有胸胁、乳房、少腹胀痛,精神郁闷等属肝郁;伴见量少、色淡暗、质稀,或兼有头晕耳鸣、腰酸腿软等属肾虚。

(二)治疗原则

本病的治疗原则重在疏肝补肾,调和冲任。

(三)分型论治

1.肝郁证

主要证候:经行或先或后,经量或多或少,色暗红,有血块;或经行不畅,胸胁、乳房、少腹胀痛,精神郁闷,时欲太息,嗳气食少;舌苔薄白或薄黄,脉弦。

证候分析:肝郁气结,气机逆乱,冲任失司,血海蓄溢失常,故月经或先或后,经血或多或少;肝气郁滞,气机不畅,经脉不利,故经行不畅,色暗有块;肝郁气滞,经脉涩滞,故胸胁、乳房、少腹胀痛;气机不利,故精神郁闷,时欲太息;肝强侮脾,脾气不舒,失于健运,故嗳气食少。苔薄黄,脉弦,为肝郁之征。

治法:疏肝解郁,和血调经。

方药:逍遥散(《太平惠民和剂局方》)。

逍遥散：柴胡，当归，白芍，白术，茯苓，甘草，薄荷，炮姜。

逍遥散主治血虚劳倦，五心烦热，肢体疼痛，头目昏重，心烦颊赤，口燥咽干，发热盗汗，减食嗜卧，及血热相搏，月水不调，脐腹胀痛，寒热如疟。方中柴胡疏肝解郁，薄荷助柴胡疏肝；当归、白芍养血柔肝；白术、茯苓、甘草健脾和中；炮姜温胃行气。全方重在疏肝理脾，肝气得舒，脾气健运，则经自调。

若经来腹痛者，加香附、延胡索理气止痛；夹有血块者，加鸡血藤、益母草活血化瘀；肝郁日久化热者，加牡丹皮、栀子清热凉血；脘闷纳呆者，加枳壳、陈皮理气健脾；兼肾虚者，加桑寄生、熟地黄、续断补肾养血。

2.肾虚证

主要证候：经行或先或后，量少，色淡暗，质稀；头晕耳鸣，腰酸腿软，小便频数；舌淡，苔薄，脉沉细。

证候分析：肾气虚弱，封藏失职，开阖不利，冲任失调，血海蓄溢失常，故经行先后无定期；肾为水火之脏，藏精主髓，肾气虚弱，水火两亏，精血虚少，则髓海不足，故经少，色淡暗，头晕耳鸣；腰为肾之外府，肾虚失养，则腰酸腿软；肾虚则气化失司，故小便频数。舌淡，苔薄，脉沉细，为肾虚之征。

治法：补肾益气，养血调经。

方药：固阴煎（方见月经先期）。

若腰骶酸痛者，酌加杜仲、巴戟天；带下量多者，加鹿角霜、沙苑子、金樱子；若肝郁肾虚者，症见月经先后无定期，经量或多或少，平时腰膝酸软，经前乳房胀痛，心烦易怒，舌暗红，苔白，脉弦细，治宜补肾疏肝，方用定经汤（《傅青主女科》）。

【临证要点】

月经先后无定期表现为月经周期时或提前，时或延后 7 天以上，交替不定且连续 3 个周期以上。诊断时需与月经周期、经期、经量皆出现异常之崩漏相鉴别。月经先后无定期病机与肝肾功能失常，冲任失调，血海蓄溢无常有关。本病如伴有月经量少，则可能形成闭经；如伴有月经过多，经期延长，则可能发展为崩漏，应及时治疗。

【预后与转归】

本病如及时治疗，再加调护，预后较好。如治不及时，可向崩漏或闭经转化，病程日久则成不孕症，或孕后发生胎漏、胎动不安、堕胎、小产等。

四、月经过多

月经量较正常明显增多,或每次经行总量超过 80mL,而周期、经期基本正常者,称为"月经过多",亦称为"经水过多"或"月水过多"。

最早在《金匮要略·妇人杂病脉证并治》温经汤方下即有"月水来过多"的记载。汉以后至金元以前的医籍,多将经量的乍多乍少,周期的或先或后,统称为"月水不调"。刘河间在《素问病机气宜保命集·妇人胎产论》中首先提出"经水过多"的病名,并对本病病机以阳盛实热立论,治法重在清热凉血,并辅以养血调经,其曰:"治妇人经水过多,别无余证,四物内加黄芩、白术各一两。"《丹溪心法·妇人》将本病的病机分为血热、痰多、血虚,并列有相应的治疗药物,还有治妇人气弱不足摄血,月经来时多的验案。《女科证治准绳》认为"经水过多,为虚热,为气虚不能摄血"。《医宗金鉴·妇科心法要诀》依据经血的色、质、气、味以及带下的特点,以辨虚实寒热:"经水过多,清稀浅红,乃气虚不能摄血也。若稠黏深红,则为热盛有余。或经之前后兼赤白带,而时下臭秽,乃湿热腐化也。若形清腥秽,乃湿瘀寒虚所化也。"清代《傅青主女科-调经》认为本病是血虚而不归经所致。《妇科玉尺·月经》提出"热血凝结"及"离经蓄血"可致经量过多,其特征是经血有块而腹痛,并认为体质不同,经水过多的病机不同,肥人多虚寒,而瘦人多火旺,治法一是温经固涩,一为滋阴清热。

西医学排卵障碍性异常子宫出血所引起的月经过多,可参照本病辨证治疗。

【病因病机】

月经过多的主要病机是冲任不固,经血失于制约。

1.气虚　素体虚弱,或饮食失节,或过劳久思,或大病久病,损伤脾气,使中气不足,冲任不固,血失统摄,以致经行量多。久之可使气血俱虚,又可导致心脾两虚,或脾损及肾,致脾肾两虚。

2.血热　素体阳盛,或肝郁化火,或过食辛燥动血之品,或外感热邪,热扰冲任,迫血妄行,因而经量增多。

3.血瘀　素多抑郁,气滞而致血瘀;或经期产后余血未尽,感受外邪或不禁房事,瘀血内停,瘀阻冲任,血不归经,以致经行量多。

【诊断】

1.病史　可有大病久病、精神刺激、饮食失宜、经期、产后感邪或房事不禁史。

2.症状　月经量较平时明显增多,或超过 80mL,月经周期、经期一般正常,也可伴见月经提前或延后,或行经时间延长。

3.检查

(1)妇科检查:盆腔器官无明显器质性病变。

(2)辅助检查:卵巢功能测定及子宫内膜活检,有助于诊断;B超了解子宫附件情况;宫腔镜排除子宫内膜息肉、子宫肌瘤等相应器质性病变;血液学检查有助于排除血小板减少症、再生障碍性贫血等血液疾病。

【鉴别诊断】

本病应与崩漏、癥瘕及血小板减少症、再生障碍性贫血等血液疾病引起的月经过多相鉴别。本病月经周期正常,经量明显增多,超过 80mL。辅助检查:生殖器官无器质性病变,女性内分泌激素测定、BBT、B超、子宫内膜活检有助于诊断。

1.崩漏　多有月经不调史或不孕史,多发生于青春期和绝经前后,主要表现为子宫不规则出血,无规律的月经周期。辅助检查:生殖器官无明显器质性病变,BBT 单相。

2.癥瘕　月经量多,病程长。B超、宫腔镜检查有助于发现子宫内膜息肉、黏膜下肌瘤等。

3.血小板减少症、再生障碍性贫血等血液疾病　血液病史,月经量多,或有皮下出血、牙龈出血等全身的出血症状。辅助检查:血液学检查等有助于鉴别。

【辨证论治】

(一)辨证要点

月经过多的辨证重在月经色、质的变化,并结合全身证候及舌脉,辨其虚、热、瘀。一般而言,月经过多,伴色淡红、质清稀,或兼有神疲体倦、气短懒言等属气虚;伴见色鲜红或深红、质黏稠,或兼有口渴心烦、尿黄便结等属血热;伴见色紫暗、有血块,或兼有经行腹痛、舌紫暗或有瘀点等属血瘀。

(二)治疗原则

本病的治疗原则经期重在固冲调经,平时重在调理气血,气虚者宜益气摄血,血热者宜清热凉血,血瘀者宜化瘀止血。

(三)分型论治

1.气虚证

主要证候:行经量多,色淡红,质清稀;神疲体倦,气短懒言,小腹空坠,面色㿠白;舌淡,苔薄,脉细弱。

证候分析:气虚则冲任不固,经血失于制约,故经行量多;气虚火衰不能化血为赤,故经色淡红,质清稀;气虚中阳不振,故神疲体倦,气短懒言;气虚失于升提,放小腹空坠;面色㿠白,舌淡,脉细弱,均为气虚之象。

治法:补气摄血固冲。

方药:举元煎(《景岳全书》)。

举元煎:人参,黄芪,白术,升麻,炙甘草。

举元煎主治气虚下陷,血崩血脱,亡阳垂危等证。方中人参、黄芪、白术、炙甘草补中益气;升麻助黄芪升阳举陷。全方共奏补气升阳,固脱摄血之效。举元煎实为补中益气汤之缩方,补气力专,又无当归辛温动血之弊。

若正值经期,血量多者,酌加棕榈炭、茜草炭、藕节炭以固涩止血;经行有块或伴下腹痛者,酌加泽兰、益母草、五灵脂以化瘀止血止痛;兼见腰骶冷痛,大便溏薄者,为脾肾双亏,酌加鹿角霜、补骨脂、续断、杜仲炭以温补脾肾,固冲止血。

2.血热证

主要证候:经行量多,色鲜红或深红,质黏稠,或有小血块;伴口渴心烦,尿黄便结;舌红,苔黄,脉滑数。

证候分析:阳热内盛,扰动冲任、血海,乘经行之际,迫血下行,故经行量多;血为热灼,则经色鲜红或深红而质稠;血热瘀滞,经行不畅,故有小血块;热邪扰心,则心烦;热邪伤津,则口渴,尿黄便结。舌红,苔黄,脉滑数,为热盛于里之征。

治法:清热凉血,固冲止血。

方药:保阴煎(《景岳全书》)加地榆、茜草、马齿苋。

保阴煎:生地黄,熟地黄,黄芩,黄柏,白芍,山药,续断,甘草。

保阴煎主治妇女带浊、遗淋,色赤带血,脉滑多热,便血不止及血崩血淋,或经期太早等阴虚内热动血证。方中生地黄清热凉血;熟地黄、白芍养血敛阴;黄芩、黄柏清热泻火,直折热邪;山药、续断补肝肾,固冲任;甘草调和诸药;加地榆、茜草、马齿苋清热凉血,化瘀止血。全方共奏清热凉血,固冲止血之效。

若热盛津伤,口干而渴者,加天冬、麦冬、南沙参、北沙参等以生津止渴;若兼气短懒言,倦怠乏力,或心悸少寐者,乃失血伤气,气虚血热之象,酌加黄芪、党参、白术以健脾益气;经行有块者,加蒲黄、五灵脂、三七祛瘀止血。

3.血瘀证

主要证候:经行量多,色紫暗,有血块;经行腹痛,或平时小腹胀痛;舌紫暗或有瘀点,脉涩。

证候分析:瘀阻冲任,新血不能归经而妄行,故经量增多;瘀血凝结,故色暗有块;瘀阻冲任,"不通则痛",故经行腹痛,或平时小腹胀痛。舌紫暗,或有瘀点,脉涩,亦为瘀血阻滞之征。

治法：活血化瘀止血。

方药：失笑散(《太平惠民和剂局方》)加益母草、三七、茜草。

失笑散：蒲黄,五灵脂。

原方主治产后心腹痛欲死,百药不效。方中蒲黄活血止血,五灵脂散瘀止痛,二药合用,有活血散瘀,止痛止血之效。加益母草、三七、茜草加强活血祛瘀止血之功。

若经行腹痛甚者,酌加制没药、延胡索、香附以理气止痛;血瘀夹热,经色鲜红或深红者,加藕节、仙鹤草凉血止血。

【临证要点】

月经过多表现为月经周期正常,经量明显增多,超过 80mL,诊断时需与崩漏、癥瘕、血小板减少症、再生障碍性贫血等引起的月经过多相鉴别。月经过多病机由气虚、血热、血瘀引起冲任不固,经血失于制约。如本病日久不愈,气随血耗,或热随血泄,出现由实转虚,或虚实兼夹之象,如气虚血热、阴虚内热、气阴两虚而夹血瘀等证,甚或发展为崩漏,故临证宜积极治疗。

【预后与转归】

本病常因失血过多引起气血俱虚,严重影响身体健康,故应针对病因,积极治疗。如病程过长,可发展为崩漏,反复难愈。

五、月经过少

月经周期正常,经量明显少于平时正常经量的 1/2,或少于 20ml,或行经时间不足 2 天,甚或点滴即净者,称为"月经过少",又称"经水涩少""经水少""经量过少"。

王叔和《脉经·平妊娠胎动血分水分吐下腹痛证》中有"经水少"记载,认为其病机为"亡其津液"。《素问病机气宜保命集·妇人胎产论》以"四物四两加熟地黄、当归各一两",治疗"妇人经水少血色和者"。《万氏妇人科·调经章》根据体质虚实,提出"瘦人经水来少者,责其血虚少也,四物人参汤主之",以及"肥人经水来少者,责其痰碍经隧也,用二陈加芎归汤主之"。《医学入门·妇人门》认为因寒因热均可导致月经过少,处理也有差别,如"来少色和者,四物汤。点滴欲闭,潮烦脉数者,四物汤去芎、地,加泽兰叶三倍,甘草少许……内寒血涩来少……四物汤加桃仁、红花、牡丹皮、葵花"。《女科证治准绳·调经门》指出:"经水涩少,为虚为涩,虚则补之,涩则濡之。"

西医学中子宫发育不良、卵巢储备功能低下等出现的月经过少可参照本病辨证治疗。

【病因病机】

本病发病机理有实有虚，虚者精亏血少，冲任气血不足，经血乏源；实者寒凝痰瘀阻滞，冲任气血不畅。

1.肾虚　禀赋不足，或房劳过度，或产多乳众，肾气受损，精血不充，冲任血海亏虚，经血化源不足，以致经行量少。

2.血虚　素体血虚，或久病伤血、营血亏虚，或饮食劳倦、思虑过度伤脾，脾虚化源不足，冲任血海不充，遂致月经量少。

3.血瘀　感受邪气，邪与血结成瘀；或素多忧郁，气滞血瘀，瘀阻冲任，血行不畅，致经行量少。

4.痰湿　素多痰湿，或脾虚湿聚成痰，冲任受阻，血不畅行而经行量少。

【诊断】

1.病史　可有失血史、长期口服避孕药史、反复流产或刮宫等病史。

2.症状　经量明显减少，甚或点滴即净，月经周期可正常，也可伴周期异常，如与月经后期并见。

3.检查

(1)妇科检查：盆腔器官基本正常或子宫体偏小。

(2)辅助检查：妇科内分泌激素测定对高泌乳素血症、高雄激素血症、卵巢功能衰退等的诊断有参考意义；B超检查、宫腔镜检查可了解子宫大小、内膜厚度、形态有无异常；宫腔镜对子宫内膜结核、子宫内膜炎或宫腔粘连等有诊断意义。

【鉴别诊断】

本病应与经间期出血、激经、胎漏、异位妊娠等相鉴别。本病月经周期正常，经量明显少于平时正常经量的1/2，或少于20mL，甚或点滴即净。辅助检查：子宫正常或偏小；内分泌检查提示雌激素水平低下，促卵泡激素升高，高雄激素，高泌乳素等内分泌异常；B超或宫腔镜示子宫内膜薄。

1.经间期出血　发生在两次月经之间，出血量明显少于一次月经量，出血时间较短，持续数小时至2～7天自行停止，或为带下中夹有血丝。辅助检查：生殖器官无明显器质性病变；BBT双相，高、低温相转变时出血。

2.激经　妊娠早期每月仍按时少量行经。辅助检查：妊娠试验阳性；B超检查见宫内孕囊。

3.胎漏　月经过期未至，阴道少量出血，或伴轻微腹痛。辅助检查：妊娠试验阳性；子宫增大符合妊娠月份；B超检查见宫内孕囊。

4.异位妊娠　　月经过期未至，阴道少量出血，或突然出现一侧下腹部撕裂样剧痛，甚至出现昏厥或休克。辅助检查：妊娠试验阳性；B超检查宫内未见孕囊，或于一侧附件区见有混合性包块。

【辨证论治】

（一）辨证要点

月经过少的辨证重在月经色、质的变化，并结合全身证候及舌脉，辨其虚、实、瘀。一般而言，月经过少，伴色暗淡、质稀，或兼有腰膝酸软、头晕耳鸣等属肾虚；伴见色淡、质稀，或兼有头晕眼花、心悸怔忡等属血虚；伴见色紫暗、有血块，或兼有经行腹痛、舌紫暗或有瘀点等属血瘀；伴见色淡红、质黏腻如痰，或兼有形体肥胖、胸闷呕恶等属痰湿。

（二）治疗原则

本病的治疗原则重在补肾养血，活血调经，虚者补之，实者泻之。

（三）分型论治

1.肾虚证

主要证候：经量素少或渐少，色暗淡，质稀；腰膝酸软，头晕耳鸣，足跟痛，或小腹冷，或夜尿多；舌淡，脉沉弱或沉迟。

证候分析：肾气亏虚，精血不足，冲任血海亏虚以致经量素少或渐少，且经色暗淡、质稀；肾虚腰膝失养，则腰膝酸软，足跟痛；精亏血少脑髓不充，故头晕耳鸣；胞系于肾，肾阳不足，胞失温煦，故小腹冷；肾虚膀胱之气不固，故夜尿多。舌淡，脉沉弱或沉迟，亦系肾气不足之象。

治法：补肾益精，养血调经。

方药：归肾丸（《景岳全书》）。

归肾丸：菟丝子，杜仲，枸杞子，山茱萸，当归，熟地黄，山药，茯苓。

归肾丸主治肾水真阴不足，精衰血少，腰酸脚软，形容憔悴，遗泄阳衰等证。方中菟丝子、杜仲补益肾气；熟地黄、山茱萸、枸杞子滋肾养肝；山药、茯苓健脾和中；当归补血调经。全方补肾兼顾肝脾，重在益精养血。

如小腹凉，夜尿多，手足不温，加益智仁、巴戟天、淫羊藿温补肾阳；若五心烦热，颧红，加女贞子、白芍、龟甲等滋补阴血。

2.血虚证

主要证候：经来血量渐少，或点滴即净，色淡，质稀；或伴小腹隐痛，头晕眼花，心悸怔忡，面色萎黄；舌淡红，脉细。

证候分析:气虚血少,冲任血海不盈,故月经量少,甚或点滴即净;血虚赤色不足,精微不充,故色淡,质稀;血虚胞宫失养,则小腹隐痛;血虚不能上荣,则面色萎黄;血虚不能养心,则心悸怔忡。舌淡,脉细,亦属血虚之象。

治法:养血益气调经。

方药:滋血汤(《女科证治准绳》)。

滋血汤:人参,山药,黄芪,茯苓,川芎,当归,白芍,熟地黄。

滋血汤主治妇人心肺虚损,血脉虚弱,月水过期。方中人参、山药、黄芪、茯苓益气健脾,以资气血生化之源,使气生血长;四物汤补营养血调经。气充血足则经血调。

若面色苍白,重用黄芪、加鸡血藤以益气生血;经来点滴即止,属经血亏少,乃闭经之先兆,宜加枸杞子、山茱萸、丹参、香附,以滋养肝肾,填精益血,活血调经。

3.血瘀证

主要证候:经行涩少,色紫暗,有血块;小腹胀痛,血块排出后胀痛减轻;舌紫暗,或有瘀斑、瘀点,脉沉弦或沉涩。

证候分析:瘀血内停,冲任阻滞,故经行涩少,色紫暗,有血块,小腹胀痛;血块排出则瘀滞稍通,故胀痛减轻。舌紫暗,或有瘀斑、瘀点,脉涩,为瘀血内停之征。

治法:活血化瘀调经。

方药:桃红四物汤(《医宗金鉴·妇科心法要诀》)。

桃红四物汤:桃仁,红花,当归,熟地黄,白芍,川芎。

桃红四物汤主治月经先期,血多有块,色紫稠黏者。方中桃仁、红花、川芎活血祛瘀;当归养血调经,活血止痛;白芍养血柔肝;熟地黄补血滋阴。全方有活血化瘀,养血调经之效。

若小腹胀痛,加路路通、红藤、忍冬藤活血通络;小腹冷痛,加肉桂、小茴香以温经止痛;神疲乏力,加党参、白术、黄芪健脾益气。

4.痰湿证

主要证候:经行量少,色淡红,质黏腻如痰;形体肥胖,胸闷呕恶,或带多黏腻;舌淡,苔白腻,脉滑。

证候分析:痰湿内停,阻滞经络,气血运行不畅,故经量渐少,色淡质黏腻;痰湿内阻,中阳不振,则形体肥胖,胸闷呕恶;痰湿下注,伤及任、带二脉,故带下量多而黏腻。舌淡,苔腻,脉滑,为痰湿内停之象。

治法:化痰燥湿调经。

方药:苍附导痰丸(方见月经后期)。

若带下量多,加车前子、虎杖利湿止带;痰多黏腻,加胆南星、竹茹清热化痰;腰膝酸软者,加桑寄生、续断补肾调经。

【临证要点】

月经过少表现为月经周期多为正常,经量明显减少,甚或点滴即净。诊断时需与经间期出血、激经、胎漏、异位妊娠等相鉴别,尤其妊娠疾病,需仔细甄别,以防误治或因活血通经药伤胎。月经过少病机虽有虚实之分,但临床以虚证或虚中夹实者为多,应掌握其病机转化,如肾阳不足,不能温煦脾阳,脾失健运,常可发展为肾脾两虚夹痰湿。本病如伴月经后期,往往为闭经的先兆。

【预后与转归】

月经过少伴见月经后期者,常可发展为闭经、不孕症,尤其要警惕卵巢早衰,临证应予以重视,及早诊治。

六、经期延长

月经周期基本正常,经期超过 7 天以上,甚或淋沥半月方净者,称为"经期延长",亦称"月水不断""经事延长"等。

《诸病源候论·妇人杂病诸候》即有"月水不断"的记载,指出其病是由劳伤经脉,冲任之气虚损,不能约制经血所致。《校注妇人良方·调经门》认为:"或因劳损气血而伤冲任,或因经行而合阴阳,以致外邪客于胞内,滞于血海故也。"指出本病有虚、实之异,治法主张"调养元气而病邪自去,攻其邪则元气反伤"。《叶氏女科证治·调经》谓:"经来十日半月不止乃血热妄行也,当审其妇曾吃椒姜热物过度。"提出用清热补肾,养血调经之金狗汤治疗。《女科证治约旨·约候门》认为本病乃因"气虚血热妄行不摄"所致。《沈氏女科辑要笺正.淋沥不断》提出本病的转归"须知淋漓之延久,即是崩漏之先机"。

西医学排卵障碍性异常子宫出血所引起的经期延长,可参照本病辨证治疗。

【病因病机】

本病的发病机理多由气虚冲任不固;或热扰冲任,血海不宁;或湿热蕴结冲任,扰动血海;或瘀阻冲任,血不循经所致。

1.气虚 素体虚弱,或饮食劳倦、思虑过度伤脾,中气不足,冲任不固,不能制约经血,以致经期延长。

2.阴虚内热 素体阴虚,或久病伤阴,或多产房劳致阴血亏耗,阴虚内热,热扰冲任,血海不宁,经血妄行,致经期延长。或因阳盛血热,经量多且持续时间长,热随血泄,阴随血伤而渐致虚热者。

3.湿热蕴结　经期产后,血室正开,失于调摄,或不禁房事,或湿热之邪乘虚而入,湿热蕴结冲任,扰动血海,致经行时间延长。

4.血瘀　素性抑郁,或恚怒伤肝,气郁血滞;或外邪客于子宫,邪与血相搏成瘀,瘀阻冲任胞宫,血不循经,致经期延长。

【诊断】

1.病史　可有饮食不节、劳倦过度、情志失调等病史。

2.症状　月经周期基本正常而经期超过7天以上,甚或半月方净,或伴有经量增多。

3.检查

(1)妇科检查:多无明显器质性病变。应注意排除因宫颈糜烂、息肉等引起的经期延长。

(2)辅助检查:BBT、B超、妇科内分泌激素、子宫内膜病理检查、宫腔镜等有助于诊断。

【鉴别诊断】

本病当与崩漏、癥瘕等相鉴别。本病月经周期基本正常而经期超过7天以上,甚或半月方净。辅助检查:生殖器官无明显器质性病变;BBT双相,下降缓慢;经期第5～6天取子宫内膜可见增生期和分泌期子宫内膜并存。

1.崩漏　多有月经不调史或不孕史,多发生于青春期和绝经前后,主要表现为子宫不规则出血,周期、经期、经量皆紊乱。辅助检查:生殖器官无明显器质性病变;BBT单相。

2.癥瘕　月经量多,病程长、药物效果不佳。辅助检查:B超、宫腔镜检查有助于发现子宫内膜息肉、黏膜下肌瘤、子宫腺肌病等。

【辨证论治】

(一)辨证要点

经期延长的辨证重在月经期、量、色、质的变化,并结合全身证候及舌脉,辨其虚、热、瘀。一般而言,经期延长,伴量多、色淡、质稀,或兼有倦怠乏力、气短懒言等属气虚;伴见量少、色鲜红、质稠,或兼有潮热颧红、手足心热等属阴虚血热;伴见量不多,或色暗、质黏稠,或兼有带下量多、色赤白或黄等属湿热蕴结;伴见量或多或少,经色紫暗,有块,或兼有经行下腹疼痛、拒按等属血瘀。

（二）治疗原则

本病的治疗原则重在调经止血，缩短经期。

（三）分型论治

1.气虚证

主要证候：经血过期不净，量多，色淡，质稀；倦怠乏力，气短懒言，小腹空坠，面色㿠白；舌淡，苔薄，脉缓弱。

证候分析：气虚冲任不固，经血失于制约，故经行过期不净，量多；气虚火衰不能化血为赤，故经色淡，质稀；中气不足，阳气不布，故倦怠乏力，气短懒言，小腹空坠，面色㿠白。舌淡，苔薄，脉缓弱，均为气虚之征。

治法：补气摄血，固冲调经。

方药：举元煎（方见月经过多）加阿胶、艾叶、乌贼骨。

举元煎主治气虚下陷、血崩血脱、亡阳垂危等证。方中举元煎补气升提摄血；阿胶养血止血；艾叶暖宫止血；乌贼骨固冲止血。全方共奏补气升提，固冲止血之效。

若脾肾同病，兼见腰膝酸痛，头晕耳鸣者，酌加桑寄生、续断、补骨脂、覆盆子以补肾益精，固肾止血；兼见食少纳呆，加砂仁、陈皮以醒脾和胃。

2.阴虚血热证

主要证候：经期时间延长，量少，色鲜红，质稠；咽干口燥，或见潮热颧红，或手足心热；舌红，苔少，脉细数。

证候分析：阴虚内热，热扰冲任，冲任不固，经血失约，故经行时间延长；血为热灼，故经量少，经色鲜红，质稠；虚火灼津，津液不能上乘则咽干口燥。潮热颧红，手足心热，舌红，苔少，脉细数均为阴虚内热之象。

治法：养阴清热，凉血调经。

方药：两地汤（方见月经先期）合二至丸（《医方集解》）。

二至丸：女贞子，旱莲草。

二至丸原用于补腰膝，壮筋骨，滋肾阴，乌髭发。方中两地汤滋阴壮水以平抑虚火；二至丸滋养肝肾而止血。全方共奏滋阴清热，止血调经之效。

若伴见倦怠乏力，气短懒言者，乃气阴两虚，酌加党参、黄芪、山茱萸气阴双补以止血；咽干口渴，加麦冬、石斛养阴生津。

3.湿热蕴结证

主要证候：经行时间延长，量不多，或色暗，质黏稠，或带下量多，色赤白或黄；或下腹热痛；舌红，苔黄腻，脉滑数。

证候分析：湿热之邪蕴结冲任，扰动血海，血海不宁，故经行延长；蕴结日久，酿为瘀热，则经色暗，质黏稠；湿热下注，伤及带脉，则带下量多，色赤白或黄；湿热搏结，瘀滞不通，则下腹热痛。舌红，苔黄腻，脉滑数，为湿热蕴结冲任之征。

治法：清热祛湿，止血调经。

方药：固经丸(《医学入门》)加败酱草、鱼腥草。

固经丸：龟甲，白芍，黄芩，椿根皮，黄柏，香附。

方中黄芩、黄柏、椿根皮清热泻火，固经；龟甲滋阴清热化瘀，以防苦寒伤阴化燥；白芍养阴敛血；香附行气和血化瘀；加败酱草、鱼腥草加强清热祛湿之功。诸药相合，共奏清热祛湿，止血调经之效。

如带下量多，加车前子、薏苡仁清热利湿；如下腹热痛，加忍冬藤、红藤、蒲黄、五灵脂清热活血止痛。

4.血瘀证

主要证候：经行时间延长，量或多或少，经色紫暗，有块；经行下腹疼痛，拒按；舌质紫暗或有瘀点，脉弦涩。

证候分析：瘀血阻于冲任，新血难安，故经行时间延长，量或多或少；瘀阻冲任，气血运行不畅，"不通则痛"，故经行小腹疼痛，拒按，经色紫暗，有块。舌暗或有瘀点，脉涩，亦为血瘀之征。

治法：活血祛瘀，理冲止血。

方药：桃红四物汤(方见月经过少)合失笑散(方见月经过多)。

若兼见口渴心烦，大便干结，舌暗红，苔薄黄者，为瘀热之征，酌加生地黄、黄芩、益母草以清热化瘀止血；小腹冷痛，加炮姜、小茴香温经化瘀。

【临证要点】

经期延长表现为月经周期正常而经期超过7天，甚或半月方净，常可伴月经过多。临床需与崩漏、癥瘕鉴别。如诊为盆腔炎、子宫内膜炎、子宫内膜息肉、黏膜下肌瘤或宫内节育器位置下移等，多属中医带下病、癥瘕范畴，则应对上述各病进行针对性治疗。经期延长责之于气虚、阴虚、湿热、瘀血，引起血海不宁，冲任不固，胞宫失于封藏。如出血日久，或邪热内盛，或瘀阻冲任日久，月经过多，持续半月不净，有发展为崩漏的趋势，当积极防治。

【预后与转归】

本病治疗得当，预后一般尚好。然而经期持续时间长，对生活造成不便，甚至影响受孕或发生自然流产。若合并月经过多，或持续半月不净者，有转为崩漏之势，应予以重视。

【案例】

1.患者姓名:张卫弟,性别:女,年龄:38,就诊日期:2016.7.30。

主诉:月经量多2周期,现病史:患者于两周期前因生气后,出现月经量多,兼心烦口苦,月经有血块,色暗,无腹痛腰痛,时有经前乳胀。

既往史:健康。过敏史:无。

体格检查:舌红苔薄,脉弦。

辅助检查:妇科彩超,未见明显异常。

中医诊断:月经过多(肝郁化火)。

西医诊断:月经失调。

治法:清肝泻火,活血止血。

处方:丹栀逍遥散加味。

牡丹皮10g,栀子10g,当归10g,白芍10g,柴胡15g,茯苓10g,炒白术10g,甘草6g,薄荷(后入)6g,三七粉(冲)4g,血余炭10g,地榆炭10g,蒲黄炭10g,荆芥炭10g,5剂,每日一剂,水煎服400ml,早晚2次饭后温服。

复诊经过:2016.8.5

患者心情舒畅,无烦躁,月经已止。体格检查:舌红苔薄,脉弦。

处方:上方减血余炭、地榆炭、蒲黄炭、荆芥炭。

牡丹皮10g,栀子10g,当归10g,白芍10g,柴胡15g,茯苓10g,炒白术10g,甘草6g,薄荷(后入)6g,三七粉(冲)4g,5剂,每日一剂,水煎服400ml,早晚2次饭后温服。

指导老师评语:

月经量多,大致可分为血热和气虚两个类型。本病例系因生气后出现月经量多,显然表现为肝郁化火,火为热邪,既有肝郁又有化火,还有血瘀。治则清肝泻火,活血止血,方用丹栀逍遥散加味,效果理想。

2.患者姓名:李群,性别:女,年龄:31,就诊日期:2016.5.8,初诊。

主诉:经行腹痛。现病史:患者近三个月来每次经行腹痛,有血块,畏寒,月经量不多,时有腰酸。

既往史:健康。过敏史:无。

体格检查:舌淡苔白,脉沉。

辅助检查:妇科彩超:宫颈囊肿。

中医诊断:痛经(寒凝血瘀)。

西医诊断:痛经。

治法:温经散寒。

处方:少腹逐瘀汤加味。

小茴香 10g,炮姜 10g,没药 10g,肉桂 6g,当归 15g,川芎 15g,赤芍 15g,蒲黄 10g,五灵脂 10g,元胡 1g,香附 15g,艾叶 1g,王不留行 1g,路路通 10g。

5 剂,每日一剂,水煎服 400ml,早晚 2 次饭后温服。

复诊经过:2016.5.13

服药后患者畏寒减轻,月经将至。舌淡苔白,脉沉。诊断同前。

处方:少腹逐瘀汤加味

小茴香 10g,炮姜 10g,没药 10g,肉桂 6g,当归 15g,川芎 15g,赤芍 15g,蒲黄 10g,五灵脂 10g,元胡 1g,香附 15g,艾叶 1g,王不留行 1g,路路通 10g,坤草 15g。

5 剂,每日一剂,水煎服 400ml,早晚 2 次饭后温服。

2016.8.18。月经行至第四天,腹痛明显减轻。舌淡苔白,脉沉。诊断同前。

处方:上方继服

小茴香 10g,炮姜 10g,没药 10g,肉桂 6g,当归 15g,川芎 15g,赤芍 15g,蒲黄 10g,五灵脂 10g,元胡 1g,香附 15g,艾叶 1g,王不留行 1g,路路通 10g,坤草 15g。

5 剂,每日一剂,水煎服 400ml,早晚 2 次饭后温服。

指导老师评语:痛经原因临床可分为气滞血瘀型,寒湿凝滞型,及气血虚弱型三种。

本患者有经行腹痛,伴胃寒血块。辨证为寒凝血瘀型。治疗温经散寒化瘀止痛。方用少腹逐瘀汤加味,方、药、证配合恰当。

3.患者姓名:盛琳娜,性别:女,年龄:23。就诊日期:2016.6.28,初诊。

主诉:月经延后一月。

现病史:患者月经延后一个月未至,无明显不适,纳眠可,二便调。

既往史:健康。过敏史:无。

体格检查:身体肥胖,舌淡体胖苔白腻,脉沉。

辅助检查:妇科彩超:左侧附件区囊肿,左侧卵巢多囊样改变。

中医诊断:月经后期(痰湿内阻)。

西医诊断:多囊卵巢综合症。

治法:健脾祛痰,补肾化痰。

处方:苍附导痰汤合五子衍宗丸加减。

苍术 15g,香附 15g,陈皮 15g,姜半夏 15g,茯苓 15g,甘草 6g,枳实 10g,制天南星 10g,覆盆子 15g,五味子 15g,车前子 15g,菟丝子 15g,枸杞子 15g,薏米 30g,赤小豆 30g,玉米须 30g,冬瓜皮 30g。

5 剂,每日一剂,水煎服 400ml,早晚 2 次饭后温服。

复诊经过:

2016.7.3,诊断同前,患者无明显变化,舌淡体胖苔白腻,脉沉。

处方:上方继服加坤草。

苍术 15g,香附 15g,陈皮 15g,姜半夏 15g,

茯苓 15g,甘草 6g,枳实 10g,制天南星 10g,覆盆子 15g,五味子 15g,车前子 15g,菟丝子 15g,枸杞子 15g,薏米 30g,赤小豆 30g,玉米须 30g,冬瓜皮 30g,坤草 15g。

10 剂,每日一剂,水煎服 400ml,早晚 2 次饭后温服。

2016.7.13 患者小腹坠胀,时有乳胀,今晨行径量少色暗。舌淡体胖苔白腻,脉沉。

诊断同前。上方继服,加牛膝

苍术 15g,香附 15g,陈皮 15g,姜半夏 15g,茯苓 15g,甘草 6g,枳实 10g,制天南星 10g,覆盆子 15g,五味子 15g,车前子 15g,菟丝子 15g,枸杞子 15g,薏米 30g,赤小豆 30g,玉米须 30g,冬瓜皮 30g,坤草 15g,牛膝 15g。

7 剂,每日一剂,水煎服 400ml,早晚 2 次饭后温服。

2016.7.20 月经已止,量可,色暗。舌淡体胖苔白腻,脉沉。

诊断同前。上方继服,减坤草牛膝。

指导老师评语:

本人身体肥胖,月经后期,证属脾虚血少。

脾虚则运化水湿功能减弱,脾为后天之本,生化气血之原不足,故血少,血少则月经后期。

治当健脾除湿。又有多囊卵巢综合症,多肾虚,所以治疗又当补肾,用五子衍宗丸

4.患者姓名:王洪萍,性别:女,年龄 38。就诊日期:初诊。

主诉:双乳胀痛,经前加重三年余。

现病史:患者于三年前因心情不畅出现双乳胀痛,经前加重,不敢用衣服碰触,月经量少,色暗。

既往史:健康。

过敏史:无。

体格检查:舌暗苔白,舌下紫络,脉弦。

辅助检查:乳腺彩超:双侧乳腺增生结节。

中医诊断:乳癖(肝郁血瘀)。

西医诊断:乳腺增生。

治法:疏肝理气,活血化瘀。

处方:血府逐瘀汤合乳胀方。

当归 15g,生地 15g,桃仁 10g,红花 10g,甘草 6g,桔梗 10g,赤芍 10g,柴胡 10g,川芎 10g,枳壳 10g,牛膝 10g,青皮 10g,桔核 10g,荔枝核 10g,王不留行 10g,丝瓜络 10g,路路通 10g。

5 剂,每日一剂,水煎服 400ml,早晚 2 次饭后温服。

复诊经过:

2016.5.10 月经将至。舌暗苔白舌下紫络。

诊断同前,处方:血府逐瘀汤合乳胀方加坤草。

当归 15g,生地 15g,桃仁 10g,红花 10g,甘草 6g,桔梗 10g,赤芍 10g,柴胡 10g,川芎 10g,枳壳 10g,牛膝 10g,青皮 10g,桔核 10g,荔枝核 10g,王不留行 10g,丝瓜络 10g,路路通 10g,坤草 15g。

5 剂,每日一剂,水煎服 400ml,早晚 2 次饭后温服。

2016.5.15,乳胀减轻,月经量较前增多,有血块,经行第三天。

舌暗苔白,舌下紫络,脉弦。处方:血府逐瘀汤合乳胀方加坤草

当归 15g,生地 15g,桃仁 10g,红花 10g,甘草 6g,桔梗 10g,赤芍 10g,柴胡 10g,川芎 10g,枳壳 10g,牛膝 10g,青皮 10g,桔核 10g,荔枝核 10g,王不留行 10g,丝瓜络 10g,路路通 10g,坤草 15g。

5 剂,每日一剂,水煎服 400ml,早晚 2 次饭后温服。

2016.5.21,经行已止,乳胀痛明显减轻。舌暗苔白,舌下紫络,脉弦。

处方:血府逐瘀汤合乳胀方。

当归 15g,生地 15g,桃仁 10g,红花 10g,甘草 6g,桔梗 10g,赤芍 10g,柴胡 10g,川芎 10g,枳壳 10g,牛膝 10g,青皮 10g,桔核 10g,荔枝核 10g,王不留行 10g,丝瓜络 10g,路路通 10g。

指导老师评语:经行乳房胀痛,多由情志内伤,气血运行不畅,脉络不通,或因肝肾精血不足,经脉失于濡养所致,

本病有虚实之分,实证多痛于经前,按之有血块,经后乳房胀痛渐止。虚症多痛于经后,按之乳房柔软无块,当细辨病机,分别施治。

5.患者姓名:王玲,性别:女,年龄:38,

就诊日期:2016.2.8,初诊。

主诉:月经量少,脱发五年余。

现病史:患者于五年前始出现月经量少,色淡,时有血块,经常脱发,腰痛,腿酸。

既往史:健康。

过敏史:无。

体格检查:舌淡苔白,脉细,爪甲不润。

辅助检查:无。

中医诊断:月经过少(肝血不足)。

西医诊断:月经不调。

治法:养血调肝补肾。

处方:四物汤加味。

当归15g,熟地15g,白芍15g,川芎15g,丹参30g,鸡血藤15g,首乌藤15g,何首乌15g,杜仲15g,续断15g,菟丝子15g。

5剂,每日一剂,水煎服400ml,早晚2次饭后温服。

复诊经过:

2016.2.24,病史同前,舌淡苔白,脉细,爪甲不润。

诊断同前,处方:四物汤加味

当归15g,熟地15g,白芍15g,川芎15g,丹参30g,鸡血藤15g,首乌藤15g,何首乌15g,杜仲15g,续断15g,菟丝子15g。

10剂,每日一剂,水煎服400ml,早晚2次饭后温服。

2016.3.5,患者脱发减轻,月经将至,腰痛减轻。舌淡苔白,脉细,爪甲不润。

诊断同前,处方:四物汤加味加坤草

当归15g,熟地15g,白芍15g,川芎15g,丹参30g,鸡血藤15g,首乌藤15g,何首乌15g,杜仲15g,续断15g,菟丝子15g,坤草15g。

7剂,每日一剂,水煎服400ml,早晚2次饭后温服。

2016.3.12,月经已经,量较之前增多,颜色鲜红。舌淡苔白,脉细,爪甲不润。

诊断同前,处方:上方减坤草。

当归15g,熟地15g,白芍15g,川芎15g,丹参30g,鸡血藤15g,首乌藤15g,何首乌15g,杜仲15g,续断15g,菟丝子15g。

10剂,每日一剂,水煎服400ml,早晚2次饭后温服。

指导老师评语：

月经过少，有虚有实。虚者或因化源不足血海亏虚；或因精血衰少，血海不盈。实者多由淤血内行；或因痰湿瘀阻，血不畅行。

本病例除月经除月经量少，并伴有脱发，血海亏虚之证。用四物汤加味，同时本病例尚有爪甲不润，表现为肝血不足，肾精亏虚之证，加入补肝肾之品，故见效迅速。

6.患者姓名：曲伟华，性别：女，年龄：36。

就诊日期：2016.3.20 初诊。

主诉：经前，经行乳胀，腹痛。

现病史：经前，经行乳胀，腹痛，经后小腹下坠感，饮食不振，眠可，二便调，现月经将至。

既往史：健康。

过敏史：无。

体格检查：舌紫苔白脉弦。

辅助检查：妇科彩超：未见明显异常，乳腺彩超：双侧乳腺增生。

中医诊断：经前乳胀，肝郁血瘀。

西医诊断：乳腺增生。

治法：疏肝解郁，活血调经。

处方：血府逐瘀汤加味。

当归 15g，生地 15g，桃仁 10g，红花 10g，桔核 15g，甘草 6g，，桔梗 10g，赤芍 15g，柴胡 15g，荔核 15g，川芎 15g，枳壳 12g，牛膝 10g，蒲黄 10g，王不留行 10g，五灵脂 10g，川楝子 10g，元胡 10g，青皮 12g，路路通 10g，丝瓜络 10g。

5 剂，每日一剂，水煎服 400ml，早晚 2 次饭后温服。

复诊经过：

2016.3.25，月经行之第一天，经前乳胀较之前减轻，腹痛较之前减轻，有少量血块。

舌紫苔白脉弦。诊断同前，处方：上方加坤草。

当归 15g，生地 15g，桃仁 10g，红花 10g，桔核 15g，甘草 6g，，桔梗 10g，赤芍 15g，柴胡 15g，荔核 15g，川芎 15g，枳壳 12g，牛膝 10g，蒲黄 10g，王不留行 10g，坤草 15g，五灵脂 10g，川楝子 10g，元胡 10g，青皮 12g，路路通 10g，丝瓜络 10g。

5 剂，每日一剂，水煎服 400ml，早晚 2 次饭后温服。

2016.3.30，患者自述本次月经量较之前增多，有较多血块，自觉身体舒服。

舌紫苔白脉弦。诊断同前,处方:上方继服。

当归 15g,生地 15g,桃仁 10g,红花 10g,桔核 15g,甘草 6g,桔梗 10g,赤芍 15g,柴胡 15g,荔核 15g,川芎 15g,枳壳 12g,牛膝 10g,蒲黄 10g,王不留行 10g,坤草 15g,五灵脂 10g,川楝子 10g,元胡 10g,青皮 12g,路路通 10g,丝瓜络 10g。

5 剂,每日一剂,水煎服 400ml,早晚 2 次饭后温服。

嘱患者下次经前七到十天开始服用中药

指导老师评语:

经前经行乳胀,肝气郁结所致,郁结伤肝,肝失调达,经行阴血下注冲任。冲脉隶属于阳明附于肝,乳头属肝,乳房属胃。肝气失疏,乳络不畅,遂致经行乳房胀痛。

气行则血行,气滞则血凝,肝气不畅,导致肝血瘀阻,用药血府逐瘀汤加疏通乳络,畅达肝气之品,畅达肝气制品,疗效满意。

第二节　带下病

带下病是指带下量明显增多或减少,色、质、气味发生异常,或伴全身或局部症状者。带下明显增多者称为带下过多;带下明显减少者称为带下过少。在某些生理情况下也可出现带下增多或带下减少,如月经期前后、排卵期、妊娠期带下增多而无其他不适者,为生理性带下;绝经前后白带量减少,而无不适者,亦为生理现象,不作病论。

带下一词,有广义、狭义之分。广义带下是泛指女性经、带、胎、产、杂病而言。由于这些疾病都发生在带脉之下,故称为"带下病"。狭义带下又分为生理性带下及病理性带下。生理性带下属于妇女体内的一种阴液,是由胞宫渗润于阴道的色白或透明、无特殊气味的黏液,氤氲之时增多。病理性带下即带下病,有带下量多,色、质、气味异常;有带下量少,阴道干涩;或伴全身、局部症状。

一、带下过多

带下量过多,色、质、气味异常,或伴全身、局部症状者,称为"带下过多",又称"下白物""流秽物"等。

本病始见于《素问·骨空论》:"任脉为病……女子带下瘕聚。"《诸病源候论》明确提出了"带下病"之名,并分"带五色俱下候"。《傅青主女科》认为"带下俱是湿证",并以五色带下论述其病机及治法。

西医妇科疾病如阴道炎、宫颈炎、盆腔炎性疾病等引起的阴道分泌物异常与带下过多临床表现类似者,可参照本病辨证治疗。

【病因病机】

带下过多系湿邪为患,而脾肾功能失常是发生的内在条件,感受湿热、湿毒之邪是重要的外在病因。任脉不固,带脉失约是带下过多的核心病机。

1.脾虚　饮食不节,劳倦过度,或忧思气结,损伤脾气,脾阳不振,运化失职,湿浊停聚,流注下焦,伤及任带,任脉不固,带脉失约,而致带下过多。

2.肾阳虚　素禀肾虚,或房劳多产,或年老体虚,久病伤肾,肾阳虚损,气化失常,水湿下注,任带失约;或肾气不固,封藏失职,阴液滑脱,而致带下过多。

3.阴虚夹湿热　素禀阴虚,或年老久病,真阴渐亏,或房事不节,阴虚失守,下焦复感湿热之邪,伤及任带而致带下过多。

4.湿热下注　素体脾虚,湿浊内生,郁久化热;或情志不畅,肝气犯脾,脾虚湿盛,湿郁化热,或感受湿热之邪,以致湿热流注或侵及下焦,损及任带,而致带下过多。

5.湿毒蕴结　经期产后,胞脉空虚,或摄生不慎,或房事不禁,或手术损伤,感染湿毒之邪,湿毒蕴结,损伤任带,而致带下过多。

【诊断】

1.病史　妇产科术后感染史,盆腔炎性疾病史,急、慢性宫颈炎病史,各类阴道炎病史,房事不节(洁)史。

2.症状　带下量多,色白或黄,或赤白相兼,或黄绿如脓,或混浊如米泔;质或清稀如水,或稠黏如脓,或如豆渣凝乳,或如泡沫状;气味无臭,或有臭气,或臭秽难闻;可伴有外阴、阴道灼热瘙痒,坠胀或疼痛,或伴尿频、尿痛等症状。

3.检查

(1)妇科检查:可见各类阴道炎、宫颈炎、盆腔炎性疾病的体征,也可发现肿瘤。

(2)辅助检查:①实验室检查:阴道炎患者阴道分泌物检查清洁度Ⅲ度或以上,或可查到滴虫、假丝酵母菌及其他病原体。急性或亚急性盆腔炎,血常规检查白细胞计数增高。必要时可行宫颈分泌物病原体培养、病变局部组织活检等。②B超检查:对盆腔炎性疾病及盆腔肿瘤有意义。

【鉴别诊断】

1.经间期出血、漏下　带下赤色时应与经间期出血、漏下相鉴别。经间期出血是指月经周期正常,在两次月经周期中间出现的周期性出血,一般持续3～5天,能自行停止。漏下是指经血非时而下,淋沥不尽,无正常月经周期。

2.生殖道癥积和癌病　带下量多是一种症状,以妇科生殖道炎症最为常见,生殖道癥积及癌病亦可出现。若生殖道癥积突入阴道时,可见带下量多,赤白或色黄淋沥,或伴臭味,通过妇科检查可鉴别;若见大量浆液性或脓性或脓血性恶臭白带时,要警惕输卵管癌、子宫颈癌、子宫内膜癌等生殖道癌病的发生,可通过妇科检查、B超检查、诊断性刮宫、阴道镜、宫腔镜和腹腔镜检查等进行鉴别。

3.白浊　带下色白量多时需与白浊鉴别。白浊是泌尿生殖系统的化脓性感染,临床特征为尿窍流出混浊如脓之物,多随小便流出,可伴有小便淋沥涩痛。尿道口分泌物做淋球菌培养呈阳性,可资鉴别。

【辨证论治】

(一)辨证要点

带下过多辨证要点主要根据带下的量、色、质、气味的异常及伴随症状、舌脉辨其寒热、虚实。临证时尚需结合全身症状及病史等进行全面综合分析,方能做出正确的诊断。同时需进行必要的妇科检查及防癌排查,以免贻误病情。

(二)治疗原则

带下俱是湿证,故治疗以祛湿止带为基本原则。临证治法有清热解毒或清热利湿止带;健脾除湿止带;温肾固涩止带;滋肾益阴,除湿止带。因此,必须在辨证论治的基础上灵活应用。另外,还需配合中成药口服、中药制剂外洗、栓剂阴道纳药、中医特色疗法等,同时还可选用食疗进行预防调护,以增强疗效,预防复发。

(三)分型论治

1.脾虚证

主要证候:带下量多,色白,质地稀薄,如涕如唾,无臭味;伴面色萎黄或㿠白,神疲乏力,少气懒言,倦怠嗜睡,纳少便溏;舌体胖质淡,边有齿痕,苔薄白或白腻,脉细缓。

证候分析:脾气虚弱,运化失司,湿邪下注,损伤任带,使任脉不固,带脉失约,而为带下量多;脾虚中阳不振,则面色萎黄或㿠白,神疲乏力,少气懒言,倦怠嗜睡;脾虚失运,则纳少便溏。舌淡胖,苔白或白腻,脉细缓,均为脾虚湿阻之征。

治法:健脾益气,升阳除湿。

方药:完带汤(《傅青主女科》)。

完带汤:人参,白术,白芍,山药,苍术,陈皮,柴胡,荆芥穗,车前子,甘草。

完带汤主治终年累月下流白物,如涕如唾,不能禁止,甚则臭秽者,所谓白带也。方中人参、白术、山药、甘草益气健脾;苍术、陈皮燥湿健脾,行气和胃;白芍柔肝,柴胡、荆芥穗疏肝解郁,祛风胜湿;车前子利水渗湿。全方脾胃肝经同治,共奏健脾益气,升阳除湿止带之效。

若脾虚及肾,兼腰痛者,酌加续断、杜仲、菟丝子温补肾阳,固任止带;若寒湿凝滞腹痛者,酌加香附、艾叶温经理气止痛;若带下日久,滑脱不止者,酌加芡实、龙骨、牡蛎、乌贼骨、金樱子等固涩止带;若脾虚湿蕴化热,带下色黄黏稠,有臭味者,宜健脾除湿,清热止带,方选易黄汤(《傅青主女科》)。

2.肾阳虚证

主要证候:带下量多,色淡,质清稀如水,绵绵不断;面色晦暗,畏寒肢冷,腰背冷痛,小腹冷感,夜尿频,小便清长,大便溏薄;舌质淡,苔白润,脉沉迟。

证候分析:肾阳不足,命门火衰,封藏失职,阴液滑脱而下,故带下量多,色淡质清,绵绵不断;阳气不能外达,故畏寒肢冷;肾阳虚外府失荣,故腰背冷痛;肾阳虚胞宫失于温煦,故小腹冷感;肾阳虚上不温脾阳,下不暖膀胱,故大便溏薄,小便清长。舌淡,苔白润,脉沉迟,为肾阳虚之征。

治法:温肾助阳,涩精止带。

方药:内补丸(《女科切要》)。

内补丸:鹿茸,肉苁蓉,菟丝子,潼蒺藜,肉桂,制附子,黄芪,桑螵蛸,白蒺藜,紫菀茸。

原方主治命门火衰,肾气虚弱,失于温煦,不能封藏,任带失调,精液滑脱之重证。方中鹿茸、肉苁蓉补肾阳,益精血;菟丝子补肝肾,固冲任;潼蒺藜温肾止腰痛;肉桂、制附子补火助阳,温养命门;黄芪补气助阳;桑螵蛸收涩固精;白蒺藜祛风胜湿;紫菀茸温肺益肾。全方共奏温肾培元,固涩止带之功。

若腹泻便溏者,去肉苁蓉,酌加补骨脂、肉豆蔻;若精关不固,精液下滑,带下如崩,谓之"白崩",治宜补脾肾,固奇经,佐以涩精止带之品,方选固精丸(《仁斋直指方》)。

3.阴虚夹湿热证

主要证候:带下量较多,质稍稠,色黄或赤白相兼,有臭味,阴部灼热或瘙痒;伴五心烦热,失眠多梦,咽干口燥,头晕耳鸣,腰酸腿软;舌质红,苔薄黄或黄腻,脉细数。

证候分析:肾阴不足,相火偏旺,损伤血络,复感湿热之邪,伤及任带二脉,故带下量多,色黄或赤白相兼,质稠,有臭气,阴部灼热感;阴虚内热,热扰心神,则五心烦热,失眠多梦;腰为肾之府,肾阴虚则腰酸腿软。舌红,苔薄黄或黄腻,脉细数,均为阴虚夹湿热之征。

治法:滋阴益肾,清热祛湿。

方药:知柏地黄丸(方见经间期出血)加芡实、金樱子。

若失眠多梦明显者,加柏子仁、酸枣仁以养心安神;咽干口燥甚者,加沙参、麦冬养阴生津;五心烦热甚者,加地骨皮、银柴胡以清热除烦。

4.湿热下注证

主要证候:带下量多,色黄或呈脓性,气味臭秽,外阴瘙痒或阴中灼热;伴全身困重乏力,胸闷纳呆,小腹作痛,口苦口腻;小便黄少,大便黏滞难解;舌质红,舌苔黄腻,脉滑数。

证候分析:湿热蕴结于下,损伤任带二脉,故带下量多,色黄或呈脓性,气味臭秽;湿热熏蒸,则胸闷,口苦口腻;湿热内阻中焦,脾失运化,清阳不升,则纳呆,身体困重乏力;湿热蕴结,瘀阻胞脉,则小腹作痛;湿热下注膀胱,可见小便黄少;湿邪黏滞,阻滞肠腑,可见大便黏滞难解。舌红,苔黄腻,脉滑数,为湿热之征。

治法:清热利湿止带。

方药:止带方(《世补斋医书》)。

止带方:猪苓,茯苓,车前子,泽泻,茵陈,赤芍,牡丹皮,黄柏,栀子,川牛膝。

止带方专用于止带。方中猪苓、茯苓、车前子、泽泻利水渗湿止带;赤芍、牡丹皮清热,凉血活血;黄柏、栀子、茵陈泻火解毒,燥湿止带;川牛膝利水通淋,引诸药下行,使热清湿除带自止。

若湿浊偏甚者,症见带下量多,色白,如豆渣状或凝乳状,阴部瘙痒,脘闷纳差,舌红,苔黄腻,脉滑数,治宜清热利湿,化浊止带,方用萆薢渗湿汤(《疡科心得集》)酌加苍术、藿香。

5.湿毒蕴结证

主要证候:带下量多,色黄绿如脓,或五色杂下,质黏稠,臭秽难闻;伴小腹或腰骶胀痛,烦热头昏,口苦咽干,小便短赤或色黄,大便干结;舌质红,苔黄腻,脉滑数。

证候分析:湿毒内侵,损伤任带二脉,故带下量多,色黄绿如脓,甚或五色杂下,秽臭难闻;湿毒蕴结,瘀阻胞脉,故小腹或腰骶胀痛;湿浊热毒上蒸,故口苦咽干;湿热伤津,则小便短赤,大便干结。舌红,苔黄腻,脉滑数,为湿毒蕴结之征。

治法:清热解毒,利湿止带。

方药:五味消毒饮(《医宗金鉴》)加土茯苓、薏苡仁、黄柏、茵陈。

五味消毒饮:蒲公英,金银花,野菊花,紫花地丁,天葵子。

五味消毒饮主治诸疔。方中蒲公英、金银花、野菊花、紫花地丁、天葵子清热解毒;加土茯苓、薏苡仁、黄柏、茵陈清热利湿止带。全方合用,共奏清热解毒,除湿止带之功。

若腰骶酸痛,带下臭秽难闻者,酌加贯众、马齿苋、鱼腥草等清热解毒除秽;若小便淋痛,兼有白浊者,酌加萆薢、萹蓄、虎杖、甘草梢以清热解毒,除湿通淋。

【其他疗法】

1.中成药治疗

(1)定坤丹每次 3.5～7g,每日 2 次,口服。适用于气血两虚证。

(2)康妇炎胶囊每次 3 粒,每 B2 次,口服。适用于湿热下注证、湿毒蕴结证。

(3)参苓白术散每次 6～9g,每日 2～3 次,口服。适用于脾虚证。

(4)知柏地黄丸每次 8 丸,每日 3 次,口服。适用于阴虚夹湿热证。

(5)金匮肾气丸水蜜丸每次 4～5g(20～25 粒),大蜜丸每次 1 丸,每日 2 次,口服。适用于肾阳虚证。

2.艾灸治疗   主穴选阴陵泉、丰隆、带脉等。湿热下注证加行间、丘墟;肾阳虚证加肾俞、关元、命门、太溪;脾虚证加脾俞、足三里、隐白、太白。

【临证要点】

带下过多是妇科临床常见病、多发病,是多种疾病的共同症状。其病因复杂,但总以湿邪为患;临证时首先应明确引起带下过多的原因,对于赤带、赤白带、五色杂下,气味秽臭者,需先排除恶性病变,若为生殖道肿瘤引起的当以手术治疗为主。带下过多的辨证主要是依据带下的量、色、质、气味特点,结合局部及全身症状、舌脉象等,同时注意辨证与辨病相结合。

带下俱是湿证,治疗以利湿为主。除内服中药外,配合中成药、食疗、外治法,方能提高临床疗效。对于反复发作的带下过多,应明辨原因,综合治疗。

【预后与转归】

带下过多经过及时治疗多可痊愈,预后良好。若治不及时或治不彻底,或病程迁延日久,反复发作,可致月经异常、盆腔疼痛、癥瘕和不孕症等。若由于癥瘕恶疾复感邪毒所致之带下过多,五色杂下,臭秽难闻,形体消瘦者,预后不良。

二、带下过少

带下量少,甚或全无,阴道干涩,伴有全身、局部症状者,称为带下过少。

带下过少的相关记载首见于《女科证治准绳·赤白带下门》:"带下久而枯涸者濡之。凡大补气血,皆所以濡之。"本病古代记载甚少,今时较为多见,故列为专病论述。

本病的特点为阴道分泌物极少,甚或全无,阴道干涩,影响性生活,严重者外阴、阴道萎缩。

西医学的卵巢早衰、双侧卵巢切除术后、盆腔放射治疗后、绝经综合征、席汉综合征、长期服用某些药物抑制卵巢功能等引起的阴道分泌物过少可参照本病辨证治疗。

【病因病机】

本病主要病机是阴精不足,不能润泽阴户。其因有二:一是肝肾亏损,阴精津液亏少,不能润泽阴户;二是瘀血阻滞冲任,阴液不能运达阴窍,均可导致带下过少。

1.肝肾亏损　素禀肝肾不足,或年老体弱,肝肾亏损;或大病久病,房劳多产,精血耗伤,以致冲任精血不足,任脉之阴精津液亏少,不能润泽阴窍,而致带下过少。

2.血瘀津亏　素性抑郁,情志不遂,以致气滞血瘀;或经产后感寒,余血内留,新血不生,均可致精亏血枯,瘀血内停,阴津不能润泽阴窍,而致带下过少。

【诊断】

1.病史　有卵巢早衰、双侧卵巢切除术后、盆腔放射治疗后、盆腔炎性疾病、反复人工流产术后、产后大出血,或长期使用抑制卵巢功能的药物等病史。

2.症状　阴道分泌物过少,阴道干涩,甚至阴部萎缩;或伴性欲低下,性交疼痛;烘热汗出,心烦失眠;月经错后,经量过少,甚至闭经。

3.检查

(1)妇科检查:阴道黏膜皱褶减少,阴道壁菲薄充血,分泌物极少,宫颈、宫体或有萎缩。

(2)辅助检查:①实验室检查:性激素测定,可见雌二醇(E_2)明显降低,促卵泡生成素、促黄体生成素升高。②B超检查:可见双侧卵巢缺如或卵巢体积变小,或子宫萎缩,子宫内膜菲薄。

【鉴别诊断】

育龄期女性带下过少,往往是卵巢功能低下的征兆,常见于卵巢早衰、绝经后、手术切除卵巢或盆腔放疗后、席汉综合征等,应进一步完善相关检查以明确诊断,并进行疾病和病因的鉴别。

1.卵巢早衰　是指妇女在40岁前绝经,常伴有绝经期症状,E_2下降,FSH、LH升高。

2.**绝经后**　正常妇女一般在 45～54 岁绝经。妇女自然绝经后，因卵巢功能下降而出现带下过少，少数可出现阴道干涩不适等症状。

3.**席汉综合征**　是由于产后大出血、休克造成垂体前叶急性坏死，丧失正常分泌功能而致。临床表现为产后体质虚弱，面色苍白，无乳汁分泌，闭经，阴部萎缩，性欲减退，并有畏寒、头昏、贫血、毛发脱落等症状。FSH、LH 明显降低，甲状腺功能（TSH、T_3、T_4）降低，尿 17-羟皮质类固醇、尿 17-酮皮质类固醇低于正常。

【辨证论治】

（一）辨证要点

本病辨证不外乎虚实二端，虚者肝肾亏损，常兼有头晕耳鸣，腰腿酸软，手足心热，烘热汗出，心烦少寐；实者血瘀津亏，常有小腹或少腹疼痛拒按，心烦易怒，胸胁、乳房胀痛。

（二）治疗原则

本病治疗重在补益肝肾，佐以养血化瘀等。用药不可肆意攻伐，过用辛燥苦寒之品，以免耗津伤阴，犯虚虚之戒。

（三）分型论治

1.**肝肾亏损证**

主要证候：带下量少，甚至全无，无臭味，阴部干涩或瘙痒，甚则阴部萎缩，性交涩痛；头晕耳鸣，腰膝酸软，烘热汗出，夜寐不安，小便黄，大便干结；舌红少津，少苔，脉沉细。

证候分析：肝肾亏损，阴液不充，任带失养，不能润泽阴道，发为带下过少；阴虚内热，灼津耗液，则带下更少，阴部萎缩、干涩灼痛或瘙痒；清窍失养，则头晕耳鸣；肾虚外府失养，则腰膝酸软；肝肾阴虚，虚热内生，则烘热汗出，夜寐不安，小便黄，大便干结。舌红，少苔，脉沉细，均为肝肾亏损之证。

治法：滋补肝肾，益精养血。

方药：左归丸（《景岳全书》）。

左归丸：熟地黄，山药，枸杞子，山茱萸，川牛膝，菟丝子，鹿角胶，龟甲胶。

左归丸主治真阴肾水不足，宜速壮水之主以培左肾之元阴而精血自充矣。方中熟地黄、山茱萸、山药、枸杞子益肝肾，补精血；菟丝子补肾气；鹿角胶、龟甲胶滋补精血，补益冲任；川牛膝活血化瘀，补益肝肾，引血下行。全方共奏滋补肝肾，养精益津之功。

若阴虚阳亢，头痛甚者，加天麻、钩藤、石决明平肝息风止痛；心火偏盛者，加黄连、炒酸枣仁、龙骨清泻心火；皮肤瘙痒者，加蝉蜕、防风、白蒺藜祛风止痒；大便干结者,加生地黄、玄参、何首乌润肠通便。

2.血瘀津亏证

主要证候:带下量少,阴道干涩,性交疼痛;精神抑郁,烦躁易怒,小腹或少腹疼痛拒按,胸胁、乳房胀痛,经量少或闭经;舌质紫暗,或舌边瘀斑,脉弦涩。

证候分析:瘀血阻滞冲任,阴精不能运达阴窍,以致带下过少;无津液润泽,故阴道干涩,性交疼痛;气机不畅,情志不遂,故精神抑郁,烦躁易怒;肝经郁滞,则胸胁、乳房胀痛;瘀阻冲任、胞脉,故小腹或少腹疼痛拒按,甚则经量过少或闭经。舌质紫暗,或舌边瘀斑,脉弦涩,均为血瘀津亏之征。

治法:补血益精,活血化瘀。

方药:小营煎(《景岳全书》)加丹参、桃仁、川牛膝。

小营煎:当归,白芍,熟地黄,山药,枸杞子,炙甘草。

小营煎主治血少阴虚证。方中当归、白芍养血润燥;熟地黄、枸杞子滋阴养血填精;山药健脾滋肾;炙甘草益气健脾;加丹参、桃仁活血化瘀;川牛膝补益肝肾,引血下行。全方共奏活血化瘀,养阴生津之功。

若大便干结者,加火麻仁、冬瓜仁润肠通便;下腹有包块者,加三棱、莪术以消癥散结。

【临证要点】

带下过少,往往伴见于月经过少、闭经,通常是多种疾病引起卵巢功能减退的征兆,应进行生殖内分泌激素检查,以明确原因。中医治疗以滋阴养血活血为主,待阴血渐充,自能濡润。同时应针对引起带下过少的病因和疾病治疗,若属卵巢早衰,闭经日久,阴道干涩,性交疼痛者,可配合西药人工周期治疗。及早诊断和防治可能导致卵巢功能减退的原发疾病,预防和及时治疗产后大出血,对卵巢良性病变的手术应尽量避免对卵巢组织的损伤,对接受放疗的患者应注意对盆腔卵巢部位的保护。

【预后与转归】

带下过少多由卵巢功能低下引起的各种疾病所致,原发疾病的病情程度和治疗效果直接影响带下过少的治疗效果。若为内分泌失调引起的病变,经适当治疗,一般可好转,预后良好。若因手术切除,或放射、化疗,或药物损伤引起的卵巢功能衰退,伴见月经稀少或闭经者,则疗效差。

第八章　中医特色治疗皮肤病

一、荨麻疹

荨麻疹是一种皮肤科临床最常见的过敏性皮肤病，以全身或局部皮肤突发鲜红色或苍白色瘙痒性风团、时现时消为临床特点，是由多种因素引起皮肤、黏膜、血管发生短暂性炎症性充血及组织内水肿。

中医认为本病可由饮食不节致肠道湿热，郁于皮肤腠理间而发。此型患者皮疹色泽鲜红，并伴纳差、便烂等症状，及舌偏红苔微腻黄、脉滑等特征。其中三仁汤常用于治疗湿温轻证所致急性荨麻疹，本病起病常较急，患者常自觉皮肤瘙痒，很快于瘙痒部位出现大小不等红色风团，呈圆形、椭圆形或不规则形，可孤立分布或扩大融合成片，皮肤表面凹凸不平，呈橘皮样外观，数分钟至数小时内水肿减轻，风团变为红斑并逐渐消失，不留痕迹，皮损持续时间一般不超过24h，但新皮损可此起彼伏，不断发生。严重者可有过敏性休克症状。

杨老运用三仁汤加减治疗慢性荨麻疹1例，服药10剂后风团已基本不再出，后巩固治疗后数年未见复发。

临床中荨麻疹患者多属素体禀赋不耐，兼感风湿热邪，发于肌肤而成本病，其中符合风邪外袭、湿温初起的表现者，可选方三仁汤辨证加减，并适量佐以祛风清热祛湿。

二、湿疹

湿疹，即中医的湿疮，是一种常见的由于多种内、外因素作用而引起的真皮浅层及表皮过敏性炎症性反应。根据病程分为急性、亚急性、慢性三类。常见于四肢、会阴等处，患者自觉剧烈瘙痒。急性期皮损以丘疹、水疱为主，可有渗出、糜烂，呈多形性改变，并可合并感染。慢性期者以干燥脱屑、苔藓样变为主，容易反复发作。

如果治疗得当，湿疹皮损可于2周左右消退，而炎症反应迁延不愈者可转为亚急性或慢性。慢性湿疹患者病程较长，病情缠绵日久不愈。中医认为是由于患者禀赋不足，饮食失节，损伤脾胃，脾失健运，湿热内生，又兼外受风邪，内外两邪相搏，风湿热邪浸淫肌肤所致。

杨老对湿疹证属湿热蕴肤患者辨证选用三仁汤加减治疗，服用 1 周皮损即明显消退，巩固治疗 3 个月后随访未再复发。但需注意患者饮食作息调整，以期能够长期控制。

综上，湿疹表现为红斑、丘疹、水疱、渗出糜烂，伴脘腹胀满、舌苔厚腻者，病机上总属湿热之证，以三仁汤为主随证加减，辅以祛风，或辅以健脾，多能取得良好的疗效。

三、痤疮

痤疮相当于中医的肺风粉刺，是一种面部、胸背等处毛囊、皮脂腺的慢性炎症性皮肤病，青少年多发，青春期后往往能自然减轻或痊愈。典型临床表现是皮肤散在性粉刺、脓疱、丘疹、结节及囊肿，且多伴皮脂溢出。

中医认为本病病因病机可有患者过食辛辣肥甘厚味，肠道湿热互结，上蒸颜面；或脾气不足，脾胃运化失常，湿浊内停，郁久化热，湿热瘀滞肌肤而发。此类患者面部油腻，皮疹红肿疼痛，或有脓疱，并可伴有口臭、便秘，及舌偏红苔微腻黄，脉滑等特征。三仁汤可用于治疗湿邪为患的痤疮患者，更以面部油腻、病程缠绵为主要特征。

杨老用三仁汤加减治疗湿热内蕴型痤疮患者，服用 21 剂后患者痤疮全消，留少许色素沉着，兼饮食、生活调控，未再复发。

痤疮病人证属湿热者，病势缠绵，脾胃内伤，治宜建中焦、祛湿邪、清热毒为要，故用三仁汤宣化、疏利三焦湿邪；并辅以健脾益气、清热解毒、凉血散结之品，诸药合用，令脾气健旺，"脾阳转而后湿行"，湿去则热孤，诸症好转，皮损亦平。

四、接触性皮炎

中医认为本病为患者禀赋不耐，腠理疏松，接触某物，致毒邪外侵。蕴郁化热，邪热与气血搏而发病，表现为暴露部位红斑、肿胀、丘疹、水疱等。

杨老运用三仁汤辨证加减治疗接触性皮炎 1 例，患者表现为双手背皮肤潮红、肿胀，感瘙痒，部分皮肤有黄色渗出物，微恶寒，心胸烦闷，少思饮食，舌质红，苔黄腻，脉滑数。

辨证加入蒲公英、银花、土茯苓、萆薢、连翘等，服 4 剂，手背红肿消退，渗出物明显减少，效不更方，再进 4 剂，手背恢复如常，未见复发。患者手背皮肤潮红、肿胀、瘙痒、渗出,结合舌脉,辨证为外感湿热之毒,湿重于热,故以三仁汤辨证加减,辅以清热解毒,取得明显疗效。

五、多形性日光疹

多形性日光斑多由禀赋不耐,腠理不密,不耐日光暴晒,阳毒外侵,蕴于肌肤,与内湿搏结而成。张云芳治疗的患者表现为头、面、颈、手臂日晒加重红斑、苔藓样皮炎伴剧痛,夜间尤甚,反复发作余年,舌质红绛、苔黄厚腻,脉滑数,辨证湿热毒蕴、血燥生风,治以三仁汤倍滑石,加白花蛇舌草、蒲公英、土茯苓、丹参等。

服药 3 剂后瘙痒减轻,但皮疹仍存,再加入水牛角、紫草,配合外用生大黄、五倍子、乌梅、皂刺煎水湿敷患处。10 剂后痒止,苔藓样皮疹变薄。本案患者系湿热毒蕴、血燥生风致多形性日光疹,故在用三仁汤同时,倍滑石,佐以蒲公英、白花蛇舌草等清热解毒消斑。

验案举隅

验案 1

患者男,54 岁。头颈部出现丘疹半年,头面部红斑、肿胀 2d。素体高血压病史,抽烟十余年。半年前因头颈部反复出现丘疹、脓疱、结节伴疼痛以“皮肤疖肿”予抗生素及中药酊外用,症状可改善,但皮疹仍时有反复。

现患者疲乏,头面部片状水肿性红斑,肿胀,轻微疼痛,头皮、颈项部散在毛囊性丘疹、结节、脓疱、囊肿,部分结痂,轻度压痛,局部瘙痒,发热恶寒,口干无口苦,纳可,眠差,二便调。舌偏红苔白腻微黄,脉濡数。

诊断:湿疹伴头面颈部皮肤感染,证属湿热蕴毒证,以清热解毒、利湿止痛为治法。方用三仁汤辨证加减:

薏苡仁、石膏和泽泻各 20g,厚朴、金银花、枳壳、大青叶和黄芩各 15g,苦杏仁、豆蔻、滑石、法半夏和防风各 10g,甘草和白芷各 5g。共 7 剂,日 1 剂,水煎服。

二诊:头面部红斑肿胀明显消退,瘙痒减轻,纳增,大便偏烂,舌偏红、苔白腻微黄,脉滑。上方去厚朴、大青叶、滑石,加连翘 15g,苍术 10g,续服 1 周,诸症缓解,随症加减。

按:患者年老体虚脾虚失运,兼外感湿热之邪,内蕴化毒搏结肌肤发为此病。头面部多发疖肿、红斑、肿胀为湿热之毒上壅所致,疼痛为邪毒瘀滞、不通则痛之象。躯干、四肢红斑、暗红斑、丘疹伴瘙痒为湿热蕴阻、肌肤失养之象,发热恶寒为湿温内蕴、正邪交争所致;口干为湿热内阻中焦,津液耗损之象;眠差为热扰心神所致;舌偏红苔白腻微黄脉濡数均为佐证。

综上所述,病因为年老体虚、感受湿热之邪,病机为湿热蕴毒,故方选三仁汤辨证加减,清利湿热,宣畅气机,辅以祛风解毒。

验案 2

患者男,58 岁。全身出现红斑、风团伴瘙痒 30 余天。素体健康,无不良嗜好。现见全身红斑、风团,剧烈瘙痒,无口干口苦,纳欠佳,眠一般,大便稀,小便调,舌偏红,苔白厚腻,脉滑。

诊断:急性荨麻疹,证属风湿热证,以疏风清热、健脾利湿为治法。方予三仁汤辨证加减:

薏苡仁 20g,豆蔻、厚朴、防风、生地、地肤子、白藓皮和徐长卿各 15g,苦杏仁、白术、广藿香、佩兰和法半夏各 10g,甘草和陈皮各 5g,土茯苓 30g。共 7 剂,日 1 剂,水煎服。

二诊:风团发作较前明显减少,瘙痒减轻,纳增,大便烂,舌偏红、苔白腻,脉滑。上方中易土茯苓为胆南星 5g,续服 1 周,诸症消失。

按:患者素体禀赋不耐,外感风湿热邪,内不得泄,外不得消,发于肌肤而成本病。全身红斑风团均为风湿热邪蕴结肌肤的表现,瘙痒为风盛则痒。纳欠佳、大便烂为湿邪困阻,脾胃失于运化的表现,舌偏红苔白腻微黄,脉滑均为佐证。

综上所述,病因为素体禀赋不耐复感外邪,风湿热邪蕴结肌肤,纳欠佳、大便烂,舌偏红苔白厚腻,脉滑均符合风邪外袭,湿温初起的表现,故方选三仁汤辨证加减,行气化湿为本,佐以祛风清热祛湿,诸症得消。

结语

上述医案中病虽有别,然病机均有脾虚夹湿,气机不畅,故治以三仁汤,异病同治。临床上对于湿疹、荨麻疹、痤疮、黄褐斑等多种皮肤疾患,证属湿温初起及暑温夹湿之湿重于热证者,同时针对患者不同体质、病情个体差异,予以三仁汤对症辨证加减,都可以起到良好的作用。

第九章　名老中医杨淑婷临床经验集萃

第一节　杨老谈膏方

"膏"字从"肉",本义指动物的脂肪,后泛指浓稠的膏状物,在中药制剂中,将中药材加工成像动物的油脂一样细腻稠厚的半流体状物称为"膏剂"。早在《五十二病方》中就有"以水一斗,煮胶一参、米一升,熟而吸之,夕毋食"就有关于膏方的记载,其后逐渐认识到滋补类方药制作成膏剂服用的优越,随着居民对健康的要求提高,临床膏方,尤其滋补类膏方运用较多,杨老膏方一般都有一个或几个成分构成(或者称打底方),再根据阴阳互根等原则,兼顾脾肾、动静结合,通盘运筹,有如下特点:

1.阴阳互根,以期阴阳互求,精气互生　《景岳全书》说"善补阳者,必于阴中求阳,则阳得阴助而生化无穷,善补阴者,必于阳中求阴,则阴得阳升而泉源不竭"。张又提出"善治精者,能使精中升气,善治气者,能使气中升精"。阴阳互根,精气互生理论是杨老组方的重要原则,精化气,气成形,冬季形气以精的形式藏于少阴坎位,待来年精化气,杨老常以六味、八味、左归、右归为打底方,以阴阳互求,藏精化气,助力新一轮"生长化收藏"气化运动。

2.必先岁气,结合五运六气,无伐天和　运气的变化影响着疾病的发生和发展,对疾病的诊治要考虑到运气因素的影响,做到"必先岁气,无伐天和",运用膏方尤其滋补类膏方时要结合患者运气体质及当年和来年运气的特点组方。

3.重视肾命,注重培补命门元阳　《景岳全书》说"夫阴阳之体,曰乾与坤;阴阳之用,曰水与火,阴阳之化,曰形与气""凡万物之生由乎阳,万物之死亦由乎阳,非阳能死物也,阳来则生,阳去则死矣"。杨老膏方重视命门,注重培补命门元阳。

4.醒脾助运,避免呆补滋腻碍胃　膏方中含有胶质物质,易滋腻碍胃,易造成腹胀便溏等不良反应,"胃以喜为补",口服膏方,胃中舒服,能消化吸收,方可言补。临床可具膏方,兼顾脾胃,可选择一些健运脾胃,助消收纳之品,在服用膏方可服用开路药,此外膏方中多补益之静药,需酌情配伍少量辛香行气活血之动药,则能补而不滞,所谓"通补相兼,动静结合",杨老多用砂仁拌炒熟地,以收行气和中,醒脾助运,灵动活泼之效。

5.以升为动,重视阳气升发气化 膏方主要目的是藏精化气,藏是一种状态,自然界和人体的气化离合是一种动态的过程,不顺应气化运行,呆补则失去化精为动,升阳化气之用,杨老膏方重视培补命门元阳,常酌加温阳之品,温阳的目的是促进精化气,也是一种动。

应用病例:

高某,女,66岁,甲午立冬日订膏方。

素体亏虚,形体偏瘦,往年易于外感,罹患痹证,左腿痛作,得寒加重,时有头晕,倦怠乏力,去年服膏后,痹证得舒,头晕至今未作,体质改善,甚为欣喜,时届立冬,再求膏方调理。症见左腿疼痛稍有复发,乏力怕冷,但纳谷尚馨,二便亦调,夜寐酣香;舌淡红,苔白微腻,脉沉濡,右脉尤甚。

甲午岁土运太过,夏季寒湿明显,脾肾受困,腿痛再作时,曾服六甲年运气方附子山萸汤收敛,仍以原方开路,明岁太阴湿土司天,痹症宿疾恐受影响,冬膏当兼顾来年岁运司天。

开路方:附子山萸汤附片 6g(先煎),山萸肉 12g,肉豆蔻 6g,炒乌梅 10g,木瓜 10g,半夏 10g,干姜 10g,红枣 2 枚 14 剂。

膏方:鹿角胶 72g(烊化),龟板胶 45g(烊化),阿胶 95g,红参 70g,熟地 200g(砂仁泥 40g 拌炒),菟丝子 150g(包煎),神曲 100g,山药 300g,山萸肉 150g,当归 100g,党参 80g,茯神 80g,川芎 80g,赤白芍 60g,干姜 40g,炙甘草 240g,桂枝 90g,桔梗 60g,柴胡 70g,麦冬 120g,五味子 80g,杏仁 70g,黄芪 300g,白术 100g,防风 80g,熟附子 80g,杜仲 80g,枸杞子 100g,覆盆子 100g,牛膝 70g,木瓜 100g,红枣 100g,冰糖 500g,收膏。

嘱取药伏火后,自冬至日开始服用,早晚各 1 次,每次鸡子黄大小,温水化服。

杨老认为:本患者膏方组方思路,重视培补命门元阳,重藏精化气之功,兼顾甲午年运气特点,考虑到乙未年太阴湿土司天,同时兼顾患者痹证基础病。总体组方思路以张仲景右归丸,《金匮要略》薯蓣丸,及三因司天方之备化汤、玉屏风散为基础,组方加减而成,右归丸填"命门"元阳,主治命门火衰,腰膝酸冷,精神不振,怯寒畏冷诸症。薯蓣丸系仲景为"虚劳诸不足,风气百疾"而设的专方,杨老多用于各种虚损性疾病及虚弱体质调理,疗效显著。备化汤为岁气太阴湿土司天,太阳寒水在泉而立,玉屏风可益气固表,加强护卫。全方注重"先机",体质,宿疾,运气统筹兼顾,彰显中医"治未病"思想。

第二节　杨老谈经方

目前谈的"经方"大多指张仲景《伤寒杂病论》中所记载的方剂。中医学家常以经方作为母方,依辨证论治的原则而化裁出一系列的方剂。经方的特点可概括为"普、简、廉、效",是中华民族数千年来运用天然药物的经验结晶,是中国古代医学家们的大智慧。很多人研究经方都喜欢搞实验研究,杨老认为更应该谈临床经验,将平素日常经方临床经验整理如下。

一、桂枝汤

【组成】

桂枝 9g,生白芍 9g,生姜 9g,甘草 6g,大枣 4 枚。

【用法】

水煎服,服后进少量热稀粥或开水,复被取微汗。

【主治】

外感风寒表虚证,症见发热头痛,汗出恶风,或鼻鸣干呕、舌苔薄白,脉浮缓。

【方义体会】

本方为仲景群方之魁,冠太阳病众方之首,在《伤寒论》《金匮要略》中,以桂枝汤为基础加减的方剂就有三十多则,可见此方在治疗内伤、外感的许多病证中,有着重要作用,仲景设桂枝汤,原为治疗太阳中风表虚之证,有脉浮缓,恶风,自汗,发热,头痛鼻鸣,干呕等症象者,杨老认为此方不仅仅在治疗外感表虚证有较好的疗效,对许多杂证同样疗效很高。其组成用意是很深的。方中桂枝辛温色赤,可入心经,温经通阳达表。以兴卫分之阳。白芍入肝,有滋阴养血、敛阴和营的作用,与桂枝相配,一方面可奏调营卫之功,一方面又可救桂枝辛燥走散之弊,生姜之辛,助桂枝以达表,红枣之甘,辅白芍以和里。同时,生姜可直接健胃,间接助卫,红枣可直接健脾,间接助营。桂芍相须,姜枣相得。刚柔相济,其效益彰。甘草甘平,既调和诸药,又和解表里,妙在服药后进热稀粥,既能以谷气鼓动胃气,又能以热力增强药力,可起安内攘外之功,故将桂枝汤称为"调和营卫"之剂,真乃恰如其分。

【临床应用】

1.常用于一切外感证久不愈者。

例患者姜某,男,41 岁。因感冒数次服平热散汗剂太多,遂至全身酸痛无力,动则汗出,食睡不佳,心悸短气,似此小恙,竟病休 50 余天。就诊时,脉象缓弱无力,舌淡苔白,虽时值严冬,尚自汗津津,证属营卫不和,令服桂枝汤二剂。服药后自汗大减,其觉体轻身爽,诸症若失,后以饮食调养几天而愈。此类病证,如与阿斯匹林,去痛片之类,一汗再汗,不符合治疗原则,如与银翘散,桑菊饮等辛凉解表剂,会使肌表更虚,同样不对证。杨老运用挂枝汤治疗表虚外感久不愈者多例,一般服一、二剂,即获隔夜之效。

2.久逸突劳、出汗较多,致使全身疲劳、肌肉酸痛,口燥咽干症。本证常误认为感冒。如脉象柔软平和,寒热变化幅度不大者,亦属于暂时性的营卫失调,气血不和。服桂枝汤一剂,往往疲劳诸症很快消除。

例韩某,男,21 岁。一冬未干重活,第二年春,因掘土平田,费力太过汗出较多,出现如上症状。与服桂枝汤一剂后,自觉全身轻快舒适,次日又参加平田整地,一直健康无病。

3.妊娠反应之全身疲劳,困倦嗜睡,胃脘嘈杂不适,遇冷则寒栗、遇热则烦躁,情绪无定,此症往往是由于妊娠二,三月,母体尚未完全适应,导致营卫、气血不和。如呕吐不太严重,脉象滑弱者,可服桂枝汤二、三剂,既能缓解妊娠反应症状,又利于胎儿发育生长。

例马某,女,29 岁。妊娠二月出现妊娠反应,上述症状悉备,疲惫不堪,因此不能上班,误事很多。不敢随便服用西药,遂来求助杨老,杨老给予服桂枝汤二剂后,痛苦减去大半,即日恢复。

4.慢性疮痍。创面薄浅,局部红、肿、热、痛症状均不明显,只有少量渗出液,缠绵日久不愈者,本症亦属全身营卫失调,抗病能力降低,疮灶失养,修复能力减退所致,以桂枝汤调和营卫可促使早日愈合。例刘某,男,34 岁。下肢患慢性疮痍九月不愈,虽服真人活命饮等清热解毒药多剂不效。杨老给予桂枝汤数剂,十全大补汤数剂,半月而愈。

5.重病恢复期,可促使早日康复。例如:肝炎,肾炎,急性传染病的恢复期,急性胃肠炎吐泻症状停止,仍感全身瘫软无力,饮food欠佳,精神不爽,自汗脉弱者。此时虽主要病痛已去,但机体气血、营卫尚未恢复,如能及时服桂枝汤数剂,可使身体早时康复。

6.对于一般神经衰弱疗效很好。现代医学所称的神经官能症,与中医的“心肾不交”,“脾胃虚弱”,“气血不和”相类似都意味着一个“营卫失调”的机理。如有些患者体质衰弱,食欲不振。少眠多梦,心悸乏力,自汗脉弱,经查未发现器质性病变,最好以桂枝汤调和营卫,以促进其生理功能的恢复。多年来杨老以此方治疗重病恢复期及各种原因引起的神经衰弱多例,疗效颇佳。例如张某,女,48岁,近日阵发性心慌、乏力、睡眠欠佳,虚汗较多,杨老辨证营卫不和,给予桂枝汤加减,3剂症状明显好转,再服3剂恢复如常。

二、小柴胡汤

【组成】

柴胡 10g,黄芩 12g,党参 9g,炙甘草 6g,半夏 9g,生姜 9g,红枣 4 枚。

【用法】

水煎服。

【主治】

少阳病。症见口苦、咽干、目眩、往来寒热、胸胁苦满、默默不欲饮食、心烦喜呕、舌苔薄白、脉弦者。妇人伤寒,热入血室,以及疟疾、黄疸等杂病见少阳症者。

【方义体会】

此方原为和解少阳而设。治疗以寒热往来、口苦咽干、胸胁苦满、舌苔薄白,脉弦为主的各种杂证。少阳为诸阳之枢,若邪气犯之,徘徊于半表半里之间,外与阳争而为寒,内与阴争而为热,故往来寒热,少阳为病,经气不利,少阳相火郁而为热,所以口苦、咽干、目眩、胸胁苦满;邪热犯胃,胃失和降,故见心烦喜呕,默默不欲饮食;少阳经气郁而不舒,故脉弦。本方以柴胡清解少阳、疏畅气机,黄芩清泄邪热,安胃除烦;配伍党参、甘草、生姜、大枣、半夏,意在补中扶正,和胃降逆。诸药合之,共为疏解少阳之剂,和解少阳之总方。

【临床应用】

杨老指出小柴胡汤是一良方,应用范围非常广,很多疾病都适用,是治疗各种发热性的疾病,包括呼吸性疾病、免疫性疾病、过敏性疾病、淋巴系统疾病等,甚至其治疗范围不能用现代医学的某一种病来概括,我们中医学者可以说小柴胡汤治疗的就是"小柴胡汤病","往来寒热,胸胁苦满,默默不欲饮食,心烦喜呕"就是小柴胡汤病的主要指征,凡是发热性疾病进入到迁延不愈的状态,反反复复,不能够发汗又不能用下法的时候,就用小柴胡汤。因为很多疾病都能用,所以这个方子的加减很多,而且有很多药都能去掉,人参、半夏、姜、枣、黄芩都可以去掉。当然这里面有两味药不能去,一个是柴胡,一个是炙甘草。这是小柴胡汤的核心,是它的主药。用这个方子退烧的时候,柴胡的用量要大。

1.急性淋巴腺炎、腮腺炎、颌下腺炎　其证见局部热痛,全身低热者,与本方加金银花 20 克,川贝母 9 克,连翘 10 克,元参 15 克,大青叶 12 克,山甲珠 5 克,往往可愈。

2.扁桃体炎　本症用加减小柴胡汤,临证不论成人、儿童患者均可用之,其救颇佳。方药:柴胡 6～15 克,黄芩 6～9 克。半夏 6～9 克,甘草 6～9 克,生石膏 15～30 克,牛蒡子 6～12 克,元参 9～15 克,当归 6～9 克,连翘 3～9 克,金银花 12～30 克,水煎服。例张某,女,20 岁。患扁桃体炎,咽喉肿痛,饮食难咽,视其咽峡两侧红肿欲封,颈部两侧发热,呼吸粗壮,头部闷痛,照上方服用二剂,症状减轻,继服三剂,红肿消失,后辅以挑刺疗法而痊愈。

3.胸膜炎　胸膜炎属感染性疾患,若干性者,可于本方加金银花 15 克,连翘 12 克,枳壳 6 克,天花粉 9 克,牡蛎 12 克,元参 15 克,全瓜蒌 15 克治疗;若湿性者,术方加金银花 15 克,蒲公英 15 克,茯苓 12 克,牡蛎 15 克,川贝母 9 克,葶苈子 6 克,防风 10 克,黄芩量加倍治疗,患者杨某,男,48 岁。患干性胸膜炎,自觉胸痛,吸气时加重,稍有咳嗽,痰吐不利,经常感冒。已近三月不愈,经服雷米封多日,略有小效,但胸痛不减,遇劳则加重。诊其脉弦细小数,询之咽干口燥,胸痛胁胀。拟小柴胡汤加味,令服五剂。服后胸痛解除,脉象略和,后与参苓白术散健脾益气,逐渐痊愈。又例:李某,男,36 岁。胸痛,胸闷,呼吸困难,经医院检查,诊为湿性胸膜炎,一度住院治疗,疗效不显,遂请中医治之,余与处方:柴胡 12 克,黄芩 15 克,党参 9 克,半夏 9 克,炙甘草 6 克,生姜 9 克,大枣 4 枚,牡蛎 15 克,全瓜蒌 30 克,葶苈子 9 克,茯苓 12 克,枳壳 6 克,金银花 30 克,蒲公英 15 克,川贝母 6 克,元胡 6 克,水煎服。令服六剂。服后胸闷大减,胸痛解除。又令服五剂,基本获愈出院。

4.中耳炎　例郭某,男,37 岁。患双侧中耳炎四年。局部肿痛,外耳道常流黄脓水,内服、外用许多消炎药物,症状时轻时重,后与小柴胡汤加金银花 20 克,蝉退 6 克,元参 6 克。防风 9 克,服数剂而渐愈,

5.自身免疫性疾病自身免疫性肝病甲状腺疾患　杨老临床中遇到桥本氏甲状腺炎(患者有时疲劳,有时食欲不振,有时表现出甲亢的征象,有时也出现甲减的情况)、自身免疫性肝病,如果确诊以后就可以用小柴胡汤汤,往往合并用当归芍药散。杨老指出有时中医只要抓住核心就可以使用。例如余某,女,37 岁。数月前,颈前右侧发现一硬结,逐日增大,就诊时状如鸡卵,并有压痛。检查在颈前右侧有一单发局限性肿物,约 4。5×3。5cm,边缘清楚,胶样硬度。触之柔滑,随吞咽上下活动。经同位素扫描为"甲状腺温结节",碘 131 吸收率及基础代谢正常,最后确诊为"甲状腺腺瘤",患者形体消瘦,面色无华,性情暴躁,易怒,脉沉弦略紧,舌红苔少。辨为肝气郁滞,气血凝聚,治以小柴胡汤合当归芍药散加减。服药十余剂,肿

瘤缩小,再以此方加活血化淤方药,令其制成丸剂,长期服用,肿瘤日趋缩小,三月后全部消失。

6.抗过敏　杨老指出有些过敏性鼻炎的患者,他们总是打喷嚏,一遇风鼻子就塞,就流鼻涕,可以用小柴胡汤加五味子、辛夷、生石膏;对于皮肤痒、眼睛痒的患者,可以加荆芥、防风,往往就能解决问题,抗过敏效果非常好。

三、大柴胡汤

【组成】

柴胡 10g,黄芩 12g,生白芍 9g,半夏 9g,枳实 9g,川大黄 6g,大枣 4 枚,生姜 12g。

【用法】

用水久煎温服。

【主治】

少阳、阳明合病。症见往来寒热、胸胁苦满、呕不止、郁郁微烦、心下痞硬或心下满痛、大便不解或协热下利、舌苔黄、脉弦有力。

【方义体会】

本方系小柴胡汤去补中之人参、甘草,加泻下之大黄、枳实、白芍而成。"小柴胡汤"是治疗少阳病的主方,加大黄、枳实、芍药以治疗阳明热结之证。之所以小柴胡汤去人参、甘草,是因少阳、阳明有郁,有郁不宜补。只用大黄、枳实、芍药,而不用"小承气"之厚朴,是因阳明之腑有实,有热不宜温。汪昂说:"少阳固不可下,然兼阳明腑实则当下"。因此,本方配伍,既不悖于少阳禁下原则,又可表里同治,使少阳、阳明之得以双解。方中选用小柴胡汤之柴胡、黄芩清解少阳之邪;选用承气汤之大黄、枳实泻阳明之实热;配伍白芍、半夏平肝胆,降胃浊,重用生姜、大枣调营卫、益中宫。故此两方同用,双解两阳之病。

【临床应用】

大柴胡汤是"心下按之满痛者"的必用方,在临床上运用非常多,像胰腺炎、胆石症、胆汁反流性胃炎、支气管哮喘、高脂血症、高血压、胆道感染等等我都会用。"按之心下满痛者,为实也,当下之,大柴胡汤主之。"杨老指出中医看病也需要查体,张仲景当时看病要摸肚子,那个人痛得不得了,一摸肚子,发现上腹部"按之满痛",这时就用大柴胡汤,非常有效。当我们医生手指存一种抵抗感,患者感到疼痛,甚至拒按的时候,我们就考虑用大柴胡汤;但反过来如果肚子软软的,像按在棉花枕头上一样,我们使用大柴胡汤就要注意了。

1.**胰腺炎** 现在得个胰腺炎 3 万、5 万医疗费是小事,多的甚至几十万。但是古代的治疗就是用大柴胡汤,很有效。现代医学有时中医药运用存在限制,有一个老年女性 89 岁高龄,县医院考虑胰腺炎,腹痛腹胀明显,建议患者住监护室,患者拒绝住院治疗,于杨老诊室就诊要求服用中药治疗,杨老查体肚子绷绷紧,人也比较壮实,舌苔厚腻,考虑就是大柴胡汤证,大柴胡汤加减,柴胡、黄芩、半夏、枳实、枳壳、赤芍、白芍、大黄、姜、枣,就这几味药,吃了二三天腹痛腹胀减轻,一周后症状基本恢复如常,化验淀粉酶等生化指标也明显改善,中药有时候就是比较灵。

2.**胆石症胆囊炎** 田某,女,61 岁。患"胆石症"、"胆囊炎",每遇劳累或生气均引起胆区剧烈疼痛,呕吐不止、往来寒热等症。近来胆囊炎又急性发作,诊室就诊,见:呕吐不止,寒热往来,胆区呈阵发性绞痛,按之心下满痛,并放射肩背部憋痛,头部冷汗涔涔,脉弦数。即以"大柴胡汤"加金银花 30 克三副药剂治之,服后,诸症渐平。

胆结石患者杨老有时服药之前要求患者吃油煎鸡蛋或者红烧猪蹄,吃了以后病人难受,心下满痛,然后再服用大柴胡汤,有时大便里面可以出现小石子,病人症状会明显缓解。有时候中医也比较简单,人为地制造了一个大柴胡汤证,因为胆结石患者如果上腹不痛,用大柴胡汤是没有效的,只有"心下按之满痛"这种情况用才有效,可能这就是"有是证用是方,有是证用是药",这也是我们用经方的原则。胆结石不是只有运用金钱草、鸡内金等药物的。

老年女性,60 岁,胆囊结石病史 10 年,彩超显示结石 0.5 * 0.5cm,就诊前一周开始反复出现右上腹部、上腹疼痛胀满不适,嗳气,口苦异味感,查体上腹胀硬感,拒绝西医抗生素治疗来中医求诊,杨老处方大柴胡汤加金钱草鸡内金各 30g,嘱患者服用中药前 30—60 分钟食用猪蹄,然后再服用中药,患者服用 1 付后症状明显缓解,5 付后症状基本恢复如常,口苦异味感减轻,腹胀缓解好转,再次复查彩超未见明显结石。

3.**支气管哮喘** 杨老指出一部分哮喘患者吃过东西以后就腹胀,一腹胀就发作,伴有大便干结,胀气多,查体上腹、两胁下绷硬,运用大柴胡汤治疗也是有效的。

中年男性,40 岁,素体肥胖。

4.**高血压高脂血症** 杨老指出一些现代医学认为的代谢综合症患者,不一定都是肝阳上亢,不总是"肝阳上亢,肝阴不足,水不荣木",有些患者形体壮实,上腹部按压满痛,中重度脂肪肝,有的人伴有胆石症,口干、口苦,如果你再用珍珠母、龙骨、牡蛎、羚羊角,一概无效。就适合用大柴胡汤。

四、桂枝茯苓丸

【组成】

桂枝 10g,茯苓 12g,丹皮 10g,芍药 12g,桃仁 10g。

【用法】

水煎服或和蜜为丸。

【主治】

淤血留结胞宫,妊娠胎动不安,漏下不止,血色紫黑晦暗,腹痛拒按等。

【方义体会】

方用桂枝温经通脉,促进血循;茯苓上益心脾,下利湿浊;芍药滋阴柔肝,合丹皮凉血清淤热;桃仁活血化淤以破症瘕。诸药相伍,则血脉通,淤血化,症块消而诸症除。

【临床应用】

是活血化瘀第一方。我们现在讲到活血化瘀总是想到丹参,杨老指出桂枝茯苓丸的活血效果比丹参要好,这张经方应用范围很广,现在多用来治疗子宫肌瘤,古代用桂枝茯苓丸是下死胎的。胎死腹中怎么办?又没有手术,又不会开刀,张仲景就用像兔屎那么大的丸药,让患者吃几粒,吃了以后死胎就会下来,所以这张方又称为"催生汤",又叫"夺命丹"。桂枝茯苓丸绝不仅仅是下死胎的作用,它可以治疗瘀血证。

1.子宫肌瘤　例如唐某,女,45 岁。子宫体部有一 8×6cm 大小的肌瘤。每至月事行则下血不止,少则七八日,多则十几日,且色黑量多。患者面色苍白,唇白无华,神疲乏力,心慌气短,腰困腹痛,少腹拒按,小便频数,脉沉滑,舌淡苔白。予以桂枝茯苓丸汤,桂枝 10 克、生自芍 12 克、茯苓 12 克、丹皮 10 克、桃仁 10 克、加土鳖虫 6 克、山甲珠 12 克,水煎饭前服三剂。一剂后,少腹痛甚,嘱其继服。三剂毕,从阴道流出黑色淤血数块后疼痛大减。后又与桂枝获苓丸合自拟夏枯消瘤丸,桂枝、生白芍、茯苓、丹皮、桃仁、三棱、莪术、甲珠、川贝母、元参、煅牡蛎、煅花蕊石、夏枯草等,共为丸剂。先后服用近两月,而下血止,腹痛除。经查:瘤体萎缩。

2.高血压病　例如朱某,女,34 岁。患高血压病近五年,血压常在 170/100mmHg 左右。患者素体肥胖,颜面较红,口唇微紫,头痛如刺,心烦失眠,月经推迟,量少色暗,脉象弦滑,舌质暗,苔薄黄。予以桂枝茯苓丸汤加味,桂枝 9 克、茯苓 12 克,生白芍 12 克、桃仁 9 克,丹皮 10 克、石决明 12 克、当归 12 克、川芎 9 克、丹参 12 克。水煎服,二剂后诸症大减,又令服三剂则诸症渐除。查血压 150/90mmHg。后血压偶有反复,但诸症不显,嘱其服用一些降压药结合体育锻炼,血压一直较为平稳。

3.妇女更年期综合征例 例如康××,女,48 岁。近毕年来,头痛头昏,性情暴躁,两肋憋胀,失眠健忘。目赤面青,有时耳鸣目眩,焦虑不安,月经一、二月,二、三月一行不定,量时多时少,色黑有块,少腹胀痛,每至行经前诸症更甚。脉象弦滑,舌紫暗。诊为:更年期综合征。疏予"桂枝茯苓丸汤":桂枝 9 克、生白芍 12 克,茯苓 12 克、桃仁 9 克、丹皮 12 克加柴胡 10 克、当归 12 克,生地 15 克。五剂,水煎饭前服,每日一剂。药毕,诸症见轻。后行月事,流出血水伴淤血数块,后诸症逐渐消失,月经就此而终止。

4.子宫内膜增生 子宫内膜增生,患者出现月经来了 20 天还是不走,子宫内膜增厚到 2cm,西医建议刮宫,有人刮了这次,下次又增厚了,想起中医,杨老经常用桂枝茯苓丸加大黄。杨老指出张仲景治疗瘀血证有一个经典组合:大黄、桂枝、桃仁。这三味药下瘀血效果最好,桃核承气汤就有这个组合。古方上加加减减一般都是根据张仲景的组合原则进行。桂枝茯苓丸里虽然没有大黄,但是有桂枝、桃仁,杨老认为如果加上大黄就与张仲景配伍原则相符。子宫内膜增厚,月经滴滴答答不走的,这个方往往可以取得不错的疗效。

5.前列腺增生、肥大 桂枝茯苓丸治疗前列腺增生肥大也可以加大黄,小便不畅通的话,还要加牛膝。小便不畅通、点滴不爽加牛膝效果很好。

6.皮肤科痤疮 痤疮脸上长着刺痘一样的东西,疮头发紫,疮体比较饱满,那是因为有囊泡、结节、疤痕、粉刺,粉头里面又有脓包。这种用桂枝茯苓丸最有效,我用了以后,确实很多就消掉了。女孩子吃了以后月经畅通,痛经没了,皮肤变滋润了,脸上痘痘也消了。

五、五苓散

【组成】
猪苓 9g,泽泻 15g,白术 9g,茯苓 12g,桂枝 6g。

【用法】
水煎服。

【主治】
1.外用表症,内停水湿。症见头疼发热,烦渴欲饮,或水入即吐、小便不利,舌苔白浮。

2.水湿内停的水肿、泄泻、小便不利，以及霍乱吐泻等症。

3.痰饮、脐下动悸、吐涎沫而头眩，或短气而咳者。

【方义体会】

《伤寒论》原用本方治太阳表邪未解、内传太阳之府，以致膀胱气化不利，遂至太阳经府同病之蓄水症。水蓄为患，阳气不化，阴气不利之故矣，水，非阳不化。故用茯苓、桂枝、白术强心促脾，化而行之，即合《内经》"阳化气"之理；水，非阴不停，故用猪苓，泽泻，茯苓以脾导肾，分而利之，即合《内经》"阴成形"之理，余以为：所以气化者，就是增强器官循环功能，促进全身水液运化的作用，所以燥湿，渗湿者，就是增强组织器官对水液的吸收作用，所以除湿利水者，就是增强组织器官对水液的排泄作用，故方中以白术、茯苓增强吸收，燥湿以渗之；泽泻，猪苓增强排泄，以清利之；桂枝促进循环，气化之。本证见《伤寒论》诸多凡例，均有"渴欲饮水"，而《金匮要略》却有"吐涎沫"。余索其理：热截水分是故"渴欲饮水"；水饮逆流，泛泛于上，是故"吐涎沫"。正如天气不和旱涝不均之意也。五苓散之所以为利水宗方，即在于"阳化气，阴成形"之理，是以促进机体运化水气，整体调节为功的。

【临床应用】

本方治疗湿、水蓄病患甚多。

1.治疗霍乱及急性吐泻症，有"渴欲饮水"者，宜服此方。

2.治疗水泻症，下利稀便如水状，倾泻如注者。服此方能立止之。

3.治疗肾病、心脏病之浮肿症，尤以下肢浮肿甚者，疗效很好。

4.治疗感冒浮肿者，服此方一剂即可。

杨老指出五苓散和小柴胡汤一样，是我们临床上应用非常广泛的一张方药。他治疗的疾病是什么？就是五苓散病，中医讲是蓄水证。五苓散证有几个特点：第一个是口渴；第二个是吐水，或者说有的人肚子里头有咕噜咕噜的水声；第三个是腹泻，严重的一天三次以上，少的一天两次而且大便不成形；第四个是会出现一些神经症状，头痛、头晕、眼花等等，这些特点就形成了五苓散的四大指征。杨老指出不是看到患者口干口渴，就给他用麦冬、生地、沙参养阴生津，有些患者会适得其反，需注意望诊，病人来了，要看她胖瘦、高矮，肌肉坚紧还是松弛，面色黄还是白？是烦躁还是抑郁？声音是高亢还是低微？一般来说五苓散体质的脸色会发黄，浮肿貌，有的眼袋很大，舌体胖大，有齿痕，复诊肚子绷硬，但是不痛，里面还是软软的，不像大柴胡汤证那样"心下硬满痛"，患者肚子里往往有水声，往往会说我口渴又不能多喝，喝多了肚子胀，有时会吐出水来，这种情况用五苓散就非常有效，现在这种体质患者非常多，原因是现在人缺少运动，食物中的添加剂太多，喝酒没有节制,高营养食物摄入过剩。

(1)脂肪肝:酒精肝腹型肥胖高尿酸血症。

有些患者杨老会按照张仲景方药的比例,让病人用大麦粥或米粥,甚至泡水泡茶喝,尤其是对于五苓散体质,啤酒肚,血脂高,大便稀,头晕的患者,服五苓散后可以使身体变轻,体重下降。对于酒精肝杨老临床也会运用,一般会加用葛根。对于水象明显的杨老也会运用五苓散配合牛膝、麻黄利水减肥。

(2)肝病慢乙肝:杨老临床还会运用五苓散治疗肝病,对于一些基层普通老百姓,常年服用抗病毒药物可能负担不起,杨老经常处方五苓散打成粉,胆红素高的可以加茵陈,用麦粥调服,经济实惠,效果明显,有点患者配用小柴胡汤,叫"柴苓汤",对慢乙肝大三阳的患者有效。

六、葛根芩连汤

【组成】

葛根 24g,黄芩 9g,黄连 9g,炙甘草 6g。

【用法】水煎服。

【主治】外感表症未解,热邪入里。症见身热下利、胸脘烦热、口干作渴、舌红苔黄脉数。

【方义体会】

《伤寒论》曰:"太阳病桂枝症,医反下之,利遂止,脉促者,表未解也。喘而汗出者,葛根黄芩黄连汤主之"。此为误下使邪热内陷于三阳经之里,阳明之腑也。阳明主阖,虽原系桂枝症,今则不可用桂枝汤,必须以芩连直接从里之腑而清泄之,尤虑残邪不能尽从里清,故以大量葛根透发邪热,仍由表而解。葛根与麻桂皆能辛散走表,而葛根辛而不热、不燥,既能升津液输于太阳,又可清解内陷之邪热。葛根与石膏共味辛而清凉,能生津止渴。而葛根是"出而清之",石膏则"入而清之"。故本方证表邪未解,误下致邪陷阳明引起的热利,当以葛根为主,输津解热;配用苦寒之黄芩、黄连,清胃肠之热,燥胃肠之湿,如此表解里和,身热下痢诸证可愈。所用甘草,意在护胃缓中,协调诸味,共为解表清里之剂。

【临床应用】

此方可治疗各种痢疾,如细菌性痢疾、阿米巴痢疾等。见有发热腹痛,下痢浊秽。热灼肛门,里急后重者,下痢脓血,苔黄脉数,可加清热解毒之品治之。

张仲景这样描述葛根芩连汤的症状,"太阳病,桂枝证,医反下之,利遂不止,脉促者表未解也,喘而汗出者,葛根芩连汤主之",在伤寒论中,这是个治疗协热下利的方子,我们把它扩大范围,现在的肠炎、痢疾、糖尿病、腹泻都能够使用,因为黄连、葛根本身都有降糖作用,加大黄、牛膝、肉桂这个方子,也可以应用到糖尿病患者中,同时对一些糖尿病患者出现的牙周炎、脓肿也有效果,还有一些高血压患者,壮实的很,但是颈椎不大好,经常头晕头痛,用葛根芩连汤加大黄,其实就是合三黄泻心汤就可以收到良好的效果。

七、当归芍药散

【组成】

当归,川芎,生白芍,白术,黄芩(各等份)。

【用法】

上五味,杵为散,酒饮服方寸匕,日再服。

【主治】

妊娠保胎、临盆而产、产后百病。

【方义体会】

妇人妊娠最应重视肝脾。肝主藏血,血以养胎;脾主健运,为气血生化之源.若肝血虚而生内热,脾不运而生湿,湿热内阻,则血不养胎,常出现胎动不安。故以当归,芍药补肝养血,与活血之川背相伍,以舒气血之源,白术健脾除湿,黄芩坚阴清热,合而用之,使血虚得补,湿热可除,而奏养血安胎之效.妇人以血为本,然此方妊娠可养胎,产后可健身。

【临床应用】

杨老指出当归芍药散是一张养胎调经方,主治妊娠腹痛,是我国古代用于围产期的一张主方,胎漏可以用,胎位不正也可以用,对于胎位不正的治疗,七个月左右的时候就可以开始用,用过之后胎位不正就可以转过来,不需要做什么膝胸卧位,它不但能转胎,而且还能养胎,胎儿不长的或是发育不好的,常服当归芍药散能使小儿健康发育。现代医学认为里面有当归芍药等药物运用可能受限,但只要辨证准确是可以运用的,凡血虚稍有热者,皆可用之。

例如周某,31岁.婚后八年,连续堕胎五次,皆於怀孕三至六月之间,出现腰腹坠痛、阴道下血。脸块或胎而堕下。近日医院检查、已妊娠二月余,身感乍冷乍热、头晕恶心、腰困神疲、不思饮食、心神不安,找吾保胎.见其发育一般、中等身材、面色淡白、舌淡、脉细弱,乃采用补血养胎之法,以当归散治之,处方:当归,生白芍、川芎、白术各 200 克,黄芩 100 克,上药共为细末,每日 6 克开水送服。令其服半月,停半月,直至临产,患者盼子心切,恒守其法,又慎於养护,终于足月顺产一男婴,母子健康,合家欢喜。

例如常某,34 岁,农民。28 岁结婚曾怀孕三次,分别於妊娠五、七、八月时胎死腹中,皆住院取胎,术后见胎而瘦小,近已怀孕三月,惧怕胎死腹中,四处求医。余察其面色萎黄,身体瘦弱,且心烦易怒,舌淡尖红,脉细弱滑数,此乃为血虚火旺、不能生气化胎,仅食气伤精之故。即以当归,生白芍,川芎、白术、黄芩各 300 克,共为细末。令按妊娠几个月,每日即服几克,逐月增长,坚持服至九个月时,自感一切正常,唯下肢稍浮肿,血压升高(150/100mmHg),为谨防不测、住院观察、足月临产时,骨盆狭窄,为保母子安全,采取剖腹产术,生一 3.25 斤重女婴,母子安康。

八、温经汤

【组成】

吴茱萸 9g,桂枝 6g,当归 9g,生白芍 6g,川芎 6g,人参 6g,阿胶 6g,牡丹皮 6g,甘草 6g,半夏 6g,麦冬 9g。

【用法】

水煎服。

【主治】

冲任虚寒,淤血阻滞,漏下不止,月经不调,痛经,不孕。

【方义体会】

冲任虚寒,淤血阻滞,血虚而淤,非纯用祛淤之法所宜,当以温经散寒与养血祛淤并用,使血得温则行,血行淤消,诸证可愈。方中吴茱萸,桂枝温经散寒,兼通血脉;当归,川芎活血化淤,养血调经;阿胶、芍药、麦冬合当归和肝血养肝阴;丹皮既可助桂枝,川芎祛淤通经,并能退虚热;人参、甘草、生姜、半夏,益气和胃,以资生化之源,各药合剂,以奏温经通脉,养血祛淤之功。

【临床应用】

杨老认为温经汤主要用于女性,除了月经不调属于冲任虚寒,杨老临床也多用于更年期女性,类似雌激素作用,很多女性原来艳如桃李,到了更年期干瘪消瘦,睡眠不好,肠胃症状出现,皮肤粗糙,容易烦躁,这种患者运用温经汤往往见效。对于男性可用于慢性前列腺炎等患者,杨老指出慢性前列腺炎是男性生殖系常见病,且中老年居多。久病此患,下焦气血淤阻,往往误用清热解毒及抗生素类,使其局部淤滞加甚，临证需明此理；慢性感染系局部淤血阻散日久所致，其本乃属血滞寒凝，固多采用温经汤，温经散寒、养血祛淤。

例阎某，男，62岁。1964年，8月7日初诊。患者会阴部胀痛三月余，伴有排尿困难，尿频尿痛等症。入院治疗，经直肠指诊，前列腺充血增大、压痛，诊为前列腺炎。中西医治疗月余不效，邀余诊之。诊见：形体消瘦，情绪低沉，脉沉而细，舌淡苔白，自诉：会阴部隐痛不休，痛引少腹，腰酸重。每与热水坐浴，少得舒适，辨此为下焦虚寒、淤血阻滞。拟吴萸9克、当归12克、生白芍9克、川芎6克、党参15克、桂枝9克、阿胶10克（烊化）、丹皮6克、麦冬9克、半夏6克、生姜9克、炙甘草6克，水煎服。服用五剂，诸痛大减，精神好转，又拟上方与"当归生姜羊肉汤"二方各服五剂，此症渐愈。

例范某，女，24岁，痛经二年多，服药多剂，终不见愈。主诉：经期先后不定，经色暗红，并伴血块，每痛经时，手足厥冷，饮食不进，其状甚苦；触其六脉沉而细弦。手足不温，拟温经汤原方，嘱其每逢经前四、五日、服之二、三剂，当月服后即效，后自持此方，按嘱服药，痛经解除。

九、半夏泻心汤

【组成】

半夏10g，黄芩9g，干姜6g，人参6g，川黄连6g，炙甘草6g，大枣4枚。

【用法】

用水久煎温服。

【主治】

胃气不和，症见心下痞满不痛。或干呕或呕吐，肠鸣下利，舌苔薄黄而腻，脉弦数。

【方义体会】

本方原治少阳证因误下而成的痞证。少阳证误下则使脾胃之气受损，邪气乘虚而入，使寒热互结于中焦，致使中焦脾胃升降失调，气机不畅，运化失职而见心下痞满，呕逆及肠鸣下利等证。方中半夏为君，辛苦入胃，以和胃消痞，降逆止呕，辅以干姜辛温散寒，增强其辛开散结之功；黄连、黄芩苦寒泄热，增强其苦降除逆之力；佐以人参，炙甘草，大枣补脾益气以和中。本方寒热，辛苦，补泻同施，配伍合理，用药巧当，从而使胃气得和，升降复常则痞满吐利诸症自除。

【临床应用】

杨老认为此方是治疗胃病专方,立法周全,配伍合理,用药巧当,临床上不仅仅是治少阳误下成痞。凡寒热互结成痞,以及湿热中阻,脾胃虚弱,升降失调所造成的痞证均可应用,且效果满意。慢性胃炎、糜烂性胃炎或伴有幽门螺杆菌感染的患者属于此证皆可以运用。

1.慢性胃炎　杨某,男,47岁。患慢性浅表性胃炎三年余,常自服各种健胃西药及中成药以调理。病情时好时坏,近日因进甜食量多,则病情加剧,症见:脘腹胀闷、嗳气、呕逆;有时酸水上泛,舌苔薄白,脉细弦。投以半夏泻心汤,半夏10克,川黄连6克,黄芩9克,干姜9克,炙甘草6克,党参12克,大枣4枚,水煎饭前服三剂,一剂后腹胀除,余症轻,二剂后诸症消然。

2.消化性溃疡　例王某,男,67岁。患胃及十二指肠溃疡二十余年,曾多方求裕,终未痊愈。见痛苦病容,形体消瘦。自述:心口隐隐作痛,或嘈杂烦乱,满闷不适,每饥饿时发作,常嗳气吞酸、恶心欲吐,饮食不下,大便溏薄,诊其脉象细紧,舌尖略红。余先与半夏泻心汤,半夏9克、党参15克、川黄连6克、黄芩9克、干姜9克、炙甘草6克、大枣4枚,水煎饭前服三剂。二诊:诸症见轻,精神亦好转,唯胃脘隐痛尤在。又予上方减芩连用量令服二剂。三诊,药毕后,症状大见好转,胃脘虽偶有隐痛,但亦无嘈杂之苦。后配以香砂六君子加减调治二月余,诸症消除,身体逐渐康复,现已近八旬,仍未复发。

3.急性肠胃炎　例赵某之女,7岁。因食不洁之物而腹痛,吐泻不止,大便溏薄,完谷不化,指纹青紫,体温38.5℃,腹胀拒按。此乃小儿为稚阴稚阳之体,脾胃之气尚健,故饮食不适则脾胃运化受限。今食物不洁之,当损伤脾胃之气,且邪热结于胃肠,致升降失调,运化失职,而见腹胀痛,吐泻不止等证,急当投予半夏泻心汤以调和肠胃,降逆止泻。处方:半夏6克,党参6克,川黄连3克。黄芩9克,干姜3克,炙甘草3克,大枣2枚,水煎饭前服,一剂后热退,二剂后吐泻止。

4.慢性肝病　例白某,男,37岁。曾患慢性肝炎,每遇肝区疼痛时见:口苦咽干、食欲不振,胃脘憋胀不适,哎腐吞酸,烦满失眠,溲黄便溏、脉弦,舌苔黄,予半夏泻心汤加枳壳6克,香附9克,服后疗效甚佳,后与半夏泻心汤、膈下逐淤汤二方交替不间断地服用半月,症状消失。

十、补中益气汤

【组成】

黄芪10g,人参9g,甘草6g,当归6g,橘皮6g,升麻6g,柴胡6g,白术9g。

【用法】

水煎服。或作丸剂,每服 10～15 克,每日 2～3 次,温开水送服。

【主治】

脾胃气虚。症见身热有汗、头痛恶寒、渴喜热饮、少气懒言,饮食无味、四肢乏力、舌质淡苔白、脉虚软无力,及脱肛,子宫下垂,胃下垂、久泻久痢等证属中气虚陷者。

【方义体会】

内伤脾胃,乃伤其气。脾胃虚弱,谷气不盛;中气不足,摄纳不力,升举无能。中宫内伤,累及四旁,上则少气懒言,虚热自汗;下则脱肛、泄泻,脏器下垂;旁则肢软体倦,神疲少力。此为内伤不足,惟当甘温之剂,补其中,益其气。方以黄芪益气为君;人参、白术、甘草健脾补中为臣,共收补中益气之功;配陈皮理气,当归和血,均为其佐,升麻、柴胡升举清阳,为补气之使。《内经》曰:"劳者温之"、"损者益之"。盖内伤中虚诸症,多以补中益气汤立治,临证确有裨益。

【临床应用】

1.遗尿　例王某,男,74 岁,遗尿一年余.始患此症多于夜晚睡寐遗尿,入冬白日屡有自遗发生.下裤终口湿潮不堪.自行排尿时,哩哩啦啦,尿不成束.西医诊断前列腺肥大.诊见:面容不华、短气、少言,四肢不温,口干而不欲饮,纳差,舌淡苔白,按其全腹柔软,无结聚,触其六脉沉弱,余认为此乃脾肾阳气虚衰,不能封藏之故.治疗先温其阳。服药后,四肢转温,精神渐佳,但尿遗如故,拟补中益气汤加附子,与肾气丸汤加味,处方:第一方:黄芪 10 克,炙甘草 6 克,小红参 6 克,当归 9 克.陈皮 6 克,升麻 3 克,柴胡 3 克,白术 12 克,附子 6 克,水煎饭前服。第二方:熟地 20 克,山萸肉 12 克,山药 15 克,丹皮 9 克,泽泻 6 克,茯苓 9 克,附子 6 克,肉桂 3 克,益智仁 5 克,桑螵蛸 5 克,水煎饭前服。上二方交替服用 3 轮,精神很好,自云:小便已能自摄,排尿有度。继令其改服补中益气丸、金匮肾气丸半月余,以资巩固。

2.气虚不摄之出血　例阎某,女,17 岁,月经淋漓不断面色萎黄,神疲懒言,心烦,失眠,脉虚而缓,余以归脾汤加味调治数刘而痊愈。二月后,因劳体伤气,经至淋漓不止,再犯诸症,再服归脾汤加味已不收效.诊其脉弱无力,且自汗不止,周身困倦,拟补中益气汤加阿胶 6 克(烊化),茜草 12 克三剂,服后取效,又令服四剂而愈。

3.久病气虚,大便秘结　例田某,女,59 岁。半身瘫痪卧床一年余,常有便秘、腹胀,大便数日一次,且赖灌肠行之,口服多类泻下药均有效。但每泻下后,头晕、短气、不思饮食,腹胀加甚。几日后又结便秘,采用灌肠维持行便,也不为意。诊见:口唇色淡,神疲少言,动则自汗,其脉虚大,询其三日未便。腹胀无痛处,夜里烦热,此为脾胃虚衰、乏津少气无力行便之故,以补中益气汤加枳壳 6 克补中气,推陈积,处方如下:黄芪 15 克,炙甘草 6 克,党参 12 克,当归 9 克,陈皮 6 克,升麻 3 克,柴胡 3 克,白术 9 克,枳壳 6 克,水煎饭前服二剂。服药一剂,自便许多,腹中舒适。后嘱改服补中益气丸、麻子仁丸,隔日一丸,不日症愈。此例提示,便秘也有虚实之分,实者泻之,多以苦寒;虚者补之,多以甘温。若虚实皆杂,亦可攻补兼施。此例便秘,乃中气虚弱诸症一斑,故以"塞因塞用"使其"通"然。

4.胃下垂、脱肛、久泻、子宫脱垂 杨老临床辨证属于中气不足的,多处方补中益气汤,脉缓寒象明显,可加附子 6～9 克,治之多有效。

十一、大黄牡丹皮汤

【组成】
川大黄 9g,牡丹皮 12g,桃仁 9g,冬瓜子 30g,芒硝 6g。

【用法】
水煎服。

【主治】
肠痈初起,右少腹疼痛拒按,甚则局部有痞块,小便自调,时时发热,自汗出,复恶寒,或右足屈而不伸,脉滑数。

【方义体会】
本方证是因湿热郁积肠内,气血凝聚,以致淤热郁结不散,故见少腹疼痛,局部肿痞,湿热内结,气机阻滞,荣卫稽留于内而不卫外使然。"实者散而泻之",六腑以通为用,故治宜泻热破淤。散结消肿。方中大黄泻肠中湿热淤结之毒,芒硝软坚散结,助大黄荡涤淤热,桃仁,丹皮凉血,散血,破血祛淤,冬瓜子清湿热,排脓,散结消痈,夫肠痈之病,皆由湿热聚郁,凝结而成。治其症,总宗苦寒泻下,清热除湿,破血散淤,大黄牡丹汤确具解毒消痈,活血逐淤之功。

【临床应用】
杨老临床在此方基础上又加金银花,蒲公英,败酱草清热解毒,治疗诸多感染性疾患,效果很好。

1.男性急性尿道炎、前列腺炎、睾丸炎、附睾炎等。例如段某,男,40 岁。患前列腺炎,少腹及会阴深部隐隐作痛,痛连外生殖器及睾丸。小便不利,淋浊,大小便时疼痛加剧,杨老给予服大黄牡丹皮汤加减,三剂水煎,饭前服,服后疼痛减轻,大便稀薄,便时已无痛感。再以上方加石菖蒲 9 克,车前草 6 克,赤芍 9 克治之,小便利,淋浊止,诸痛基本消失,调理而愈。

2.肛门周围炎肛周脓肿:例如杨某,男,40 岁,肛周疼痛不适 5 天,于肛肠科就诊考虑肛周脓肿,大小约 3 * 2cm,口干,舌红苔黄,脉沉。建议手术治疗,患者拒绝寻求中医治疗,杨老给予大黄牡丹皮汤加金银花 40 克,败酱草 30 克,生薏仁 20克,蒲公英 30 克,山甲珠 9 克治疗,3 剂症状明显好转,7 剂后症状恢复如常,半月后复查彩超已恢复正常。

3.阑尾炎:例米某,女,32 岁。患急性阑尾炎,右下腹疼痛阵发性发作,医院建议手术治疗,患者惧怕手术,求助于杨老。症见患者身热面赤,脉滑而数,右下腹疼痛拒按,三日未行大便。杨老给予大黄 6 克,牡丹皮 9 克,桃仁 9 克,冬瓜子 30 克,芒硝 6 克,金银花 40 克,败酱草 30 克,令速煎取服之,午间服药后,诸症未变,次日临晨大便排出一大滩污秽之物,症状减轻,按压阑尾部仍有痛感,体温已至 37℃,后令其煎取金银花 60 克,蒲公英 30 克,日三服,三日后体温正常,诸症消失。

4.子宫及附属器炎:例杨某,女,37 岁。少腹双侧抽痛,时轻时重,黄带粘稠,浸淫刺痒,全少腹有压痛,四月不愈,口服多种抗生素及外阴洗涤,疗效不显。西医诊断为附件炎,盆腔炎。杨老给予大黄牡丹皮汤加金银花 20 克,蒲公英 20 克,元胡 9克治之,服药六剂,黄带明显减少,腹痛亦减轻,后又以上方川大黄减至 6 克,加生薏仁 30 克,继服六剂后基本告愈,

十二、小建中汤

【组成】

生白芍 18g,桂枝 9g,炙甘草 6g,生姜 9g,大枣 4 枚,饴糖 30g。

【用法】

五味水煎二次,取汁。兑入饴糖,分二次温服。原方六味,以水七升,先煮五味,取三升,去滓,内饴,更上微火消解,温服一升,日三服。

【主治】

虚劳里急。腹中时痛,得按则痛减,舌淡苔白,脉细弦而缓;或心中悸动,虚烦不宁,面色无华;或四肢酸楚,手足烦热,咽干口燥。

【方义体会】

"虚劳里急"为体内阴精阳气俱不足。尤在泾说:"欲求阴阳之机者,必求于中

气,求中气者,必以建中也。"此方为温建中脏而设,故名"建中"。方中以怡糖为君,味甘平,性温而滋润,益脾气,缓钯痛;辅佐以炙甘草、红枣增强其甘温益气健脾之用。与辛甘温的桂枝、生姜相伍,起辛温补阳之用;与白芍同用,有酸甘补阴缓急痛之效,且桂芍相伍,调和营卫,姜枣同用,调补脾胃。此方重用补以甘药之药,合补中宫、灌四旁之理,使中气建、化源充,则五脏有所养。且阴阳兼顾,营卫俱补,补而不闷,温而不燥,确系以阳生阴之法,确有以能促质之效,杨老认为此方临床应用十分广泛。

【临床应用】

1.贫血　例魏某,女,33岁。患者头晕、乏力,食欲不振,消疲,紫斑,牙龈出血,月经量很少。就诊前二年,省立医院诊断为再生障碍性贫血,经输血及激素治疗,病情有所稳定。出院后不久,诸症再现,检查:红细胞210万/mm³,白细胞3500/mm³,血色素7克,血小板5万/mm³,诊其脉象细弱,舌苔薄舌质淡。杨老给予小建中汤炖服鹿角胶、龟板胶调治月余,出血少,诸症改善。再以小建中汤为底方加鹿角胶、龟板胶、当归、五味子等,令其制成丸剂服用。经治四月余,精神、饮食均很好,皮肤出血点已不明显,牙龈出血己止。复检化验,血色素10克,红细胞350万/mm³,白细胞6000/mm³,血小板9万/mm³,后长期随访,病情稳定。

2.慢性肝炎　例张某,男,41岁,有肝炎病史。证见:左胁疼痛月余,每饭后发作,伴四肢乏力,纳差、失眠,触其六脉皆沉细无力,按其两胁隐隐作痛。治疗以小建中汤,令服三剂。服后疼痛缓解,再配以疏肝理气活血的方药与小建中汤交替服用,服药四轮,疼痛消失,饮食如常。杨老认为中焦为气血生化之源,肝病后期往往以中虚为病,故以仲景小建中汤,建中养营,补之以虚,使肝有所养,其痛自愈。

3.胃肠疾患　例周某,男,45岁,患十二指肠球部溃疡五年,身体消瘦,面色黄白,食欲很差,饮食、劳累,心情稍不遂意,心口疼痛即刻加重,常常心口痛,夜不能寐。用西药解痉止痛药后虽可暂疼痛,但病终不能愈。杨老诊其脉细弦,舌淡苔白,施以黄芪30克、生白芍18克、桂枝9克、炙甘草6克、饴糖30克、生姜9克、大枣4枚,水煎饭前服,令其反复服用,每日一剂。患者服用半月后,饮食精神均有好转,心口疼痛减轻,后又以上方隔日一剂服用二十余日而痊愈。

十三、白虎汤

【组成】

生石膏24g,知母9g,炙甘草6g,粳米6g。

【用法】

水煎至米熟汤成,去渣温服。

【主治】

阳明经热盛。症见壮热、烦渴、口干舌燥,面赤恶热、大汗出,脉洪大有力。

【方义体会】

本方所治乃外感寒邪,入里化热,或温邪传入气分的实热证。气分实热,热邪炽盛,故壮热面赤,反不恶寒;内热熏蒸,迫津外泄,故大汗出;热灼胃津,故烦渴、口干舌燥;邪热盛于经,故脉洪大有力,此虽阳明气分实热,但未见阳明腑实,故不宜攻下,热盛必伤津,若用苦寒直折,又恐化操伤津,以甘寒之品泻胃火、生津液则最宜,所以方以石膏辛甘大寒,制内盛之热,以知母苦寒质润,养阴清热,二药相须,清肺胃而除烦热,更以甘草,梗米益胃生津,养护中气,四药共用,具有清热生津之功,若燥渴不止,汗多而脉浮大无力,属气津两虚者,与本方加人参,名"白虎加人参汤"(《伤寒论》)。若关节肿痛,骨节烦痛,脉弦数者,属风湿热痹,与本方加桂枝,名"白虎加桂枝汤"(《金匮要略》)。

【临床应用】

1.风湿性关节炎　例范某,男,25岁。患"风湿性关节炎"一年,近十余日加重,症见:关节疼痛,局部红肿、灼热,兼有全身发热、口渴,脉数。辨为热痹,即以白虎加桂枝汤加薏仁15克治之,连服三剂后,热势退,局部肿消,其脉略缓,再拟以白虎加桂枝汤、桂枝芍药知母汤二方各三剂,令其交替服,一周后疼痛大减,已能活动。杨老认为此类热痹,属活动性风湿关节炎。病发较急、较重,多以寒湿郁久化热,热痹伤津所致。故治宜因势利导,解热通痹。

2.治疗产后高热　例如王某,女,28岁,产后五日,病发高热,始有恶寒、身痛,就诊时见其高热、汗出、烦渴,脉浮大而无力,其夫述其病状饮水数碗,乃不解其渴,本相信中医,杨老诊室就诊,杨老辨此为阳明热盛、气津两虚之证,给予白虎加人参汤治之,仅一剂药,高热解除,后又拟竹叶石膏汤半夏量减半,令服二剂而愈。

第三节　杨老谈五运六气

杨老经常教导学生,五运六气是中医理论基础非常重要的部分。古人认为事物运动变化都存在周期性节律,五运六气是研究天时气象、物候变化和人体生理变化之间的关系及其规律的学说。运气学说以整体观念为指导思想,以阴阳五行为理论基础,以干支符号为演绎工具,以气候物候和生命现象的周期性规律为核心内容,以探求疾病发生的时间节律和相应的防治方法为研究目的,是中医学天人合一理论的典范。

远在伏羲时代之前,中华先民对"天道"的认知已经达到了相当水平。古人讲的"天"指的就是大自然。上古先民通过观察日影和天体运动的变化轨迹,产生太极和河图等图形;伏羲时代形成了以太极、阴阳、四象和先天八卦等为主要符号的八卦文化。八卦文化表达了古人对"天道"的认识。伏羲时代比炎黄时代早得多,但后人把文明源头定于伏羲而不是炎黄,可见黄帝时代文化的重要意义。《史记》载黄帝"伶伦造律吕",是通过"葭管飞灰"发现了时间周期的六律六吕,这是中华历法的万古不变之律!由六律十二气而二十四节气、六十甲子,进而造就了我国古代最先进的农业和医学。又完善了阴阳五行学说,故黄帝被尊为"人文始祖"——人皇。以木、火、土、金、水为代表符号的"五行"说,是对万物之象的概括。《黄帝内经》植根于黄帝文化,是黄帝文化的活化石。《黄帝内经》中的五运六气,代表了黄帝文化天人相应思想之魂。中医药学之所以能成为打开中华文明宝库的钥匙,与其中的五运六气学说有很大关系。

杨老认为五行的本意是对万物之象的概括,并不是指五种物质。"三生万物"也并不是普遍认为的天、地、人三才。《黄帝内经》中讲"三而成天、三而成地、三而成人",即天、地、人都是由"三"所生,"其生五,其气三",故三生万物的"三"指的是气化运动的"开、阖、枢"三种状态。五运六气学说以人类对自然的认知为基础,是我国古代劳动人民的智慧结晶和科学瑰宝,数千年来源远流长。对中医理论的继承和发展需对中医科学内涵有深入理解,透过运气学说解读中医,可更好地看到中医理论的科学本原,避免许多误区。学习中医不能不学《黄帝内经》。《黄帝内经》全面传承了黄帝文明的文化模式,《黄帝内经》中处处都是五运六气,不了解五运六气,就读不懂《黄帝内经》。《黄帝内经·素问》开卷第一篇叫做"上古天真论",论述的是天人相应的基本思想;"人以天地之气生,四时之法成","天地合气,命之曰人",讲的是人的生理功能是由所处的自然环境所决定的,表达的观点是要寻求和把握自然界的基本规律。五运六气反映的是宇宙基本规律。中医强调"天人相应",认为要把握和顺应自然规律才能达到强身健体的目的,离不开五运六气。

杨老认为五运六气是基于天人相应及自然界六气六律、五气更立的五六节律的认识,探讨自然变化的周期性规律及其对人体健康和疾病的影响,进行养生治未病与防治疾病。其精髓在于"天人相应",反映了自然变化的周期性规律及其对人体生理病理和疾病预测、防治的动态过程。运气学说是中医理论的基础和精髓,运用运气学说指导临床,有时可以收到神奇的疗效,尤其对一些疑难杂病。

三因司天方是针对运气病机的十六个套路,不局限于方与年的对应,应用时不可拘泥,更不能呆板,杨老认为用运气理论、符合运气病机的方剂都称为运气方,并非专指三因司天方。《三因方》十首"五运方"包括附子山萸汤,白术厚朴汤、紫苑汤、牛膝木瓜汤、川连茯苓汤、五味子汤、苁蓉牛膝汤、苓术汤、麦门冬汤、黄芪茯神汤。各剧其岁运太过不及、而已五味所盛调和,处方规矩,构思精巧、方简药常。以平为期。六首"六气时行民病证治方",为每年司天之气变化而设,有辰戌年静顺汤、卯酉年审平汤、庚申年升明汤、丑未年备化汤、子午年正阳汤和巳亥年敷和汤、每方后均有所加减。此十六首方合称三因司天方,为中医运气方剂的代表,杨老临床运用也多有疗效。

苁蓉牛膝汤

甲午干燥综合征案

孙某,女,64岁,生于1951.12.8。

初诊(2015.1.15):干燥综合症病史10年,近半月加重。目前难寐烦躁,每晚仅睡1小时,甚至彻夜不寐,口干甚,腰腿疼痛夜重,小便频涩,大便尚调,舌红,无苔,干燥裂纹,脉浮弦左关弱。

药用:肉苁蓉15g,川牛膝15g,熟地黄30g,当归10g 白芍15g,木瓜15g,乌梅30g,鹿角霜10g,甘草10g,水煎服,日1剂,先予6剂。

二诊(2015.1.21):药后睡眠好转,已能睡4-5小时,小便频涩减轻,舌红减轻,舌面已有薄苔,干燥裂纹减轻,左关稍振,继用上方。

杨老认为苁蓉牛膝汤为丁年运气主方,为木运不及,燥乃大行、民病中清而设,本患者初诊时间却在年终之气,此时主气为太阳寒水,客气为阳明燥金,与燥行和中清的病机相符,用之满意。

重度高血压案

朱某,男,39岁,1978年出生。

首诊(2017.02.26):患者因头晕、头皮发麻3天,先在内科就诊,检测血压190/110mmHg,诊断为高血压3级(重度高血压)。患者拒绝西药降压,转求中医治疗。症见:头晕头痛,头皮发麻,面红,容易激动,夜寐欠佳,有时小腿肌肉痉挛,舌红苔少,脉弦细数。

处方:苁蓉牛膝汤加减:肉苁蓉10g 牛膝10g,熟地10g 当归10g,白芍10g,木瓜10g,乌梅10g,炙甘草6g,水蛭10g 水煎服日1剂,7剂。

二诊(2017.3.8):头晕明显好转,头皮发麻消失。血压监测140/95mmHg,前方加牛膝 10g,水煎服,日 1 剂,7 剂。

三诊(2017.3.16):头晕消失,头皮发麻未作,脚挛急未作,夜寐亦佳。查血压已降至 130/85mmHg,前方需服巩固。

杨老认为,丁酉年,木运不及,易表现为肝阴不足、肝风内动的证候。本例患者的各种表现,符合该运气病机的特点,给予运气方苁蓉牛膝汤养血滋阴,益肾柔肝,阴血不足,肝风自然熄灭。

升明汤

丙申哮喘腿痛案

赵某,女,57 岁,生于 1960.5。

初诊(2016.4.20)既往腰腿痛 5 年余,双膝疼痛甚,下肢皮肤色暗肿胀触之硬糙,哮喘 10 年,花粉过敏,常年持续使用平喘制剂,间断服用激素类,体重 90kg,身高 160cm,症见:双膝疼痛,哮喘间断发作,自汗,难寐,大便日 1～2 次,质可,舌暗红,边尖赤,苔淡黄厚欠润,脉极沉细无力。

处方:升明汤合猪苓汤方:紫檀 15g(包煎)萹蓄 10g(后下)生枣仁 20g 小青皮 15g 姜半夏 15g 炙甘草 15g 车前子 30g(包煎)猪苓 15g 茯苓 15g 滑石(包煎)15g 泽泻 15g 阿胶 10g,鸡血藤 30g 水煎服日 1 剂,予 7 剂。

二诊(2016.4.29):下肢水肿、双膝疼痛减轻,仍有难寐,舌暗红,边尖赤,苔淡黄厚欠润,脉沉细无力较前轻,加桑白皮 15g,水煎服,日 1 剂,继服 10 剂。

三诊(2016.5.12):身体较前轻松,体力增,哮喘减轻,下肢渐软变细,体重减轻 7kg,大便尚调,舌暗红,边尖赤,舌淡黄厚较前润,脉沉细较前有力,水煎服,日 1 剂,继服 15 剂。

四诊(2016.5.30):其友来诊述其体重减轻 20kg,哮喘未作,愈。

杨老指出,患者就诊时间为丙申年,水运太过,少阳相火司天,厥阴风木在泉,舌象有热之征,与司天之少阳相火相和,腿肿脉沉为水过之象,与水运太过关系密切,方选猪苓汤利水合升明汤降少阳相火,水火同调,病得愈。

备化汤

少腹下肢畏风怕冷案

戴某,女,36 岁,1979 年出生。

首诊(2015.5.31):自 2 年前人工流产后,因调养不佳,出现少腹及下肢畏风怕冷,虽夏季炎暑,亦须穿长裤,晚上需和袜而眠,稍受凉则出现腹痛、腹泻,平素纳谷尚可,大便稀溏,夜寐多梦,经水暗潮,量少色暗,舌淡红,苔薄白,脉沉细稍数。

处方:备化汤:熟附片 6g(先煎 1 小时),熟地 30g(砂仁泥 3g 拌炒)木瓜 15g 茯神 10g 牛膝 10g 覆盆子 15g 炙甘草 10g 炮姜 6g,泽泻 10g。水煎服,日 1 剂,14 剂。

二诊(2015.6.21)少腹及下肢畏风、怕冷感明显改善,大便正常,夜寐也安,停药后下肢及少腹症状稍有反复,纳谷可,舌脉同前。药已中的,再服用 14 剂。药后诸症平复。

第四节 杨老谈用药心法

一、佩兰、菖蒲化腻苔

正常舌苔是胃气充盛水液上潮,浅薄微白,不腻不燥,似有若无。厚腻的舌苔,尤其是消化系统疾患,拭之虽去,仍可再生,若兼有痰湿之邪者,则很难拂掉。杨老在辨证基础上加入佩兰、菖蒲,祛浊以净厚腻,恢复味觉、增进食欲,收效颇佳。

佩兰舒肝郁、除陈气。《内经》谓其可去口中甜腻之味,对呕恶、时时嗳腐者用之,比藿香之味醇正,善于宣散蕴结。菖蒲有三种,都能辟浊驱秽、和中行滞,治湿邪中阻的口黏胸闷效果显著。其中石菖蒲长于健胃醒脾;水菖蒲芳香较浓,侧重祛湿豁痰;阿尔泰银莲花的根茎九节菖蒲,功专开窍回苏,然在净化厚腻舌苔方面,则疗效基本一致。

佩兰、菖蒲二药,辛苦配伍,可助胃运、温健脾阳,活泼气机,通过调畅内在阻通,获得化浊的效果,解除胸闷、促进食欲,令健康恢复。

单独使用佩兰或菖蒲,尽管净化舌苔有一定效果,但不理想,二味配伍,佩兰 9～18g,菖蒲 6～12g,则收效甚好。一般 3～6 剂,多者 9 剂,湿浊之邪即化,气机便可展舒,厚腻的舌苔均逐渐消除。若退去缓慢,再加入苍术、厚朴、白蔻仁各 6～10g,辛开苦降。

二、放胆应用石膏

石膏入药,首见诸《神农本草经》,谓其微寒,宜于产乳。张仲景《金匮要略》以之与竹茹、桂枝、白薇、甘草配伍,枣肉和丸,治疗产后呕恶、烦乱。锡纯据此以为"其性纯良可知",对适应症要放胆用之,"七八钱不过一大撮耳!"

杨老临床运用此药主要把握两点,一是生用,非疮疡收口外敷绝对不能火煅;二是用量要大,如不打破前人习惯用量,则不易取得较好的效果。"用生石膏以治外感实热,轻者亦必至两计,若实热炽盛又恒用至四五两或七八两",为避免"病家之疑虑",采取多煎缓服法,无论单用或与他药同用,浓缩三四茶杯"分四五次徐徐温服下"。

三、石苇利水排石

石苇性凉微苦,柔软如皮,为多年生草本植物,常用于下肢水肿、膀胱湿热、"玉茎"涩痛。黄元御《长沙药解》从其配人鳖甲煎丸进行研究,认为属"泄水消瘀"药,山东崂山所产之小叶石苇,曾广泛用于肾炎、尿路感染等症。

本品治疗石淋,历代文献报道不多,除首见于《五十二病方》,唐人甄氏兄弟《古今录验方》也记有这一经验,同滑石配伍,用米汁或蜂蜜调服,名"石苇散"。

杨老对它的应用,主要是取其利尿退肿,不断以之治疗淋病,肾盂肾炎、膀胱炎、尿道炎方面。膀胱结石,每日用石苇60g,水煎,4小时一次,分3次服下。

四、脾胃病用药

(一)党参、太子参

党参甘平,为补脾益胃的常用药。太子参微甘,补脾益胃之力弱,但清而不滋,颇有健胃养胃作用。

1.对胃病脾胃气虚患者,一般常用党参。但如其虚不甚,其痛隐隐,初次诊治,未知其效应,不妨先用太子参,如无不合,再投党参。

2.有些胃阴不足证,兼有气虚,舌红口干,胃痛喜按,可在滋养胃阴方药中配加太子参。

3.妇女脾胃气虚,常兼明显气滞证,用太子参较宜。

4.夏季胃病发作,食思不振,脉濡神怠,午后低热,证属脾胃气虚者,可用太子参。

(二)黄芪、怀山药

二药同具补益脾胃之功。黄芪甘温升阳,山药甘多温少,兼能滋养脾胃之阴。

1.胃病脾胃气虚而内寒甚者,宜用黄芪。胃阴不足而兼气虚者,宜用山药。

2.证属脾胃气虚,得食脘痛见缓,但食欲欠振,饮食不多,稍多则胀者,多用山药,少用黄芪。

3.中虚兼湿,药宜健脾燥湿,如方中用苍术、厚朴、草豆蔻(或草果仁)等,为防燥性过度,配入山药,有健脾之效,无过燥之弊。

4.用桂枝或肉桂以温胃阳,若已往曾有出血史,或口干欲饮水,可佐以山药、白芍,润燥相当而具有健中之功。

(三)白术、苍术

白术健脾化湿,苍术燥湿运脾,用于胃病,苍术宜炒,白术可生用或炒用。

1.脾胃气虚而兼有湿浊者,二术同用。

2.脾胃气虚证,脘腹痞胀较甚,虽舌上无白腻之苔,然口不欲饮,二术亦可同用,苍术用量小于白术,约为2:3～1:2。

3.有的胃阴不足证患者,兼有脾虚生湿,舌红苔薄白、便溏,可配用白术,不用苍术。

(四)姜

姜有生姜、干姜、良姜、炮姜之别,同具温中祛寒之性,对胃病用姜,有分有合。

1.胃寒用良姜或干姜,外寒用生姜,内外俱寒,良姜或干姜与生姜同用。

2.胃中有饮,饮水而吐,宜用干姜。

3.生姜止吐,胃病常见呕吐,生姜打自然汁滴入汤剂中,并可先滴于舌上,再服汤剂,或将生姜切片,嚼姜知辛时服汤药,以防药液吐出。

4.脾胃气虚,脘痛便溏,良姜可与炮姜同用。

5.脾胃气虚,不能摄血,便血(远血)色黑而溏,腹中鸣响,宜用炮姜或炮姜炭。

以上用姜的量,根据证候,参考病人平素饮食习惯,如喜吃辛辣者,用量适当加重。

(五)桂

桂辛甘而温。桂枝通达表里,桂心温里暖胃,官桂通阳化气。胃病中虚易兼胃寒,气候一冷,胃中尤寒,用桂使胃得温而气畅血行,内寒自祛,腐熟水谷之功能得复。

1.脾胃气虚兼寒者,黄芪配入桂枝,为黄芪建中汤主药之二,建其中气,补脾温胃,并使补虚建中之性行而不滞。

2.内外俱寒桂枝配苏梗、良姜,温中祛寒而止痛尤良。

3.胃寒卒痛挛急不已,喜温喜按,舌白脉细,肉桂甚有效,煎剂必须后下,研细粉吞服亦可,也可用肉桂粉与烂饭捣为丸吞服,作用更为持久。

4.胃寒痛引脐腹,或及于少腹,欲转矢气,可用官桂。

(六)广木香、青木香

广木香辛苦而温,擅于行气消胀止痛,青木香(马兜铃根)辛苦而寒,亦能行气治胃痛。

1.脾胃气虚,胃寒,用广木香。胃阴不足,阴虚胃热或肝郁化火之胃痛,用青木香。寒热兼杂者,二药同用。

2.胃脘灼痛,兼咽干而痛,伴食物反流,宜青木香。

3.胃痛而兼头晕胀弦,用青木香。辛辣食品所伤,用青木香。

（七）黄芩、蒲公英

二药均属清热药，胃病有热者宜之，唯其苦寒之性，黄芩甚于蒲公英。

1.肝经郁火，常用黄芩，胃阴虚而有热，常用蒲公英，肝胃俱热，二味同用。

2.胃病兼肝胆湿热，湿偏重者宜蒲公英，热偏重者二药合用，并配茵陈、山栀。

3.孕妇胃热，黄芩较好，兼能安胎。

4.胃痛如用温药理气，可配以蒲公英，制其辛燥。胃阴不足，配用蒲公英，可防其里热滋生。

（八）白檀香、降香

二药均辛温。白檀香祛脾胃之寒，理气温中定痛，降香祛寒理气，兼入血分。

1.胃中寒凝气滞，胃脘冷痛，白檀香配良姜或桂心，其效尤增；证兼血瘀，便血远血，可用降香。

2.胃阴不足证候，原则上不宜运用，但值冬天胃中兼有冷痛，参用白檀香以缓其痛，短时用药，取效较良。

3.胃中气滞，欲嗳不遂，胸闷脘痞，或兼腹中鸣响，可用白檀香木质，水磨服或研细末吞服，消其气滞。

4.胃病卒然吐血，胃热伤络者，降香配黄连黄芩；肝火犯胃者，降香配丹皮、山栀、黄芩。降香降气止血，属缪希雍"吐血三要法"〔注〕中"降气"之品。

（九）柴胡、苏梗

柴胡微寒，苏梗微温，同具疏肝理气的功用，胃病常兼气滞，尤以肝胃不和证常用二药。

1.脘痛及胁（一侧或二侧），口苦，宜用柴胡，水炙或醋炒。脘痛及胸，胸闷脘痞，口不苦，宜用苏梗。

2.胃痛因受寒而诱发，宜用苏梗，夏秋吃螃蟹诱发，用苏叶、苏梗。

3.妇女怀孕期，胃脘胀痛，无阴虚郁热之证，宜用苏梗，理气又兼安胎。

4.胃病低热绵绵，少阳不和，宜用柴胡。

5.情怀抑郁，诱发胃病，柴胡配合欢花。妇女更年期，肝胃不和，气滞水留，脘痞隐痛，兼有面肢微肿，柴胡（或苏梗）配天仙藤、益母草。

（十）陈皮、香橼、佛手

三药均为理气药，胃痛且胀，多有气滞，不论虚证实证，均常用以配治。

1.按其辛香气味，三药大致相似，惟其温燥之性，陈皮偏重，香橼次之，佛手又次之。

2.胃脘胀宜陈皮,痛宜香橼,胀甚配佛手,痛甚配延胡等。

3.舌苔白腻宜陈皮。舌苔薄净,舌质微红,胃阴不足,佛手仍可参用。

（十一）薤白、草豆蔻

二药均为温中行气之品,薤白宣通胸阳,草豆蔻理脾燥湿。

1.薤白适用于胃寒且有停痰伏饮,脘痛且胀,胸膺痹阻,舌苔白或白腻,常配半夏,桂枝。

2.胃脘冷痛及于脐周,食欲不振,舌苔白腻,寒湿中阻,脾胃阳气不运,宜用草豆蔻,常配干姜(或炮姜)、厚朴等。

3.自胸膺至脐部均闷胀不适而属寒者,薤白与草豆蔻同用。

4.一般湿阻之证,用苦温化湿(平胃散)或芳香化湿(藿香佩兰),效不著时,均可加用草豆蔻。

5.胃病口中多涎,口粘而不欲饮,均可用草豆蔻。

6.薤白系野蒜,如平素不吃大蒜,恶闻蒜味者,勿用之。

（十二）丁香、柿蒂

丁香与柿蒂习用于胃寒呃逆,主要作用为和胃降逆。胃病患者,胃气不和,常有气逆,故可用之,丁香且有理气定痛作用。

1.嗳气较多,食后噫气而食物返流,味不酸者溢自食管下段,味酸者泛自胃中,只要没有明显的阴虚证,可用丁香、柿蒂配以赭石、半夏。

2.胃寒脘痛,伴呃逆噫嗳,丁香、柿蒂配橘皮、白檀香,寒甚还可配肉桂。

3.胃脘嘈杂,欲进酸食,得醋可缓者,可用小量丁香,促进胃酸分泌功能。

4.胃镜检查,见有胆液返流至胃,胃液返流至食管,可在辨证基础上加用丁香、柿蒂,有助于改善返流。

（十三）木蝴蝶、八月扎

二药均为疏肝理气之品,可用治胃病肝胃不和之证。木蝴蝶性平,色白体轻,兼能利咽开音。八月扎微寒,兼能除烦泄热。

1.一般胃病肝胃不和证,二药可作辅佐之品。兼有咽中不适,配用木蝴蝶,兼咽干者,加入麦冬,可作煎剂,亦可用木蝴蝶与麦冬作为代茶剂频服,取效亦佳。

2.胃病心中烦热,宜用八月扎。胃中郁热,阴虚生热,胃中失濡,灼痛隐隐,亦可用八月扎。

3.食入即吐,胃中有热,如用大黄甘草汤,可酌配木蝴蝶、八月扎。幽门不完全梗阻,幽门水肿,呕吐食不下,在辨证基础上,可配加八月扎,通草。

（十四）乌贼骨、瓦楞子

乌贼骨微温，瓦楞子性平，均有制酸作用，适用于胃痛泛酸嘈杂之症。

1.乌贼骨制酸作用较强，且兼止血，可用于上消化道出血（远血）。应研细末吞服。

2.瓦楞子制酸作用较逊，但兼能行瘀消癥，出血之后常多用之。

（十五）九香虫、五灵脂

二药均为行瘀定痛之品。九香虫偏温，其性走窜，兼能理气；五灵脂性平，兼能通经和络。

1.胃病久痛，痛位固定，舌质有紫色，二药可单用或同用。

2.血瘀证兼阳虚者，宜九香虫；兼阴虚者，宜五灵脂。

3.出血后胃脘痛仍作，宜五灵脂，不用九香虫。

4.胃寒冷痛兼瘀，九香虫配肉桂。肝胃不和气痛，用疏肝理气药物效果不著，可加入九香虫或五灵脂，行血以助理气。

5.妇女经行不畅，月经前后胃痛辄发，可加五灵脂，胃痛而兼肢体痛，亦可加用五灵脂。

以上仅从药物治疗方面，加以讨论。由于胃病的病因与生活起居、饮食、精神情绪密切相关，故必须注意做到生活有规律，劳逸适度，饮食宜热宜软，细嚼慢咽，食量适宜，戒烟禁烈性酒，消除忧虑，避免情绪过分激动，以利治疗。此外，及时进行有关的物理化学检查，其重要性亦不必赘言。

五、升麻应用经验

升麻属常用药，其功能主要有三：一为升阳举陷，提气止脱，用于中气不足，胃下垂、久泻、脱肛、子宫脱出，同人参、白术、黄芪、甘草配伍；二为清化解毒，用于外科痈疽，同银花、蒲公英、连翘、野菊花、败酱草、紫花地丁配伍；《鼠疫约编》还投予甲级传染病暴发性鼠疫；三为用于肝炎、胆囊炎，降低谷丙转氨酶、谷草转氨酶，抗肝纤维化。在剂量上，凡升提处方，一般2～5克；疮疡、消炎、降酶15～30克，无不良反应，很少副作用。杨老临床，降谷丙、谷草二酶，加五味子、水飞蓟、垂盆草组方，效果甚好。或云量大易引起恶心呕吐，但实际发生者不多。

六、仙鹤草应用经验

仙鹤草又名狼牙、脱力草，有多种用途，一益气补虚，治全身乏力，精神不振；二调整心律，治心脏期外收缩，脉结代间歇，呈现早搏；三治吐血、衄血、尿血、便血、皮下出血多种溢血;四消炎,治痢疾、慢性结肠炎症,如湿疹、荨麻疹、皮炎、银屑病、老年性血燥。本品具有保健、医疗双重性,属广谱临床药,杨老在调理乙型肝炎过程中,发现还有抗乙肝病毒、能令五项指标转阴的作用。

七、黄精应用经验

黄精属野生植物,道家常采集蒸熟食之,尊为养生上品。因能降血糖、血脂,预防糖尿病、中风,使人健康长寿,而有仙药之称。补气滋肾,可养脑益髓,延缓动脉硬化,抗早衰与老年性痴呆。同何首乌相比,其消血脂作用较逊,但降血糖的功力却超出甚多,为何首乌所不及。二味虽都有返老还童之说,然治疗各异。刘绍先前辈将蒸黄精 500 克,制何首乌 500 克,加蜂蜜 500 克,炼成水膏,每次 15 克,日 3 服,名不老丹。

八、蒲公英用药经验

1.清肝利胆　蒲公英禀初春少阳之气而生,其性寒,故清肝去火,也能散气滞,条达肝郁。又擅长利胆去湿热。

急、慢性肝炎,多属肝经热郁致病,不宜大苦大寒败胃妨食,药宜清肝而不碍胃为妥。

杨老用蒲公英为主,辅以茵陈、郁金、凤尾草、虎杖根、白花蛇舌草、田基黄、八月札、谷芽、麦芽、甘草等为方,服用有效,无损胃气。

胆囊炎,多表现为"胆胀"和"肝胆湿热",蒲公英善利胆之湿热从小便而出。常伍以金钱草、茵陈、黄郁金、柴胡、川楝子、紫花地丁等为方,呕吐加藿梗、竹茹,痛剧加延胡索、丹参;食欲不振加砂仁、焦三仙,煎汤内服,功效尚佳。

2.治乳痈　乳痈,即乳腺炎。初起结硬胀痛、焮热,全身可壮热恶寒。其因于肝气郁结、胃热壅滞,或感染热毒所致者。

杨老用带根蒲公英 20g,金银花、紫地丁各 15g,连翘、炒牛蒡子、鹿角霜各 9g,青皮 6g,水煎服。初服须盖被焐汗,汗透则寒热可退,连服 3 剂,痈肿即消。

如兼乳汁积蓄而胀痛较甚,加建曲 10g,大麦芽(生者)30g,能迅速回乳、消胀痛。蒲公英有疏通乳腺管阻塞作用,所以效佳。

第五节　临床辨证施治的点滴体会

辨证,是将四诊所得到的资料,运用中医的基础理论(阴阳、五行、脏腑、经络、气血津液、六经、卫气营血等)加以分析、归纳,得出病因、病位、病变性质及正邪双方力量对比情况,明确证候的过程。它能使医生在错综复杂的证候面前,执简驭繁,做出正确的诊断,对临床具有重要的实践意义。

施治,是根据辨证的结果,确定相应的治疗原则和方法。辨证是确定治疗的前提和依据,施治是治疗疾病的手段和方法。二者密切相连,不可分割。

51年的临床实践,其中有经验,也有教训,现将点滴体会介绍如下,供同道们参考。

一、辨证施治与通常达变、辨证辨病相结合

中医治病的核心,就是遵循辨证施治这个原则,通过四诊八纲进行辨证施治。但是不能刻舟求剑,墨守成规。随着具体情况的变化,就得采取不同的诊治措施,这就是通常达变。

辨证施治是通常达变的原则和基础,而通常达变是辨证施治的应用和发挥。二者是一个统一的整体,相辅相成,始终贯穿指导着我们复杂的临床实践中。

钟某,女,57岁,2年前患胆结石,经某医院手术切除胆囊后,一直头昏目眩,胸胁苦满,不思饮食,恶心干呕,时有寒热往来,脉弦细。到处就医看病,未见好转。某医院收入住院治疗,病情仍无好转。出院后来门诊,要求中医治疗,观其舌淡红,苔白薄;症、舌、脉相参。病人虽然切除了胆囊,病理是根除了,但从一系列症状分析,虽然胆组织切除了,但少阳经络仍在,经之症状尚存,邪仍在半表半里枢纽之间,应用和解法,平衡少阳胆经之阴阳,方能好转。方用小柴胡汤加味治疗,5剂症状大减,又遵原方继服5剂,诸症消失。

假若,病人出现上述症状,但舌红,苔黄腻,脉弦数,并有大便干,3～5日一行,此为少阳、阳明同病,又当少阳、阳明同治。方用大柴胡汤加味治疗,病情很快好转。这也说明中医整体观念和经络学说,在辨证中的运用。

二、严密进行临床观察,全面掌握疾病发生、发展规律

一个复杂的病证,往往涉及很多方面,这就要求我们从各个方面观察病情,全面进行了解,找出疾病的主要矛盾,辨别出哪些是疾病的本质和主流方面,哪些是

非本质、非主流方面,只有抓住主流方面,才能在解决主流方面的基础上解决其他一系列非主流方面。

抓住主证、结合兼证和脉舌。

证就是证候,它是机体在疾病发展过程中某一阶段各种症状的概括。它包括了病因、病位和性质,反映疾病的本质,揭示了发病的机制和趋势。

以头痛为例:头痛往往是病人的主诉,有时也是我们医治的主证,就要分析疾病的本质,需要结合兼证,全面的分析病情,根据疾病发展过程中邪正斗争力量的对比、病情的轻重缓急、主证与兼证的关系等不同情况,做出不同的处理。

若头痛发作时,吹风遇寒引发,痛连项背,是风寒头痛,方用川芎茶调散加减治疗;若头痛如裂,面目红赤,发热微恶风,是风热头痛,方用桑菊饮加减治疗;若头痛如裹,伴有肢倦身重,胸闷纳呆,是寒湿头痛,方用羌活胜湿汤加减治疗;若头脑空痛,伴有眩晕耳鸣,腰膝酸软无力,是肾精不足头痛,方用大补元煎加减治疗;若上证兼畏寒肢冷,是肾阳不足之头痛,方用右归饮加减治疗;若头痛而眩,左侧为重,伴有急躁易怒,两胁胀痛,面红口苦,属肝阳上亢头痛,方用天麻钩藤饮加减治疗;若头痛绵绵,伴有肢体倦怠无力,食欲不振,是气虚头痛,方用补中益气汤加减治疗;若头痛而晕,心悸易慌,面色萎黄,是属血虚头痛,方用四物汤加减治疗。

头为诸阳之会,三阳经均循头面,厥阴经亦上会于巅顶。辨别头痛,若能根据经络循行部位加以判断,则对审因施治,均有所帮助。大抵太阳经头痛多在后头部,下连于项,引经药用羌活,同时连及颈部引经药再加葛根。阳明经头痛多在前额及眉棱骨处,引经药用白芷,少阳经头痛多在头之两侧,并连及耳部,引经药用柴胡,厥阴经头痛则在巅顶部位连及目系,引经药用藁本。

脉与舌,一般情况下是与证候一致的。也就是什么样的证候就有什么样的脉与舌。如外感风寒者,可见脉浮、苔白薄,外感风热者,舌苔白薄或微黄、脉浮数,外感风湿者,可见苔白腻、脉浮濡,肾精亏虚者可见舌红少苔或花剥苔、脉沉细数,肾阳不足者可见舌淡苔白薄、脉沉细无力,肝阳上亢者舌红苔薄黄或厚黄、脉弦,气虚者,舌淡体胖甚则有齿印、苔白薄,脉虚弱无力,血虚者,舌淡红、苔白薄,脉沉细。但有时也可以出现脉证不符的情况。如虚证见实脉,实证见虚脉,阴证见阳脉,阳证见阴脉。如脾气虚腹胀,脉沉弱无力,腹胀为假,脾虚为真,沉弱无力的脉是可靠的,并且要结合其他的证候,如面色少华、心悸、少寐、肢体倦怠无力、不思饮食、形体消瘦、大便稀溏,此可"舍证从脉",要以健脾益气的方药治疗,均忌攻伐破气之品,用参苓白术散加减治疗。若经上消化道钡餐透视检查,提示胃下垂者,应以补中益气汤加枳实或枳壳。现代医学研究,枳实、枳壳对胃肠平滑肌有双向调节作用,可以治疗胃扩张、胃下垂、脱肛及子宫下垂等,配以补气升阳之品,如黄芪、人参、柴胡等同用。推荐用量可以达到 60－100g,但我临床选择 30g 用量,还要提出柴胡的用量,补气升阳用 3～5g,疏肝解郁用 12～15g,利但退热用 30g。

《本草纲目》曰:"枳实、枳壳,气味功用俱同,上世无分别,魏晋以来,始分实、壳之用,洁古张氏,东垣李氏,又分治高、治下之说,大抵其功皆能利气。气下则痰喘止,气行则腹胀消,气通则刺痛止,气利则后重除。故以枳壳利胸膈,枳实利肠胃。然仲景治胸痹痞满,以枳实为要药。诸方治下血痔痢,大肠秘塞,里急后重,又以枳壳为通用。则枳实不独治下,而枳壳不独治高也⋯⋯不分也无妨"。

还有的必须"舍脉从证",如肝阴亏虚,肝阳偏亢,证见眩晕耳鸣,腰膝酸软无力,但脉可见弦大而数的阳脉,前者为真,后者为假。又当"舌脉从证",更结合舌象,舌红少苔,有裂纹或花剥苔,用滋阴补肝肾的方药,如轻者用杞菊地黄汤,重者用左归饮加减治疗,有火者用知柏地黄汤或大补阴丸加减治疗。

三、八纲辨证

中医的辨证方法很多,脏腑辨证和气血津液辨证是各种辨证方法的基础,它主要用于内伤杂病的辨证。六经、卫气营血和三焦的辨证则是针对外感热病提出的辨证方法的总纲,它是从各种辨证方法中概括出来的共性。

疾病虽然复杂,但皆可归纳为八纲之中。如疾病从类别分:非阴即阳,从病位分:非表即里,从性质分:非寒即热,从邪正分:非虚即实。通过八纲把形形色色病证归纳为阴阳、表里、寒热、虚实,四对纲领性的证候,以指导临床治疗。

八纲虽然把疾病证候分成四个对立面,四对纲领,八个基本证候类型,但在临床应用上,他们之间又是相互联系、不可分割的。即辨表里必须联系寒热虚实,辨虚实必须联系表里寒热,辨寒热必须联系表里虚实。

以泄泻为例,临床上见到以泄泻为主证的疾病,运用八纲辨证有以下几个步骤:

1.分清表里(即外感和内伤)　若起病急,病程短,泄泻突然,质清稀,伴有寒热头痛,肢体酸痛,苔白脉浮者,属外感寒湿证,方用藿香正气散加减治疗;若有表证,又兼泄下灼肛气秽,口渴、尿赤,苔黄腻,脉濡数者,为外感湿热证,方用葛根芩连汤加减治疗;若起病缓慢,病程长,泄泻缠绵难愈,伴有肝、肾、脾、胃等脏腑症状者多属里证。

2.识别虚实　若腹痛绵绵,喜按者多属虚证,若脾胃功能强盛,泄泻暴注,并伴有腹痛剧烈,剧按者多属实证。若腹痛肠鸣,泻下臭秽,泻后痛减,脘腹痞满,呃逆食臭,舌苔黄厚腻,脉滑数者,为食阻胃肠,用保和汤消食导滞;若每因愤怒,即腹痛泄泻,且伴有胸胁痞满,嗳气食少,舌淡红苔白薄,脉弦者,病在肝,肝木克脾土,治宜泄肝益脾,方用痛泻要方加减治疗;若大便时溏时泻,水谷不化,不思饮食,面色萎黄,神疲倦怠,舌淡苔白,脉虚弱无力,属脾胃虚弱,方用参苓白术散加减治疗;若黎明之前,脐下作痛,肠鸣泄泻,腹部畏寒,下肢不温,舌淡苔白,脉沉细,为肾阳不足,命门火衰,方用四神汤加减治疗。

3.区别寒热　若泄泻清稀,腥臭或五更泄,形寒肢冷,小便清长,舌质淡,苔白薄,脉沉细弱或迟紧者,多属寒证;若泄泻臭秽,口渴,肛门灼热,小便短赤,舌质红,苔薄黄,脉滑数或弦数者,多属热证。

经过以上初步分析,对疾病有了一个概括的认识,为诊断和治疗打下了一个基础,临床上对每一个疾病都要按照这个步骤进行八纲辨证。

对于小儿泄泻,迁延日久,证情较重,发热口渴,小便不利,不思饮食,倦怠神疲,舌苔薄黄或腻者,可用五苓散去桂枝,加薄荷,陈皮,车前子,理气,分利。此属经验方。

五苓散减桂枝之温,加车前子,此为健脾,利小便,实大便之意。薄荷退热健胃,陈皮理气调中,现代科学研究陈皮能促进胃液分泌,有助于消化,有对胃肠道平滑肌的抑制作用。

但是临床所见的疾病,少有是单纯的。多是表、里、寒、热、虚、实交织在一起的错综复杂情况。以表里来分,就有外寒里热证。发热恶汗,身痛无汗而烦躁者,为表寒里热轻证,用大青龙汤外解表寒,内清里热。若外寒里热导致的喘咳,则为里热重外寒轻,用麻杏石甘汤。有的病人水肿常见面目浮肿,脉浮,恶风,骨节疼痛,舌红,尿血,尿短而热,为外寒里热并重,用越婢汤,宣肺解表,清热利尿。(越婢汤即麻杏石甘汤,因不喘去杏仁加大枣以滋脾,加生姜以调和营卫,发泄肌表之水,水在肌表加大麻黄的用量,是治疗一身悉肿风水的代表方)。

再如寒热互结中焦,证见胃脘疼闷,嗳吐反酸,口苦口渴,不思饮食,或思热饮,舌苔黄白相兼,可用半夏泻心汤或黄连汤之类,辛开苦降,平调寒热,并且根据寒热轻重,调整干姜和黄连、黄芩的用药比例方可取得疗效。

半夏泻心汤芩、连、干姜,开结除痞,和胃降逆。

黄连汤即半夏泻心汤减黄芩加桂枝,平调寒热,和胃降逆。

又有胃寒肠热之证,有脾胃虚寒证,又有肠间积热,但往往是以胃寒为主。如素体脾胃虚寒之泄泻,证见自利不渴,呕吐腹痛,不欲饮食,但偶见里急后重或挟脓血,苔黄或黄白相兼,可用连理汤,以理中汤温中散寒,健脾为主,同时配用黄连清热厚肠可取得较好效果。

又如风寒束表，痰热内蕴哮喘咳嗽痰多气急，痰稠色黄，舌苔黄腻，脉滑数，用定喘汤宣肺降气，祛痰平喘。厥阴寒热夹杂，心烦下利呕吐，手足厥冷而胃气虚弱的，用乌梅丸治疗。

辩证时必须对疾病进行全面的观察和分析，才能得出正确的辩证，制定出相应的治法。

还应看到，有些疾病在一定条件下证候的性质可以出现不同程度的转变。如由表及里，由里出表，寒证化热，热证化寒。由阳及阴，由阴及阳。还有些疾病在一定的阶段还会出现症状与本质相反的表现，如真寒假热，真热假寒，寒极似热，热极似寒。阴盛格阳，大实有赢状，至虚有盛候等。故在辩证中又必须善于识别疾病的假象，尤其是疑难及危重疾病更要细心认真的观察病情，不要轻易下结论。这些病人大多在住院病例多见。

在辨证施治中，也常用同病异治，异病同治的方法。

同病异治，指同一种疾病，由于病情的发展和病机的变化以及邪正消长的差异，机体的反应性不同，治疗上应根据具体情况运用不同的治法加以治疗。如同为咳嗽病，可有风寒、风热、燥热、痰湿犯肺、肝火犯肺等不同，治法也各有不同。若疾病不同，再其病情发展过程中会出现相同的病机变化和同一性质的证候，可以采用相同的方法治疗，如久泄、脱肛、崩漏不止、子宫脱垂、胃下垂等是几种截然不同的疾病，但辩证均符合中气下陷这一证型者，则治法皆以升提中气方法进行治疗，这就是异病同治法，所以在临床中不能以一方统治某一疾病的所有证型，辩证施治是重要的。

4.再谈感冒病　感冒，风寒感冒，风热感冒，其中又有挟湿，挟暑和燥邪的不同。所以必须辨明风寒、风热、挟湿、挟暑、燥邪的不同，才能用药对症，药到病除。

治疗感冒根据邪在肺卫的特点采用宣肺解表的原则，并结合证情进行具体施治。证属风寒者治以辛温解表发汗葱豉汤加减治疗，得汗则邪除病愈，证属风热者给予辛凉解表，银翘散加减治疗，若咳不甚热者用桑菊饮加减治疗使邪从外达病愈。兼证挟湿者，疏风散湿羌活胜湿汤加减治疗，得汗则风湿俱去。挟暑者，解表清暑，新加香薷饮加减治疗，表暑除则病愈。另外秋末冬初之季的燥邪所致之感冒，也不能忽视，如若在辛凉解表之剂中加以润燥之品就可以奏效，如沙参，麦冬之类。

还有体虚感冒，大都抵抗力薄弱，外卫不固，感冒以后缠绵难愈或反复感冒，当以扶正祛邪为主，可用参苏饮加减治疗。如果素体血虚或产后感冒，应在以上各法中加以黄芪,当归益气养血。

中医药在中国有悠久的历史,在防病治病中占有重要地位。加之当今医学知识的普及,中成药服用方便,多属绿色植物或天然药品,比一些化学合成的药物毒性低等因素。各医院,药店及诊所,中成药琳琅满目,具不完全统计,有30多万种。但是多数人,包括药房卖药的人员,并不十分清楚某种中成药的药物组成,药物性质及功效主治,特别是西医用中药和病人自己买药,随意索取,不分寒、热、暑、湿、燥拿起一种药统治一切感冒,使轻浅感冒,几天,几周不愈,很多人也埋怨说××药不好用,更有甚者,却因错治而导致疾病传变,由表入里,形成咳,喘肺炎等。

中成药的分类:

(1)风寒感冒药:感冒清热颗粒、风寒感冒颗粒、伤风停胶囊、感冒软胶囊。

(2)风热感冒药:银翘解毒片、羚翘解毒丸、桑菊感冒片、复方银花颗粒、风热感冒颗粒加味感冒丸、四季感冒片、苦甘冲剂、感冒解毒片、感冒灵颗粒、感冒通片。

(3)病毒感冒药:流感丸、病毒口服液、南板蓝根颗粒、连花清瘟感冒颗粒。

(4)中西药合成风热剂:复方大青叶片、Vc银翘片、抗感灵片、复方感冒灵片。

(5)和解半表半里药:小柴胡颗粒。

(6)清里热药:清开灵颗粒、双黄连口服液。

(7)寒挟湿感冒药:藿香正气散、胶囊、水、口服液。

(8)体虚感冒药:参苏丸。

运用中成药治疗感冒病:根据辨证要点选用以上药物。

风寒感冒:恶寒重,发热轻,头身疼痛,鼻塞流清涕,喉痒,咳嗽,吐清稀痰,脉浮。

风热感冒:身热,微恶风,咽干,咽痛,咳吐痰稠黄,脉浮数。

挟湿感冒:恶寒,身热不扬,头重如裹,骨节痛沉重,脉浮濡。

挟暑感冒:身热有汗,心烦口渴,小便短赤,舌苔黄腻,脉浮。

燥邪感冒:形寒身热,鼻燥咽干,干咳无痰或咳痰不爽,脉数大。

体虚感冒:感冒后缠绵难愈或反复感冒。

需要提示:感冒病不能以体温高低定风寒,风热,如感冒风寒,恶寒时,体温反高。更不能因体温高,不分风寒,风热,就用抗菌素及抗病毒药,输液吊水,大凡抗菌素,抗病毒药均系清热解毒剂,使病邪郁遏于里,表证不解。

根据卫气营血辨证原则,感冒属病在肺卫。叶天士说:"在卫,汗之可也,到气才可清气,入营犹可透热转气,就恐耗血伤血,只须凉血散血"。所以治感冒病,均应以汗解之。临床所见,因感冒治疗不当,咽痒,咳嗽迁延数天,数周,甚至数月不愈者,大有人在。皆因表不解,风邪郁遏于里所致。咽痒者属风邪不解所致,祛风止痒止咳是治疗本病的方法。人体是一个整体,辩证施治还应该任时、任地、任人制宜,在这就不一一赘述。

　　以上是本人在临床辩证施治的点滴体会,希望在座的领导们、研究生、本科生及同道们给予批评指正。

附录　经典医案

1.寒痰咳嗽

患儿张某,男,6岁,初诊日期:2015年2月13日。

主诉:咳嗽1天。

现病史:患儿昨日浴后受凉出现鼻塞、流涕、咳嗽,无发热。家长予"罗红霉素"口服,症状未见减轻,今日来诊,现症见:咳嗽较频,有痰,活动后加重,鼻塞、流黄涕,喷嚏时作,无汗。

查体:T36.8℃ R26次/分神志清,精神可,营养一般,舌淡红,苔白厚,脉浮紧。口唇红,咽充血,扁桃体无肿大,呼吸略促,双肺呼吸音粗,呼气相延长,可闻及散在痰鸣音,心率102次/分,心音有力,心律整,各瓣膜听诊区未闻及杂音,腹软,无压痛,肝脾肋下未及。

既往史:既往患儿有过敏性咳嗽病史(对花粉、尘螨过敏),无其他重大病史可查。

诊断:咳嗽(寒痰犯肺证)。

治法:温肺化痰,下气平喘。

处方:射干9g,炙麻黄3g,炒杏仁6g,干姜4g,细辛2g,清半夏6g,五味子6g,款冬花9g,紫苑9g,甘草3g。

3剂,水煎服日1剂,嘱饮食清淡,多饮水。

二诊:患儿服药咳嗽减轻,喉中有痰难以咯吐,伴流清涕,纳少,二便调,舌红,苔白略厚,指纹浮红。双肺呼吸音粗,未闻及干湿啰音。心(一)。治以宣肺涤痰止咳方选三拗汤合三子养亲汤加减水煎服,日一剂,5剂。随访:尽剂症消。

按:本案是以温肺化痰,下气平喘法治疗寒痰犯肺之咳嗽。患儿素体肺虚,内伏寒痰,感受外邪,肺失宣降,触动伏痰,痰阻气道,发为咳嗽;舌淡红,苔白厚,脉紧均可见于肺蕴寒痰之证。咳嗽变异性哮喘(CVA)是支气管哮喘的特殊类型,以长期咳嗽反复发作为主要症状,气道狭窄而阻塞,但未达到引起喘息的程度,故无喘息。CVA是哮喘的早期阶段,若不及时治疗,可转变为典型的哮喘发作,属中医"哮喘"、"咳嗽"范畴。《幼幼集成·咳嗽证治》云:"咳而久不止,并无他证,乃肺虚也"。此病病机为：素体肺虚，痰饮留伏，遇到气候转变、寒温失调、接触异物、过食生冷咸酸等诱因，触动伏痰，痰阻气道所致。肺为娇脏，治必温润平和，不寒不热，用射干麻黄汤化裁治疗正缘于此。方中射干祛痰开结；麻黄、杏仁宣肺散寒平喘；紫菀、款冬花温肺化痰止咳；半夏助射干降气化痰；干姜、细辛温肺化饮，并助麻黄宣肺散寒；五味子收敛肺气，以防辛散太过。鉴于 CVA 较大部分患儿最终出现哮喘这一可能性，因此必须加强扶正固本的后续治疗以绝复发；在治疗小儿咳嗽变异型哮喘的同时，应教育家长让患儿避免接触过敏原，忌食生冷海腥，才能收到理想的效果。

2.外感发热

患儿郭某，女，4 岁，初诊日期：2016 年 3 月 5 日。

主诉：发热 1 天。

现病史：患儿昨日外出玩耍后出现发热，伴头痛，无咳，最高体温 39.5℃，家长予泰诺林口服后，热暂退，此后热势反复，今晨患儿又发热，咽痛，遂来就诊，现症见：服退热药后暂不发热，无头痛，咽痛，双目干涩，无咳，无鼻塞，流浊涕，纳眠差，大便干，3 日未行。

查体：T37.0℃，P100 次/分 R24 次/分神志清，精神尚可，营养发育可，舌红，苔白厚，脉浮数，咽充血，扁桃体无肿大，双肺呼吸音清，未可闻及干湿性啰音，心率 100 次/分，心音有力，心律整，各瓣膜听诊区未闻及杂音，腹软，无压痛及反跳痛，肝脾肋下未及。

既往史：既往体健，无重大病史可查。

实验室检查：血常规：WBC 8.4×10⁹/l N％55.6％ L％34.1％（2010 年 6 月 5 日于本院）。

诊断：外感发热（表里俱热证）。

治法：解表清里。

处方：双花 12g，连翘 9g，柴胡 15g，黄芩 6g，生石膏 15g，栀子 6g，大黄（后）3g，炒莱菔子 12g，生甘草 6g。

3 剂，水煎服，日 1 剂

二诊：患儿服药后，热渐退，无头痛，双目痒，偶咳嗽，痰少，无咽痛，舌尖红，苔薄白，脉略浮，咽无充血，听诊双肺呼吸音清，未闻及干湿性啰音，心腹（-）。治以疏散上焦余热，宣肺止咳，方选桑菊饮加减，5 剂，水煎服，日一剂。随访：尽剂症消。

按：本案是以表里双解法，治疗表里俱热之感冒。患儿调护不当，感受寒邪，迅速化热,正邪交争,则见发热,头痛,咽痛,舌红,苔白厚,脉浮数,为外寒内热之象。小儿脏腑娇嫩,肌肤薄弱,冷暖不能自调,易感外邪发病,《幼科释谜·感冒》云:"感冒之原,由卫气虚,玄府不闭,腠理常疏,虚邪贼风,为阳受搏。"小儿发病后易于传变,外感风热之邪在表不解,可迅速入里;加之现今生活水平提高,小儿恣食肥甘厚味,内热较盛,内外相引,形成表里俱热之证,表里双解为儿科常用治感冒之法。本案方选凉膈散加减,双花、连翘辛凉解表,又有清解热毒之功,柴胡、葛根解肌退热,黄芩、生石膏、栀子清解里热,炒莱菔子理气消食,稍作大黄通腑泄热,全方清上泻下并行,泻下以助清解上焦郁热,所谓"以泻代清"之法。应用此法须辨证明确,以防引邪入里。

3.痰热咳嗽

患儿李某,男,5岁,初诊日期:2016年3月15日。

主诉:咳嗽5天。

现病史:患儿5天前无明显诱因出现咳嗽,偶咳,有痰难咯,无发热,无鼻塞,流清涕,家长予感冒清热颗粒口服,流清涕症愈,咳嗽加重,昼夜均咳,痰多难咯,咳甚恶心,无呕吐,遂来就诊,现症见:咳嗽,咳次频繁,痰多难咯,无发热,咽痛,无鼻塞,无流涕,纳差,眠不安,二便调。

查体:T36.3℃,P105次/分 R26次/分神志清,精神可,体型偏胖,舌红,苔黄厚,脉滑,口唇红,咽充血,扁桃体无肿大,双肺呼吸音粗,未闻及干湿性啰音,心率105次/分,心音有力,心律整,各瓣膜听诊区未闻及杂音,腹软,无压痛及反跳痛,肝脾肋下未及。

既往史:既往体健,无重大病史可查。

诊断:咳嗽(痰热咳嗽证)。

治法:清热燥湿,化痰止咳。

处方:半夏6g,陈皮9g,茯苓9g,枳实9g,竹茹9g,浙贝母9g,黄连6g,全瓜蒌9g,桔梗6g,桑叶9g,生甘草6g。

3剂,水煎服,日1剂。

二诊:患儿服药后,咳嗽减轻,偶咳,痰少,无咽痛,舌淡红,苔白略厚,脉滑,咽无充血,听诊双肺呼吸音粗,未闻及干湿性啰音,心腹(一)。治以健脾益气,化痰止咳,方选六君子汤加减,5剂,水煎服,日1剂。随访:尽剂症消。

按:本案是以清热燥湿,化痰止咳之法治疗痰热之咳嗽。外邪从口鼻而入,邪侵于肺,患儿体型偏胖,乃脾虚痰盛之体,痰上贮于肺,内外相合,蕴而生热,痰热阻于气道,肺失清肃,发为咳嗽。咳嗽乃小儿常见的一种肺系疾病,症虽小,但若治疗不当，常迁延日久，令人焦急难耐。咳嗽有外感和内伤之分，小儿咳嗽多为感受外邪，正如《活幼心书·咳嗽》云："咳嗽者，固有数类，但分寒热虚实，随证疏解，初中时未有不因感冒而伤于肺。"患儿咳嗽之始自服解表之剂，表邪已散，痰热未消，故方选黄连温胆汤加减。半夏燥湿化痰，浙贝母、瓜蒌清热化痰，黄连清热燥湿，陈皮、枳实理气，气顺痰消，脾乃生痰之源，茯苓健脾利湿，桔梗、桑叶宣肺止咳，肺宣肃有节，咳嗽自止。

4.烂乳蛾

患儿王某，男，9岁，初诊日期：2015年12月15日。

主诉：发热伴咽痛1天。

现病史：患儿昨日外出受凉后，出现发热，最高体温39.2℃，伴咽痛，家长予退热药口服后，汗出热暂退。今晨患儿又发热，遂来就诊，现症见：发热，无汗，咽痛，偶咳，时鼻塞，有浊涕，纳差，眠可，大便粘滞。

查体：T38.3℃，P110次/分 R28次/分神志清，精神尚可，营养发育可，舌红，苔黄厚腻，脉滑数，口唇红，咽充血，扁桃体Ⅱ°肿大，可见脓性分泌物，呼吸略促，双肺呼吸音清，未闻及干湿性罗音，心率110次/分，心音有力，心律整，各瓣膜听诊区未闻及杂音，腹软，无压痛及反跳痛，肝脾肋下未及。

既往史：患儿喜食肉食，既往体健，无重大病史可查。

实验室检查：血常规：WBC 14.4×10^{9}/lN%75.6%L%12.1%(2010年1月4日于本院)。

诊断：烂乳蛾(湿热蕴结证)。

治法：清热利湿，解毒利咽。

处方：茵陈12g，藿香9g，黄芩9g，双花12g，连翘9g，射干9g，马勃(包)6g，滑石15g，生甘草6g，公英9g，白蔻仁(后)6g。

3剂，水煎服，日1剂。

二诊：患儿服药后，热退，无咽痛，咽痒，偶咳，纳眠可，大便粘，舌红，苔薄黄，脉滑，咽充血，扁桃体Ⅰ°肿大，未见脓性分泌物，听诊双肺呼吸音粗，未闻及干湿性啰音，心腹(一)。治以清热养阴，方选利咽汤加减，4剂，水煎服，日1剂。随访：尽剂症消。

按：本案是以清热利湿，解毒利咽之法治疗湿热蕴结之烂乳蛾。患儿嗜食肥甘厚腻，脾运不及，湿热内蕴，此次调护不当，感受外邪，内外相引，正邪交争，则见发热，湿热搏结于咽喉，则见咽痛；舌红，苔黄厚腻，脉滑数，均为为湿热之象。急性化脓性扁桃体炎全身症状重，体温常在40℃左右，局部咽痛严重，吞咽时疼痛更重，言语、吞咽困难,小儿表现为烦躁,拒食,颈侧可有淋巴结肿大,疼痛,头部旋转不利。查体可见扁桃体红肿,表面有脓点,或大片渗出物。血常规可见白细胞总数及中性粒细胞增高。本病初期多为风寒外袭,但不久即可化寒为热,而成风热外袭,若素食肥甘厚腻,内有湿热蕴结,则内外相合,搏结于咽喉。正如《太平圣惠方》云:"脾胃有热,则热气上冲,致咽喉肿痛。"《喉科心法》云:"单蛾、双蛾,无非积热所致。"本病初期以风、热、湿(或痰)并存,治以疏风清热利湿(或化痰)之法,方选银翘散;中期热证为主,夹湿(或夹痰),治当清热解毒为法,甘露消毒丹、五味消毒饮、黄连解毒汤等均可选用;后期余热未清,多有阴伤之象,治当清热养阴,利咽汤、竹叶石膏汤、沙参麦冬汤均可选用。但病程始终都加马勃、桔梗、芦根等利咽之药。本病案中方选甘露消毒丹,药用黄芩、双花、连翘、公英清热解毒;茵陈、滑石清热利湿;马勃、射干、生甘草解毒利咽;藿香、白蔻仁芳香化湿醒脾,3剂药尽,热减湿消;又以利咽汤清解余热,同时养阴利咽,至病愈。本病虽以热证为主,但小儿乃稚阴稚阳之体,不耐寒热,故当于寒凉药中,稍佐辛温之品,且有醒脾化湿消痰之功。

5.热哮

患儿鞠某,男,5岁,初诊日期:2016年11月19日。

主诉:咳嗽伴喘憋2天。

现病史:患儿2天前汗出受凉后出现咳嗽,有痰难咯,伴喘憋,夜间喉间痰鸣,无发热,家长予小儿肺咳颗粒口服,效不佳,遂来就诊,现症见:咳嗽,咳次频繁,有痰难咯,伴喘憋,略气促,无发热,无咽痛,无鼻塞,流浊涕,纳可,眠差,二便调。

查体:T36.3℃,P110次/分 R26次/分神志清,精神可,营养发育可,舌红,苔黄厚,脉滑,咽充血,扁桃体无肿大,三凹征(一),双肺呼吸音粗,双肺可闻及哮鸣音,心率110次/分,心音有力,心律整,各瓣膜听诊区未闻及杂音,腹软,无压痛及反跳痛,肝脾肋下未及。

既往史:既往有哮喘病史,无重大病史可查。

诊断:哮喘(热哮)。

治法:清热涤痰,止咳平喘。

处方:炙麻黄4g,炒白果6g,炒杏仁6g,黄芩6g,半夏6g,前胡9g,细辛2g,桑白皮6g,炒苏子9g,五味子6g,生甘草6g。

3剂,水煎服,日1剂

二诊:患儿服药后,晨起咳,痰少,无喘憋,无发热,纳眠可,二便调,舌红,苔白略厚,脉滑,咽无充血,听诊双肺呼吸音粗,偶可闻及哮鸣音,心腹(一)。治以泻肺补肾,标本兼顾,方选苏子降气汤加减,6剂,水煎服,日1剂。

按：本案是以清热涤痰，止咳平喘之法治疗热性哮喘。患儿既往有哮喘病史，痰为哮喘之夙根，痰饮留伏，此次调护不当，外邪袭肺，废弃不理，引动伏痰，痰随气相互搏结于气道，则见咳嗽、喘憋、喉间痰鸣，发为哮喘。支气管哮喘，是儿童期最常见的慢性呼吸道疾病，发病机制与免疫、神经、精神、内分泌因素和遗传学背景密切相关，咳嗽、喘息呈阵发性，以夜间和清晨为重。《丹溪心法》云："哮喘专主于痰"。痰之本水也，源于肾，痰之动湿也，主于脾，痰之末饮也，贮于肺。哮喘小儿肺脾肾功能多有不足，津液代谢失常，痰饮伏留，酿成哮喘之夙根，若再遇非时之感，则内外相合，痰随气升，气因痰阻，闭拒气道，搏击有声，发为哮喘。哮喘发作期以邪实为主，缓解期以正虚为要，故发时攻邪，未发扶正。然而哮喘发作时喘憋气促，肺气耗伤较甚，故当在大队攻邪药中，稍佐一两二味收敛之品，次有收敛肺气之功，而无闭门留寇之虞。本案以杏仁、苏子、半夏、桑白皮、天竺黄泻肺涤痰平喘，细辛、麻黄、前胡散寒宣肺，五味子、白果收敛肺气，全方有升有降，有散有收，肺之宣肃有节，则哮喘自平。然哮喘为反复发作性疾病，家长须护理得当，以防复发。

6.肺炎喘嗽

患儿吕某，女，7岁，初诊日期：2016年1月3日。

主诉：咳嗽6天，加重伴发热4天。

现病史：患儿6天前洗澡后出现咳嗽，偶咳，有痰难咯，无发热，无鼻塞，流清涕，家长未予治疗。4天前患儿出现发热，最高体温38.5℃，咳嗽加重，昼夜均咳，痰多难咯，遂于当地门诊治疗（具体不详），热势发复，今晨患儿又发热，测体温39℃，遂来就诊，现症见：服退热药后热渐退，咳嗽，咳次频繁，痰多难咯，咽痛，无鼻塞，无流涕，纳眠差，二便调。

查体：T37.6℃，P95次/分 R23次/分神志清，精神可，面色红，舌绛红，苔少，脉细，口唇红，咽充血，扁桃体无肿大，双肺呼吸音粗，左肺可闻及固定中小水泡音，心率95次/分，心音有力，心律整，各瓣膜听诊区未闻及杂音，腹软，无压痛及反跳痛，肝脾肋下未及。

既往史：既往体健，无重大病史可查。

诊断：肺炎喘嗽（热邪闭肺证）。

治法：清营解毒，泻肺开闭。

处方：双花12g，连翘12g，炙麻黄各5g，生石膏15g。生地12g，丹皮9g，玄参9g，麦冬12g，黄连6g，芦根12g，生甘草6g。

3剂，水煎服，日1剂。

二诊：患儿服药后，热势减退，咳嗽次数减少，痰少，无咽痛，纳眠可，二便调，舌红,苔薄黄,脉细,咽无充血,听诊双肺呼吸音粗,左肺可闻及痰鸣音,心腹(一)。治以养阴清肺,润肺止咳,方选竹叶石膏汤加减,5 剂,水煎服,日 1 剂。

按:本案是以清营解毒,泻肺开闭之法治疗热邪闭肺之肺炎喘嗽。患儿调护不当,感受外邪,邪气在表不解,入里化热,闭郁肺气,肺气上逆,则咳嗽,有痰;热邪在气分不解,侵及营分,故见反复发热。肺气郁闭是肺炎喘嗽的基本病机,临床以发热、咳嗽、痰壅、气急、鼻煽为主要症状。肺炎喘嗽初期,多为感受风寒或风热之邪,邪气在表不解,入里闭肺,当辨清风寒、风热,治以辛温宣肺(或辛凉宣肺),化痰止咳;中期当辨清是痰重还是热重,治以清热涤痰,热邪易伤津液,此期当注意养阴生津之品的恰当应用;后期当变气伤阴虚的轻重。本案中患儿热如营分,热邪煎灼营阴,若不及时治疗,则有邪陷厥阴之危险,故选用清营汤,生地、丹皮凉血,麦冬清热生津,玄参泻火解毒,既可清营解毒又能养阴生津,双花、连翘、黄连、生石膏有透热转气之功,使营分之热毒透出气分而解,生炙麻黄宣肺开闭。肺炎喘嗽主症中虽有"痰",但"热毒"和"气阴"是肺炎喘嗽正邪交争的两个方面,故当紧紧把握住"热毒"的变化(传变规律)和"气阴"存亡,随证治之。

7.口疮

患儿赵某,女,3 岁,初诊日期:2016 年 5 月 10 日。

主诉:口腔疼痛、咽痛、发热 1 天。

现病史:患儿昨日无明显诱因出现口腔疼痛、咽痛、发热,最高体温 38.5℃,家长予退热药口服后,热暂退,现患儿症见:低热,口腔疼痛,咽痛,拒食,烦躁,无咳,无鼻塞、流涕,眠差,尿量可,大便可。

查体:T37.6℃,P128 次/分 R28 次/分神志清,精神烦躁,营养发育可,舌红,舌尖可见一处溃疡,苔黄厚腻,脉滑数,口角、颊粘膜、齿龈可见数处黄白色溃疡,口唇红,咽充血,可见成簇疱疹,扁桃体无肿大,呼吸略促,双肺呼吸音清,未闻及干湿性罗音,心率 128 次/分,心音有力,心律整,各瓣膜听诊区未闻及杂音,腹软,无压痛及反跳痛,肝脾肋下未及。

既往史:既往体健,无重大病史可查。

实验室检查:血常规:WBC $9.4×10^9$/lN％65.6％L％32.1％(2010 年 3 月 6 日于本院)。

诊断:口疮(心脾积热证)。

治法:清心泻脾,散火解毒。

处方:藿香 6g,防风 6g,生石膏 12g,炒栀子 6g,生地 6g,通草 6g,黄连 3g,薏苡仁 12g,炒牛蒡子 6g,玄参 6g,甘草 3g。

3剂,水煎服,日一剂

二诊:患儿服药后,无发热,口腔疼痛减轻,能进食,二便可。舌红,舌尖溃疡收口,苔薄黄,脉滑,口角、颊粘膜、齿龈溃疡收口,咽充血。心肺(一)。治以养阴清热,方选玉女煎加减,4剂,水煎服,日一剂。

按:本案是以清心泻脾,散火解毒法治疗心脾积热之口疮。患儿喂养不当,恣食煎炒炙烤,内火偏盛,邪热积于心脾,此次调护不当,外邪由口鼻而入,内外相合,熏灼口咽,故见口舌、咽部溃疡、疱疹;热扰心神,故见烦躁;舌红,苔黄厚腻,均为心脾积热之象。疱疹性口腔炎由感染单纯疱疹病毒Ⅰ型所致,起病时可见发热,颊粘膜、齿龈、舌、唇粘膜及邻近口周皮肤,有时累及舌和咽部,可见单个或成簇疱疹,周围有红晕,破溃后形成溃疡,疼痛剧烈,患儿表现为拒食、烦躁,多见于1—3岁婴幼儿。脾开窍于口,心开窍于舌,胃经络齿龈,小儿喂养不当,恣食肥甘厚味,蕴而生热,热积心脾,调护失宜,外感风热之邪,内外合邪,循经熏蒸口舌而成口疮。《圣济总录》云:"血气盛实,心脾蕴热,熏发上焦,故生口疮。"《幼幼集成》云:"此因胎禀本厚,养育过温,以成口疮。"泻黄散合导赤散清泻心脾积热,生石膏、黄连清中焦之热,栀子、黄连清心火,生地、玄参清心养阴,薏苡仁、通草利湿,患儿过食肥甘,脾必受损,脾健贵在运不再补,藿香、防风芳香醒脾,散郁火,全方清中有散,寒温并用。

8.腹痛

患儿曲某,女,10岁,初诊日期:2016年7月25日。

主诉:腹部疼痛3天。

现病史:患儿3天前吃生冷食物后,出现腹部疼痛,位于脐周,呈阵发性,隐痛,无发热,无畏寒,无恶心、呕吐、腹泻,于当地医院行腹部B超示:腹腔淋巴结稍大,予抗生素治疗(具体不详),效不佳。遂来就诊,现患儿症见:脐周隐痛,呈阵发性加重,无发热,无恶心、呕吐、腹泻,纳差,眠差。

查体:T36.4℃,P93次/分 R21次/分神志清,精神可,营养发育可,舌质淡,苔白,咽无充血,扁桃体无肿大,腹软,脐周深压痛,无反跳痛,肝脾肋下未及,心肺(一)。

既往史:既往体健,无重大病史可查。

诊断:腹痛(寒邪内阻)。

治法:温经散寒,缓急止痛。

处方:白术18g,干姜10g,附子6g,党参15g,

白芍20g,炙甘草20g,艾叶5g,小茴香10g。

3剂,水煎服,日1剂

二诊:患儿服药1剂后,疼痛减轻,服药2剂后,腹痛消失,二便调,因纳少故来就诊,舌淡红,苔薄白,脉濡,咽无充血,心肺腹(一)。治以醒脾利湿,方选益黄散加减,7剂,水煎服,日1剂。

按:本案是以温经散寒,缓急止痛之法治疗寒邪内阻之腹痛。患儿饮食不慎,过食生冷寒凉,损伤中阳,寒邪凝滞经脉,寒性收引,经脉拘急,不通则痛,故腹痛。小儿脾胃薄弱,经脉未盛,易为各种病邪所干扰,或衣着单薄,或进食生冷,或乳食积滞化热,或外伤络损,均可使气滞于中焦,发为腹痛。《古今医统·腹痛》云:"小儿腹痛,诚为急切"、"大都不外寒热二因"。现一般将腹痛分为寒、热、虚、实四大类,感受寒邪,或进食生冷,发为寒性腹痛;过食肥甘厚腻或辛辣而成积滞,属热性腹痛;起病急,变化快,为实证;起病缓,变化慢,常因脏腑虚弱所致者,多为虚证。腹痛治疗以调理气机,疏通经脉为法,或温散寒邪,或消食导滞,或通腑泄热,或温中补虚。然脾胃位居中焦,胃以降为顺,脾主运化,脾健贵在运不再补,故对于虚证腹痛不可一味补益,须以醒脾助运为原则。本案患儿乃寒困脾阳,经脉拘急不通,方选理中汤温经散寒,芍药汤缓急止痛。干姜、附子、艾叶、小茴香温中止痛,党参、白术健脾益气,芍药、甘草大剂量缓急止痛。

9.泄泻

患儿宋某,男,2岁,初诊日期:2016年9月22日。

主诉:腹泻2天。

现病史:患儿2天前受凉后出现呕吐,呕吐物为胃内容物,呕吐3—4次,腹泻3次,大便呈蛋花汤样,色黄,夹有泡沫,臭气不甚,发热,最高体温38℃,于当地门诊治疗(具体不详),热退,大便仍稀。现患儿症见:无发热,无呕吐,大便呈蛋花汤样,色黄,夹有泡沫,臭气不甚,日3—4次,尿量较前少,无咳,纳差。

查体:T36.6℃,P115次/分 R26次/分神志清,精神尚可,营养发育可,皮肤弹性可,舌淡红,苔白厚,指纹红,显于风关,咽略充血,扁桃体无肿大,双肺呼吸音清,未闻及干湿性罗音,心率115次/分,心音有力,心律整,各瓣膜听诊区未闻及杂音,腹胀,叩略鼓,无压痛及反跳痛,肝脾肋下未及。

既往史:既往体健,无重大病史可查。

实验室检查:大便常规:轮状病毒弱阳性(2010年10月2日于本院)。

诊断:泄泻(风寒泻)。

治法:疏风散寒,利湿止泻。

处方:藿香9g,苏叶梗各6g,苍术9g,厚朴6g,茯苓12g,半夏6g,泽泻9g,炒麦芽9g,车前子9g,炙甘草3g。

3剂,水冲服,日一剂

　　二诊:患儿服药后,大便呈糊状,日 2 行,无呕吐,无发热,无咳,纳差,小便可,舌淡红,苔薄白,咽无充血,腹软,无压痛及反跳痛。心肺(一)。后期邪气已消,脾气不足。治以健脾益气,理气化湿,方选参苓白术散加减,7 剂,水煎服,日一剂。

　　按:本案是以疏风散寒,利湿止泻之法治疗风寒泻。患儿肺脾娇嫩,外感风寒之邪,侵袭脾胃,脾胃运化失常,水谷不化,清浊不分,合污而下,致成泄泻。舌淡红,苔白厚,指纹红,显于风关,均为风、寒、湿之象。秋季腹泻为感染轮状病毒所致,多发生于寒冷季节,主要侵袭 6 个月~3 岁的婴幼儿,主要症状为现吐后泻,大便呈水样或蛋花汤样,病程虽成自限性,但需预防患儿脱水。《幼幼集成·泄泻证治》云:“夫泄泻之本,无不由于脾胃。盖胃为水谷之海,而脾主运化,使脾健胃和,则水谷腐化而为气血以气行荣卫。若饮食失节,寒温不调,以致脾胃受伤,则水反为湿,谷反为滞,精华之气不能输化,乃致合污下降,而泄泻作矣。”详细地描述了泄泻的病机,小儿乃稚阴稚阳之体,患泄泻后易于损阴伤阳发生变证,故当积极治疗。本案患儿为风、寒、湿之邪侵袭脾胃,故方选藿香正气散加减,药用藿香、苏叶梗祛风散寒,半夏、苍术、厚朴理气燥湿,炒莱菔子理气消胀,《杂病源流犀烛·泄泻源流》指出:“是泄虽有风、寒、热、虚之不同,要未有不源于湿者也。”故用茯苓、泽泻、车前子淡渗利湿止泻。治疗泄泻不忘病位在脾,牢记湿为主因,随证应用芳香化湿,清热燥湿,淡渗利湿等法。

参 考 文 献

1.张洪义.中医诊断全书.天津：天津科学技术出版社,2017

2.陆付耳.中医临床诊疗指南.北京：科学出版社,2016

3.徐新献,王志坦.中西医结合内科手册.四川：四川科学技术出版社,2014

4.吴勉华,王新月.中医内科学.北京：中国中医药出版社,2012

5.梁健.中西医结合临床内科学.上海：第二军医大学出版社,2013

6.程丑夫.中医内科临证诀要.长沙：湖南科学技术出版社,2015

7.江杨清.中西医结合临床内科学.北京：人民卫生出版社,2012

8.罗仁,曹文富.中医内科学.北京：科学出版社,2016

9.冯先波.中医内科鉴别诊断要点.北京：中国中医药出版社,2014

10.田德禄,蔡淦.中医内科学（第2版）.上海：上海科学技术出版社,2013

11.林洪生.恶性肿瘤中医诊疗指南.北京：人民军医出版社,2014

12.杨旸.实用中医诊疗手册.北京：人民军医出版社,2011

13.张伯礼.中医内科学.北京：人民卫生出版社,2012

14.王永炎.中医内科学（第2版）.北京：人民卫生出版社,2011

15.沈元良.实用中医师诊疗手册.北京：金盾出版社,2013

16.周仲瑛,薛博瑜,王国辰.周仲瑛实用中医内科学.北京：中国中医药出版社,2012

17.屠佑堂.中医实用诊疗大全.湖北：湖北科学技术出版社,2013

18.王慧如,刘哲,王维广,梁艳,陈子杰,翟双庆.中医辨证体系中病因辨证的变迁.中医杂志,2017,07:541-544.8.

19.王秀杰.中医辨证治疗慢性咳嗽的方法与效果探讨.中医临床研究,2017,09:15-16.

20.唐晓伟,张国军.中医内科治疗消化内科疾病的效果.世界最新医学信息文摘,2017,29:144-145.